# 内科学周周练

主 编 李 璘

中国协和医科大学出版社

北 京

**图书在版编目（CIP）数据**

内科学周周练 / 李璘主编. —北京：中国协和医科大学出版社，2022.7
（高等医学教育课程同步周周练）
ISBN 978-7-5679-1991-4

Ⅰ.①内…　Ⅱ.①李…　Ⅲ.①内科学－高等学校－习题集　Ⅳ.①R5-44

中国版本图书馆CIP数据核字（2022）第104649号

高等医学教育课程同步周周练
**内科学周周练**

主　　编：李　璘
策划编辑：陈　佩
责任编辑：刘　婷　涂　敏
封面设计：许晓晨
责任校对：张　麓
责任印制：张　岱

出版发行：**中国协和医科大学出版社**
　　　　　（北京市东城区东单三条9号　邮编100730　电话010-65260431）
网　　址：www.pumcp.com
经　　销：新华书店总店北京发行所
印　　刷：三河市龙大印装有限公司

开　　本：880mm×1230mm　　1/32
印　　张：15.375
字　　数：370千字
版　　次：2022年7月第1版
印　　次：2022年7月第1次印刷
定　　价：68.00元

ISBN 978-7-5679-1991-4

# 编者名单

主　　编　李　璘

副主编　罗春香　于碧莲　刘岁丰

编　　者　（按姓氏笔画排序）

于碧莲（中南大学湘雅二医院）

尹雪敏（湖南师范大学医学院）

刘岁丰（厦门大学附属中山医院）

李　璘（湖南师范大学医学院）

陈丽纯（湖南师范大学医学院）

陈紫淇（湖南师范大学医学院）

罗春香（湖南师范大学医学院）

姚　远（湖南省肿瘤医院）

黄　智（北京大学第三临床医学院）

董莉妮（中南大学湘雅二医院）

# 前　言

医学专业内容繁多、知识点复杂，需要及时高效地复习才能巩固所学的知识。同时，近年来，医学类考研竞争日趋激烈，对考研复习也提出了更高的要求。客观地讲，师范院校医学院的学生在考研上并不占优，但是湖南师范大学医学院考研成绩却屡创新高。特别在2022年考研难度加大的情况下，上线率达到77.4%，其中不乏北京协和医学院、北京大学、浙江大学等医学名校。这些成绩的取得离不开同学们的刻苦努力，也与学院一线教师多年的教学和考研辅导经验密不可分。为此，我们总结编写了这套丛书，以期让更多的同学受益。

"高等医学教育课程同步周周练"丛书分为《诊断学周周练》《内科学周周练》《外科学周周练》《生理学周周练》《生物化学与分子生物学周周练》5个分册。最大的特点是采用真题解析、知识点加练习题结合的形式，将2012—2022年共11年的考研知识点和真题解析融入临床医学专业的主干核心课程之中，学生在学习对应课程时就可以结合对应分册，进行针对性学习和考研准备，效果远胜于考研前的临时突击。

本套丛书既便于医学本科生同步学习及练习，又可用于考研前自我评估和复习巩固，还可作为高校相关课程及考研辅导教师教学的参考书，对参加执业医师资格考试的考生及住院医师也具有很高的学习参考价值。

本分册《内科学周周练》为《内科学》的配套辅导用书。内科学是临床医学专业的一门专业核心课程，就该门课程的学习和考研而言，有3个共性问题：**记不住**，内科学知识点繁多，知识点学了忘，背了还是忘；**分不清**，具有相似症状或体征的病人诊断却不同，诊断相同的病人又可能表现出不一样的症状和体征；**不会用**，临床思维逻辑性强，面对病人时，不会把所学的理论知识运用到临床实践中。

针对"记不住"的问题，本书以全国高等教育五年制临床医学专业教学大纲和研究生入学考试大纲为依据，在第一部分"考研真题解析"中对内科学的重点、难点、考点进行了总结提炼，帮助学习者快速识别重要知识点。

针对"分不清"的问题，本书在第二部分"知识点总结"中对易混淆及易错知识点进行了对比辨析，帮助学习者快速掌握需要鉴别的知识点。

针对"不会用"的问题，本书在第三部分"拓展练习及参考答案"中强调了知识点在病例中的应用。

本书按照教学日历编排，方便学习者同步使用，李璘、罗春香负责大纲拟定及全书内容审校；陈丽纯负责编写第1～3周，于碧莲负责编写第4～6周，黄智负责编写第7、8周，尹雪敏负责编写第9、10周，姚远负责编写第11、12周，刘岁丰负责编写第13、14周，陈紫淇负责编写第15周，董莉妮负责编写第16周，感谢中南大学研究生况洁、李晨瑜、魏成、黄志杰和福建医科大学研究生高堂岗在编写中的帮助。

尽管力臻完善，但书中难免存在疏漏与不足之处，敬请广大同仁和读者批评指正。

编　者

2022年6月

# 目 录

# 第一篇

# 呼吸系统疾病

笔记

## 第1周　慢性阻塞性肺疾病、支气管哮喘、支气管扩张症

### 一、考研真题解析

1．（2012年A型题）支气管扩张症合并感染的常见病原体不包括

A．肺炎链球菌　　　B．流感嗜血杆菌　　　C．铜绿假单胞菌　　　D．肺炎支原体

【答案与解析】　1．D。按照最新版教材，支气管扩张症合并感染的常见细菌为铜绿假单胞菌、流感嗜血杆菌、卡他莫拉菌、肺炎克雷伯菌、金黄色葡萄球菌和百日咳杆菌，该题应选AD。但按照当年使用的《内科学》（第7版）教材，常见病原体为铜绿假单胞菌、金黄色葡萄球菌、流感嗜血杆菌、链球菌和卡他莫拉菌，该题选D。

（2～4题共用题干）（2012年A型题）

男性，35岁。支气管哮喘30年，再发咳嗽伴喘息3天，吸入沙丁胺醇后症状稍改善，1天来喘息加重。查体：呼吸（R）32次/分，端坐呼吸，大汗，语不成句，口唇发绀，双肺呼吸音低，可闻及散在哮鸣音，未闻及湿啰音，心率126次/分，有奇脉。

2．应首选的辅助检查是

A．胸部X线　　　　　B．肺功能　　　　　C．动脉血气分析　　　D．心电图

3．下列处理措施中，不恰当的是

A．鼻导管吸氧　　　　　　　　　　B．静脉滴注糖皮质激素

C．持续雾化吸入β₂受体激动药　　　D．限制液体入量（＜2000ml/d）

4．经治疗病情不缓解，患者出现嗜睡、意识模糊、不能言语。查体：哮鸣音消失。应采取的最主要措施是

A．面罩吸氧　　　　　　　　　　　B．静脉注射肾上腺素

C．机械通气　　　　　　　　　　　D．静脉滴注呼吸兴奋药

【答案与解析】2．C。该患者表现为严重呼吸困难，语不成句，呼吸频率＞30次/分，散在哮鸣音，心率＞120次/分，出现奇脉，最可能诊断为重度急性发作期哮喘，可做动脉血气分析，以了解酸碱失衡、动脉血氧分压（$PaO_2$）、动脉血二氧化碳分压（$PaCO_2$）状态，判断是否存在呼吸衰竭。3．D。重症哮喘患者应立即吸氧，持续雾化吸入β₂受体激动药，静脉滴注糖皮质激素等，不需限制液体入量。4．C。如患者出现嗜睡、意识模糊、不能讲话、哮鸣音消失，按照严重程度分级为危重度，属于机械通气的指征。该类患者多存在高碳酸血症，不适于面罩吸氧；肾上腺素不用于哮喘急性发作的治疗；呼吸兴奋药可能加重呼吸肌疲劳，进而增加$PaCO_2$和加重组织缺氧，从而加重病情。

（5～7题共用题干）（2013年A型题）

男性，60岁。反复哮喘40余年，活动后气短10余年，间断双下肢水肿5年，加重1天入院，吸烟史40年。查体：嗜睡，口唇发绀，颈静脉怒张，桶状胸，双肺可闻及干湿啰音，心率110次/分，心律齐，肝肋下3.0cm，双下肢水肿。血气分析：pH 7.26，$PaO_2$ 45mmHg，$PaCO_2$ 75mmHg。

5. 下列治疗措施错误的是

A. 积极控制感染　　　　　　　　B. 应用无创机械通气

C. 应用5%碳酸氢钠纠正酸中毒　　D. 应用支气管扩张药

6. 经治疗后病情有好转，神志清醒。数日后出现烦躁，有时抽搐。血气分析：pH 7.49，$PaO_2$ 66mmHg，$PaCO_2$ 55mmHg，碱剩余（BE）＋15mmol/L。上述情况最可能是

A. 失代偿性代谢性碱中毒　　　　B. 呼吸性酸中毒合并代谢性碱中毒

C. 呼吸性碱中毒合并代谢性碱中毒　D. 失代偿性呼吸性酸中毒

7. 经治疗后症状好转出院，出院后应采取的措施不包括

A. 长期口服小剂量糖皮质激素　　B. 戒烟

C. 长期使用长效支气管扩张药　　D. 长期家庭氧疗

【答案与解析】 5～7. C、B、A。患者老年男性，反复哮喘40余年，桶状胸，最可能诊断为慢性阻塞性肺疾病（COPD）。患者嗜睡，$PaO_2$＜60mmHg，$PaCO_2$≥50mmHg，可诊断为Ⅱ型呼吸衰竭。患者口唇发绀，颈静脉怒张，肝大，双下肢水肿，应考虑合并右心衰竭。故诊断为"COPD、慢性肺源性心脏病、Ⅱ型呼吸衰竭"。患者

pH＜7.35，说明合并有呼吸性酸中毒，治疗应以病因治疗为主，如积极控制感染，应用支气管扩张药、呼吸兴奋药，必要时行机械通气改善通气。碱性药物通常仅用于pH＜7.20或合并代谢性酸中毒时。治疗过程中出现手足抽搐、pH升高、BE正值增大、$PaCO_2$增高，常见原因为呼吸性酸中毒治疗过程中摄入液体减少、呕吐、使用糖皮质激素及利尿药等，引起呼吸性酸中毒合并代谢性碱中毒。对于稳定期COPD患者，不推荐长期口服糖皮质激素治疗。

8．（2015年A型题）治疗支气管哮喘的缓解药物不包括

A．全身用糖皮质激素 　　　　　　　B．吸入型短效$\beta_2$受体激动药

C．短效茶碱 　　　　　　　　　　　D．白三烯调节药

【答案与解析】 8．D。哮喘治疗药物分为控制性药物和缓解性药物。控制性药物指需要长期使用的药物，主要用于治疗气道慢性炎症，使哮喘维持临床控制，亦称抗炎药，包括吸入型糖皮质激素（ICS）、白三烯调节药、长效$\beta_2$受体激动药（LABA）、缓释茶碱、色甘酸钠抗IgE抗体、联合药物（如ICS/LABA），其中LABA不单独使用；缓解性药物指按需使用的药物，通过迅速解除支气管痉挛从而缓解哮喘症状，亦称解痉平喘药，包括短效$\beta_2$受体激动药（SABA）、吸入型短效抗胆碱药（SAMA）、短效茶碱、全身用糖皮质激素。

9．（2016年A型题）COPD患者出现低氧血症最主要的机制是

A．肺泡通气量下降 　　　　　　　　B．通气/血流比例失调

C．弥散功能障碍 　　　　　　　　　D．肺内分流

【答案与解析】 9．A。COPD特征性的病理生理变化是持续气流受限致肺通气功能

障碍，肺泡通气量下降，出现低氧血症。随着病情的发展，也会出现通气/血流比例失调及弥散功能障碍。

（10～12题共用题干）（2016年A型题）

男性，75岁。反复咳嗽、咳痰、喘息30年，活动后气短2年，加重1周。既往高血压病史25年，吸烟史30年，平均1包/日，已戒烟2年。查体：呼吸22次/分，双肺呼吸音低，偶闻及干鸣音，双下肺可闻及少许湿啰音。

10. 该患者最可能的诊断是

A. 慢性阻塞性肺疾病 　　　　B. 慢性心力衰竭

C. 支气管扩张症 　　　　　　D. 支气管哮喘

11. 下列检查对诊断意义最大的是

A. 胸部HRCT 　　　　　　　B. 血气分析

C. 肺功能 　　　　　　　　　D. 超声心动图

12. 应采取的最主要治疗措施是

A. 静脉应用糖皮质激素 　　　B. 吸入支气管扩张药

C. 口服祛痰药 　　　　　　　D. 口服利尿药

【答案与解析】 10. A。患者为老年男性，有吸烟史，30年来咳嗽、咳痰、喘息，近2年来出现活动后气短，听诊双下肺有湿啰音，最可能诊断为COPD。支气管哮喘好发于青少年，多有过敏史。支气管扩张症的主要临床表现为慢性咳嗽、咳大量脓痰和/或反复咯血。慢性心力衰竭往往有高血压、糖尿病史，主要临床表现为端坐呼吸、夜间阵发性呼吸困难和咳粉红色泡沫样痰。11．C。COPD确诊主要依赖肺功能检查，第1秒用力呼气容积（$FEV_1$）占用力肺活量（FVC）的比值（$FEV_1$/FVC）是评价气流受限的一项敏感指标。吸入支气管扩张药后$FEV_1$/FVC＜70%为确定存在持续气流受限的界限。

12．B。吸入支气管扩张药是控制COPD症状的主要措施，有严重喘息症状者可给予较大剂量雾化吸入治疗。当患者呼吸困难加重，咳嗽伴痰量增加、有脓痰时，应根据患者所在地常见病原菌及其药物敏感情况积极选用抗生素治疗。对需住院治疗的急性加重期患者可考虑口服糖皮质激素。

13．（2016年A型题）支气管哮喘急性发作首选的药物治疗方法是

A．静脉注射氨茶碱　　　　　　　　　　B．雾化吸入异丙托溴铵

C．雾化吸入沙丁胺醇　　　　　　　　　　D．静脉使用糖皮质激素

【答案与解析】　13．C。SABA为治疗哮喘急性发作的首选药物，有吸入、口服和静脉三种制剂，首选吸入给药，常用药物有沙丁胺醇和特布他林；氨茶碱静脉给药主要用于重症和危重症哮喘；常用的异丙托溴铵属于SAMA，主要用于哮喘急性发作的治疗，多与$\beta_2$受体激动药联合应用；静脉给予糖皮质激素主要用于重度或严重哮喘发作时。

14．（2017年A型题）男性，72岁。慢性咳嗽、咳痰20年，活动后呼吸困难3年，加重1周。既往吸烟史50年。血气分析：$PaO_2$ 50mmHg，$PaCO_2$ 68mmHg。出现呼吸衰竭最主要的病理生理变化是

A．通气/血流比例失调　　　　　　　　　B．肺泡通气量下降

C．弥散功能障碍　　　　　　　　　　　　D．肺内分流

【答案与解析】 14．B。该患者为老年男性，慢性咳嗽、咳痰20年，有活动后呼吸困难，考虑COPD。血气分析结果提示患者发生Ⅱ型呼吸衰竭，其病理生理变化主要是持续气流受限致肺泡通气量下降，造成肺通气障碍。故本题选B。肺气肿加重导致大量肺泡周围的毛细血管受膨胀肺泡的挤压而退化，致使肺毛细血管大量减少，肺泡间的血流量减少，此时肺泡虽有通气，但肺泡壁无血液灌流，导致肺泡无效腔增大；也有部分肺区虽有血液灌流，但肺泡通气不良，不能参与气体交换，导致功能性分流增加，从而引起通气与血流比例失调。同时，肺泡及毛细血管大量丧失，弥散面积减少。通气、血流比例失调与弥散功能障碍共同作用，导致换气功能发生障碍，以低氧血症为主要表现，是引起Ⅰ型呼吸衰竭的原因。

15．（2018年A型题）支气管哮喘有别于心源性哮喘的临床表现是

A．咳嗽、咳痰　　　　　　　　B．多于夜间发作

C．呼气性呼吸困难，可自行缓解　　D．双肺可闻及哮鸣音

【答案与解析】 15．C。两者都可出现咳嗽、咳痰，都常于夜间发作，表现为夜间阵发性呼吸困难，双肺均可闻及哮鸣音。但支气管哮喘为小气道痉挛引起的气道梗阻导致呼气性呼吸困难，可自行缓解，心源性哮喘多有心脏疾病史及体征，由卧位改为端坐体位以减轻心脏负荷，或使用正性肌力药、利尿药、扩血管药等治疗后方可缓解。

（16～18题共用题干）（2018年A型题）

男性，36岁。间断咳嗽、咳黄脓痰20余年，3天前出现发热，痰中少量带血，幼年时曾患百日咳。

16. 患者最可能的诊断是

A. 慢性阻塞性肺疾病 B. 支气管扩张症

C. 肺结核 D. 肺脓肿

17. 为明确诊断，最有意义的检查是

A. 肺功能 B. 胸部X线

C. 胸部高分辨率CT（HRCT） D. 纤维支气管镜

18. 根据诊断，目前最佳的处理方法是

A. 吸氧 B. 抗感染 C. 止血 D. 体位引流

【答案与解析】 16．B。患者为青年男性，根据患者既往史及临床表现，最可能诊断为支气管扩张症。慢性阻塞性肺疾病多发生于中老年患者，主要表现为持续气流受限，病情呈进行性进展，以慢性支气管炎和肺气肿症状为主。肺结核患者多表现为低热、盗汗、乏力、消瘦、午后潮热等结核典型症状。肺脓肿多有误吸等诱因，以突然高热、寒战、咳大量脓臭痰为主要表现。17．C。支气管扩张症最有意义的检查为HRCT，可在横断面上清楚显示扩张的支气管，主要表现为支气管呈柱状及囊状改变，且HRCT为无创检查，重复性良好，是目前支气管扩张症的首选影像学检查。18．B。支气管扩张症治疗以控制感染、改善气流受限为主。通过发热、咳黄色脓痰等感染征象判断该患者为慢性病程急性发作，故目前最佳治疗方法为抗感染。

19．（2019年A型题）男性，58岁。反复咳嗽、咳痰16年，活动后气短3年。平地行走时因呼吸困难需要停止，近1年来无急性加重。既往吸烟史40年。肺功能检查结果提示吸入支气管扩张药后$FEV_1/FVC$为62%，$FEV_1$占预计值的百分比（$FEV_1\%pred$）为65%，首选的吸入治疗药物是

  A．短效抗胆碱药       B．长效抗胆碱药（LAMA）

  C．短效$\beta_2$受体激动药      D．糖皮质激素

【答案与解析】 19．B。该患者为老年男性，40年吸烟病史，常年咳嗽、咳痰，近3年活动后气短、平地行走因呼吸困难需停止［符合改良版英国医学研究委员会呼吸困难（mMRC）分级2级］，近1年无急性加重（提示急性加重风险低），结合肺功能检查结果（提示持续气流受限，GOLD 2级：中度），该患者最可能考虑为COPD。根据mMRC问卷，该患者综合评估分组为B组，首选吸入治疗药物为LAMA或LABA。故本题选B。SAMA和SABA为A组稳定期COPD患者的首选治疗药物。糖皮质激素是急性加重期患者的治疗药物。

（20～22题共用题干）（2019年A型题）

  男性，45岁。发作性咳嗽、喘息10年，再发2日。高血压病史3年，无吸烟史。查体：双肺可闻及散在哮鸣音，未闻及湿啰音。心率98次/分，心律齐。胸部X线检查可见双肺透亮度增加。

20．该患者最可能的诊断是

  A．慢性阻塞性肺疾病      B．支气管扩张症

  C．支气管哮喘        D．左心衰竭

21．下列检查中，对该患者疾病诊断意义最大的是

A. 肺功能检查及支气管舒张试验（BDT）

B. 胸部CT

C. 血清总IgE测定

D. 超声心动图

22. 该患者长期治疗首选的方案是

A. 吸入长效抗胆碱药      B. 出现感染征象时应用抗生素

C. 吸入糖皮质激素      D. 扩血管、利尿

【答案与解析】 20. C。该患者为中年男性，发作性咳嗽、喘息10年，2天前再发，查体双肺闻及散在哮鸣音，胸部X线片显示双肺透亮度增加，考虑为支气管哮喘。慢性阻塞性肺疾病多见于中老年人，多有长期吸烟史，表现为慢性咳嗽、咳痰和喘息，体检双肺呼吸音明显减弱，可有肺气肿体征，两肺可闻及湿啰音。支气管扩张症主要表现为慢性咳嗽、咳大量脓痰和/或反复咯血，胸部X线片可见特征性的"双轨征"或"环形阴影"。左心衰竭引起的呼吸困难患者常突发气短，端坐呼吸，阵发性咳嗽，常咳粉红色泡沫样痰，两肺可闻及广泛的湿啰音和哮鸣音，心尖部可闻及奔马律，胸部X线检查常可见心脏增大、肺淤血征。21. A。对支气管哮喘诊断意义最大的是肺功能检查及支气管舒张试验（BDT），可判断气流是否受限及测定气流受限是否为可逆性。支气管哮喘时血清总IgE测定值可升高，但肝脏疾病、结节病、类风湿关节炎、特异性皮炎、变应性鼻炎、间质性肺炎、荨麻疹等疾病也可见其升高，故可作为支气管哮喘的辅助诊断。22. C。吸入糖皮质激素是当前控制哮喘发作最有效的药物，其局部抗炎作用强、全身不良反应少，是目前推荐长期抗炎治疗哮喘的首选。

（23～25题共用题干）（2020年A型题）

男性，68岁。咳嗽、咳痰10年，活动后喘息2年，上3层楼即感气短需要休息，近1年来无急性加重。既往吸烟48年，每日1包。查体：桶状胸，双肺叩诊过清音，呼气相延长。胸部X线检查可见双肺透亮度增加。肺功能检查吸入支气管扩张药后$FEV_1/FVC$ 为61%，$FEV_1\%pred$ 为52%。

23．该患者最可能的诊断是

A．慢性阻塞性肺疾病
B．支气管扩张症
C．支气管哮喘
D．间质性肺疾病

24．该患者肺功能异常是

A．限制性通气功能障碍
B．阻塞性通气功能障碍，轻度
C．阻塞性通气功能障碍，中度
D．阻塞性通气功能障碍，重度

25．该患者首选的治疗是

A．应用LAMA
B．出现感染征象时应用抗生素
C．应用ICS＋LABA
D．应用N-乙酰半胱氨酸

【答案与解析】 23．A。该患者为老年男性，有长期吸烟史，常年咳嗽、咳痰，近2年并发气短、喘息（提示病变加重），查体可见桶状胸、双肺叩诊过清音（提示肺气肿），呼气相延长及肺功能检查（提示阻塞性通气障碍，存在持续气流受限），胸部X线片可见双肺透亮度增加（提示肺气肿）。综合该患者病史、临床症状和各项检查，考虑诊断为慢性阻塞性肺疾病。支气管扩张症患者典型表现为慢性咳嗽、咳大量脓痰和/或反复咯血，胸部X线检查常见"双轨征"或"环形阴影"，故考虑支气管扩张症可能性小。支气管哮喘多为青少年起病，有变应原接触史。间质性肺疾病为限制性通气功能障碍，患者$FEV_1$/FVC正常或增加。24．C。$FEV_1$/FVC是评价气流受限的一项敏感指标，$FEV_1$% pred是评估COPD严重程度的良好指标，该患者吸入支气管扩张药后$FEV_1$/FVC为61%（确定存在持续气流受限），$FEV_1$pred为52%（肺功能GOLD 2级：中度），可判断该患者肺功能异常是阻塞性通气障碍，中度。25．A。根据mMRC问卷，该患者属mMRC分级2级，综合评估分组为B组，首选治疗药物LAMA或LABA。糖皮质激素用于急性加重风险高的患者和急性加重期患者。抗生素用于合并感染的急性加重期患者。N-乙酰半胱氨酸为祛痰药，用于稳定期痰不易咳出者，只是辅助药物。

26．（2020年A型题）男性，21岁。自幼对花粉过敏，多次接触花粉后出现荨麻疹及喘息。此次再次接触花粉后喘息6小时。查体：双肺可闻及散在哮鸣音，此时不宜进行的检查是

    A．血嗜酸性粒细胞计数          B．支气管激发试验

    C．支气管舒张试验             D．胸部X线

【答案与解析】 26．B。根据患者病史、临床表现和体征，初步诊断为支气管哮喘，此时不宜进行的检查是支气管激发试验（BPT），因患者处于明显的支气管哮喘发作期，而支气管激发试验要求检查对象无症状、体征，可以有哮喘病史，或在症状缓解期非哮喘发作期，肺功能正常者，或者仅以咳嗽为主要表现的变异性哮喘患者。在哮喘发作时可查血常规计数嗜酸性粒细胞，此时可见嗜酸性粒细胞增多。BDT是在吸入支气管扩张药20分钟后重复测定肺功能，如果$FEV_1$较用药前增加≥12%，且其绝对值增加

≥200ml，则判断结果为阳性，提示存在可逆性的气道阻塞。该患者处于哮喘发作期，可做BDT。哮喘发作时胸部X线检查可见两肺透亮度增加，呈过度通气状态，缓解期多无明显异常。

（27、28题共用题干）（2020年A型题）

男性，35岁。反复发作性喘息伴流涕5年，均在每年春季发作。1天前因去花鸟商店后再次发作喘息，较前严重，不能平卧，伴大汗、呼吸困难、意识模糊，来院急诊。诊断支气管哮喘急性发作期，危重度。

27．该患者喘息急性发作时的呼吸困难类型是

A．吸气性呼吸困难        B．呼气性呼吸困难

C．混合性呼吸困难        D．心源性呼吸困难

28．该患者此时的动脉血气分析检查结果最可能的是

A．$PaO_2$正常，$PaCO_2$升高        B．$PaO_2$正常，$PaCO_2$下降

C．$PaO_2$下降，$PaCO_2$下降        D．$PaO_2$下降，$PaCO_2$升高

【答案与解析】 27．C。该患者为中年男性，春季反复发作性喘息伴流涕5年，提示哮喘病史。哮喘发作典型的呼吸困难类型为呼气性呼吸困难，但重度哮喘发作患者常吸气、呼气都费力，为混合型呼吸困难。该患者本次发作为危重度哮喘，应为混合型呼吸困难。哮喘急性发作期病情严重程度的分级可分为轻度、中度、重度和危重度4级。轻度：步行或上楼时气短，可有焦虑，呼吸频率轻度增加，闻及散在哮鸣音，肺通气功能和血气检查正常。中度：稍事活动感气短，讲话常有中断，时有焦虑，呼吸频率增

加，可有三凹征，闻及响亮、弥漫的哮鸣音，心率增快，可出现奇脉，使用支气管舒张药后呼吸流量峰值（PEF）占预计值的60%～80%，$SaO_2$ 91%～95%。重度：休息时感气短，端坐呼吸，只能发单字表达，常有焦虑和烦躁，大汗淋漓，呼吸频率＞30次/分，常有三凹征，闻及响亮、弥漫的哮鸣音，心率增快常＞120次/分，奇脉，使用支气管舒张药后PEF占预计值＜60%或绝对值＜100L/min或作用时间＜2小时，$PaO_2$＞60mmHg，$PaCO_2$＞45mmHg，$SaO_2$≤90%，pH可降低。危重度：患者不能讲话，嗜睡或意识模糊，胸腹矛盾运动，哮鸣音减弱甚至消失，脉率变慢或不规则，严重低氧血症和高碳酸血症，pH降低。该患者有意识模糊，应属危重度。28．D。危重度哮喘患者有严重低氧血症及高碳酸血症，因此 $PaO_2$ 下降，$PaCO_2$ 升高。

29．（2021年A型题）男性，23岁，接触花粉后突发憋喘半小时，家人送至急诊，既往体健。查体：意识模糊，双肺呼吸音消失，心率135次/分，律齐。鼻导管吸氧5L/min情况下，动脉血气分析示pH 7.10，$PaCO_2$ 92mmHg，$PaO_2$ 65mmHg，下一步治疗措施错误的是

A．雾化吸入支气管扩张药　　　　　　　B．静脉滴注糖皮质激素
C．气管插管、机械通气　　　　　　　　D．静脉滴注大剂量利尿药

【答案与解析】 29．D。该患者为年轻男性，接触变应原后憋喘，考虑为支气管哮喘急性发作。该患者意识模糊，pH降低，严重高碳酸血症，吸氧状况下 $PaO_2$ 只有65mmHg，严重程度分级属于危重度（分级标准见27、28题解析）。应持续雾化吸入支气管扩张药，尽早静脉应用糖皮质激素。哮喘患者伴有意识模糊需进行有创机械通气。该患者并非左心衰竭，也没有水钠潴留，故不需要使用利尿药。

30.（2021年X型题）男性，30岁，反复咳黄绿色脓痰，咯血20余年，曾多次住院治疗，此次再发5天来诊。查体：双侧中下肺可闻及较多湿啰音。胸部CT示右中叶、左舌叶及双下叶可见支气管壁增厚，部分呈囊腔样改变，其内可见气液平面。可选用的经验性抗菌药物是

    A．头孢他啶　　　　B．头孢吡肟　　　　C．厄他培南　　　　D．环丙沙星

【答案与解析】 30．ABCD。患者为年轻男性，咳脓痰、咯血20余年，结合CT表现，初步诊断为支气管扩张症。患者曾多次反复入院，痰呈黄绿色脓痰，不排除铜绿假单胞菌感染。根据经验用药，推荐使用具有抗假单胞菌活性的β-内酰胺类抗菌药物如头孢他啶、头孢吡肟、亚胺培南，氨基糖苷类抗菌药物如庆大霉素，喹诺酮类抗菌药物如环丙沙星。

31.（2022年X型题）肺功能表现为阻塞性通气障碍的是

    A．COPD　　　　　　　　　　　B．闭塞性细支气管炎

    C．弥漫性支气管炎　　　　　　　D．支气管扩张症

【答案与解析】 31．ABCD。上述4种疾病的肺功能检查均表现为阻塞性通气障碍。

## 二、知识点总结

本周知识点考点频率统计见表1-1。

表 1-1　慢性阻塞性肺疾病、支气管哮喘、支气管扩张症
考点频率统计表（2012—2022 年）

| 年份 | 慢性阻塞性肺疾病 | | | | 支气管哮喘 | | | | 支气管扩张症 | | | |
|---|---|---|---|---|---|---|---|---|---|---|---|---|
| | 病因与发病机制 | 临床表现 | 辅助检查 | 治疗 | 病因与发病机制 | 临床表现 | 辅助检查 | 治疗 | 病因与发病机制 | 临床表现 | 辅助检查 | 治疗 |
| 2022 | | √ | | | | | | | √ | | | |
| 2021 | | | | | | | | √ | | | | √ |
| 2020 | | √ | √ | √ | √ | | | √ | | | | |
| 2019 | | | | √ | | √ | √ | √ | | | | |
| 2018 | | | | | | √ | | | | √ | √ | √ |
| 2017 | √ | | | | | | | | | | | |
| 2016 | √ | | √ | √ | | | | √ | | | | |
| 2015 | | | | | | | | √ | | | | |
| 2014 | | | | | | | | | | | | |
| 2013 | | | √ | | | | | | | | | |
| 2012 | | | | | | √ | √ | √ | | | | |

## （一）阻塞性与限制性通气障碍的鉴别

两者的鉴别见表 1-2。

笔记

表1-2　阻塞性与限制性通气障碍的鉴别

| 鉴别点 | 阻塞性通气障碍 | 限制性通气障碍 |
|---|---|---|
| VC | 减低或正常（晚期，比较特殊） | 减低（肺容量降低为主） |
| RV | 增加（晚期） | 减低（肺容量降低为主） |
| TLC | 正常或增加（晚期） | 减低（肺容量降低为主） |
| RV/TLC | 明显增加（晚期） | 正常或略增加（TLC降低可能比RV更明显） |
| $FEV_1$ | 减低（流速降低为主） | 正常或减低 |
| $FEV_1$/FVC | 减低（流速降低为主） | 正常或增加 |
| MMFR | 减低（流速降低为主） | 正常或减低 |
| DLco | COPD减低，支气管哮喘正常 | 特发性肺纤维化及ARDS明显减低 |
| 通气障碍特点 | 以流速降低为主 | 以肺容量降低为主 |
| 常考代表疾病 | COPD、支气管哮喘、闭塞性细支气管炎、弥漫性支气管炎 | 间质性肺疾病（如特发性肺纤维化）、ARDS |

注：VC，肺活量；RV，残气量；TLC，肺总量；MMFR，最大呼气中期流量；ARDS，急性呼吸窘迫综合征。

## （二）慢性阻塞性肺疾病

COPD与慢性支气管炎和肺气肿有密切关系。慢性支气管炎是指在除外慢性咳嗽的其他已知原因后，每年咳嗽、咳痰3个月以上并连续2年者。肺气肿是指肺终末细支气管远端气腔出现异常持久的扩张，并伴有肺泡和细支气管的破坏，而无明显的肺纤维化。当慢性支气管炎、肺气肿患者肺功能检查出现持续气流受限时，则诊断为COPD；如只有慢性支气管炎和/或肺气肿，而无持续气流受限，则不能诊断COPD。

1. **病理生理**　COPD的病理生理变化是持续气流受限致肺通气障碍。随着病情的发展，肺气肿加重导致大量肺泡周围的毛细血管受肺泡膨胀的挤压而退化，致使肺毛细血管大量减少，肺泡间的血流量减少。此时肺泡虽有通气，但肺泡壁无血液灌流，导致生理无效腔气量增大；也有部分肺区虽有血液灌流，但肺泡通气不良，不能参与气体交换，导致功能性分流增加，从而发生通气与血流比例失调。同时，肺泡及毛细血管大量丧失，弥散面积减少，进而导致换气功能发生障碍。通气和换气功能障碍引起缺氧和二氧化碳潴留，可发生不同程度的低氧血症和高碳酸血症，最终出现呼吸衰竭。

**2. 临床表现**

（1）症状：起病缓慢，病程较长，早期可以没有自觉症状。①慢性咳嗽、咳痰：晨间咳嗽明显，常咳白色黏液或浆液性泡沫痰，偶带血丝。急性发作期痰量增多，可有脓性痰。②气短或呼吸困难：是COPD的标志性症状。③喘息和胸闷：部分患者特别是重度患者或急性加重时可出现喘息。

（2）体征：早期可无异常，晚期可有肺气肿体征。①视诊：桶状胸，部分患者呼吸变浅，频率增快。②触诊：双侧语音震颤减弱。③叩诊：肺部过清音，心浊音界缩小，肺下界和肝浊音界下降。④听诊：两肺呼吸音减弱，呼气延长，部分患者可闻及干啰音或湿啰音。

**3. 辅助检查**

（1）肺功能检查：为首选检查。是判断持续气流受限的主要客观指标。吸入支气管扩张药后，$FEV_1/FVC < 70\%$，可确定为持续气流受限。TLC、功能余气量（FRC）、RV增高，VC降低，表明肺过度通气。

（2）血气分析：对确定发生低氧血症、高碳酸血症、酸碱平衡失调，以及判断呼吸衰竭类型有重要价值。

**4. 病情严重程度评估**

（1）肺功能评估：见表1-3。

表1-3　COPD患者气流受限严重程度的肺功能分级

| 肺功能分级 | 患者肺功能$FEV_1$占预计值的百分比（%pred） |
| --- | --- |
| GOLD 1级：轻度 | ≥80 |
| GOLD 2级：中度 | 50～79 |
| GOLD 3级：重度 | 30～49 |
| GOLD 4级：极重度 | <30 |

（2）症状评估：见表1-4。

表1-4　mMRC问卷

| 肺功能分级 | 呼吸困难症状 |
| --- | --- |
| 0级 | 剧烈活动时出现呼吸困难 |
| 1级 | 平地快步行走或爬缓坡时出现呼吸困难 |
| 2级 | 由于呼吸困难，平地行走时比同龄人慢或需要停下来休息 |
| 3级 | 平地行走100m左右或数分钟后即需要停下来喘气 |
| 4级 | 因严重呼吸困难而不能离开家，或在穿衣脱衣时即出现呼吸困难 |

（3）急性加重风险评估：见表1-5。

表1-5　COPD急性加重风险评估及主要治疗药物

| 综合评估分组 | 特　　征 | 上一年急性加重次数 | mMRC分级或CAT评分 | 首选治疗药物 |
|---|---|---|---|---|
| A组 | 低风险，症状少 | ≤1次 | 0～1级或＜10 | SAMA或SABA，必要时 |
| B组 | 低风险，症状多 | ≤1次 | ≥2级或≥10 | LAMA和/或LABA |
| C组 | 高风险，症状少 | ≥2次 | 0～1级或＜10 | LAMA，LAMA＋LABA或ICS＋LABA |
| D组 | 高风险，症状多 | ≥2次 | ≥2级或≥10 | LAMA＋LABA，或＋ICS |

### 5. 并发症

（1）慢性呼吸衰竭。

（2）自发性气胸。

（3）慢性肺源性心脏病：由于COPD引起肺血管床减少，以及缺氧致肺动脉收缩和血管重塑，导致肺动脉高压，右心室肥厚扩大，最终发生右心功能不全。

### 6. 治疗

（1）稳定期的治疗：①教育与管理。最重要的是劝导吸烟患者戒烟，这是减慢肺功能损害最有效的措施。②支气管扩张药及糖皮质激素（表1-5）。③祛痰药。对痰不易咳出者可应用，常用药物有盐酸氨溴索、N-乙酰半胱氨酸、羧甲司坦等。④长期家庭氧疗和康复治疗。

（2）急性加重期的治疗：①控制感染。急性加重最常见的原因是细菌或病毒感染，故关键措施是控制感染。②支气管扩张药。有严重喘息症状者可给予较大剂量的雾化吸入治疗。③低流量吸氧。给氧浓度（％）＝21＋4×氧流量（L/min），一般为28%～30%。④糖皮质激素。对需住院治疗的患者宜在应用支气管扩张药的基础上口服或者静脉用糖皮质激素。⑤机械通气。⑥支持治疗。

**（三）支气管哮喘**

支气管哮喘是一种以慢性气道炎症和气道高反应性为特征的异质性疾病。除气道慢性炎症、气道高反应性外，还可见广泛多变的可逆性气流受限、气道重构，表现为反复发作的喘息、气急、胸闷或咳嗽等症状，常在夜间及凌晨发作或加重，多数患者可自行缓解或经治疗后缓解。

**1. 病因与发病机制**

（1）病因：受遗传因素和环境因素的双重影响。环境因素包括变应性因素和非变应性因素。

1）变应原性因素：室内变应原（如尘螨、家养宠物、蟑螂）、室外变应原（如花粉）、职业性变应原（如油漆、活性染料）、食物（如鱼、虾、蛋类、牛奶）、药物（如阿司匹林、抗生素）。

2）非变应原性因素：如大污染、吸烟、运动、肥胖等。

（2）发病机制：①免疫。炎症机制（即变态反应＋气道炎症），有关的抗体为IgE。②神经机制。与β受体功能低下和迷走神经张力亢进（副交感神经）有关。

**2. 临床表现**

（1）典型症状：为发作性伴有哮鸣音的呼气性呼吸困难，表现为有气呼不出，可在数分钟内发生，并持续数小时至数天，可经平喘药物治疗后缓解或自行缓解。夜间及凌晨发作或加重常是哮喘的重要临床特征。

（2）运动性哮喘：有些青少年患者，其哮喘症状在运动时出现，称为运动性哮喘。

（3）咳嗽变异性哮喘（CVA）：指发作时以咳嗽为唯一症状的不典型哮喘。

（4）胸闷变异性哮喘（CTVA）：指发作时以胸闷为唯一症状的不典型哮喘。

（5）体征：支气管哮喘的体征与发作程度和时期有关。①发作时典型的体征为双肺可闻及广泛的哮鸣音，呼气音延长。②重症哮喘发作时，哮鸣音反而减弱甚至完全消失，表现为"沉默肺"，是病情危重的表现，可出现心率增快、血压下降、奇脉、胸腹反常运动和发绀。③非发作期体检可无异常发现，故未闻及哮鸣音不能排除哮喘。

### 3. 辅助检查

（1）肺功能检查：见表1-6。

**表1-6 支气管哮喘肺功能检查**

| 项 目 | 检查目的 | 哮喘发作时表现或阳性标准 | 备 注 |
|---|---|---|---|
| 通气功能检测 | 肺通气功能 | $FEV_1/FVC < 70\%$ 或 $FEV_1$ 低于预计值的80% | 阻塞性通气障碍（弥散功能正常） |
| BPT | 测定气道反应性 | 吸入支气管激发药（醋甲胆碱、组胺）后，$FEV_1$下降≥20%为阳性，提示存在气道高反应性 | 只适用于非哮喘发作期、$FEV_1 >$ 预计值70%者 |
| BDT | 测定气道的可逆性改变 | 吸入支气管扩张药（沙丁胺醇、特布他林）后，$FEV_1$较用药前增加≥12%，且绝对值增加≥200ml为阳性 | 阳性提示气道阻塞具有可逆性 |
| 呼气流量峰值（PEF）及变异率测定 | 测定气道的可逆性改变 | 监测PEF日间、周间变异率有助于诊断和病情的评估，PEF平均每日昼夜变异率>10%或PET周变异率>20%为阳性 | 阳性提示存在气道可逆性改变；哮喘发作时PEF下降 |

（2）动脉血气分析

1）呼吸性碱中毒：急性发作期→缺氧→$PaO_2$↓→代偿性呼吸加快→过度通气→$PaO_2$↓、pH↑→呼吸性碱中毒。

2）呼吸性酸中毒：病情恶化时可出现$CO_2$潴留，表现为呼吸性酸中毒，即严重哮喘时→$CO_2$排出受阻→$PaCO_2$↑→呼吸性酸中毒。

3）合并代谢性酸中毒：严重哮喘（晚期）→严重缺氧→糖酵解→乳酸酸中毒→代谢性酸中毒。

（3）血清总IgE测定：血清总IgE可增高。

**4. 急性发作期病情严重程度分级** 见表1-7。

表1-7　急性发作期病情严重程度分级

| 临床特点 | 轻　度 | 中　度 | 重　度 | 危重度 |
|---|---|---|---|---|
| 精神状态 | 可有焦虑 | 时有焦虑或烦躁 | 常有焦虑、烦躁 | 嗜睡、意识模糊 |
| 体位 | 可平卧 | 喜坐位 | 端坐呼吸 | — |
| 讲话方式 | 连续成句 | 讲话常有中断 | 只能发单字表达 | 不能讲话 |
| 心率 | <100次/分 | 100～120次/分 | >120次/分 | 慢或不规则 |
| 脉律 | 无奇脉 | 可有奇脉 | 常有奇脉 | 不规则 |
| 哮鸣音 | 散在，呼吸末期 | 响亮、弥漫 | 响亮、弥漫 | 减弱，甚至消失（沉默肺） |
| $PaO_2$ | 正常 | 60～80mmHg | <60mmHg | 严重低氧血症 |
| $PaCO_2$ | <45mmHg | ≤45mmHg | >45mmHg | 高碳酸血症 |

笔记

5. **鉴别诊断**　见表1-8。

表1-8　支气管哮喘与心源性哮喘的鉴别

| 鉴别点 | 支气管哮喘 | 心源性哮喘 |
|--------|-----------|-----------|
| 病史 | 家族史、过敏史、哮喘发作史 | 高血压、冠状动脉粥样硬化性心脏病、风湿性心脏病、二尖瓣狭窄等病史 |
| 发病年龄 | 儿童、青少年多见 | 40岁以上多见 |
| 发作时间 | 常于夜间及凌晨发作和加重 | 常于夜间发病 |
| 主要症状 | 呼气性呼吸困难 | 混合性呼吸困难，咳粉红色泡沫样痰 |
| 肺部体征 | 双肺满布哮鸣音 | 双肺广泛湿啰音和哮鸣音 |
| 心脏体征 | 正常 | 左心界扩大、心率加快、心尖部奔马律 |
| 胸部X线片 | 肺野清晰，肺气肿征象 | 肺淤血征，左心扩大 |
| 治疗 | 平喘药有效 | 洋地黄有效 |

6. **治疗**

（1）脱离并长期避免接触变应原是防治哮喘最有效的方法。

（2）治疗药物及其特点如下。①糖皮质激素：是当前控制哮喘最有效的药物，吸入型是长期抗炎治疗最常用的药物，如倍氯米松、布地奈德。②$\beta_2$受体激动药：分为SABA、LABA和SABA（如沙丁胺醇、特布他林），是哮喘急性发作时的首选药物。其中，LABA（如沙美特罗、福莫特罗）不单独使用，LABA＋ICS是控制哮喘最常用的药物。③抗胆碱药：SAMA（如异丙托溴铵）主要用于哮喘急性发作的治疗，LAMA（如噻托溴铵）主要用于哮喘合并COPD及COPD患者的长期治疗。④白三烯调节药：多用于治疗轻度哮喘，常用药物为扎鲁斯特、孟鲁斯特。⑤茶碱类药物。能抑制磷酸二酯酶，提高平滑肌细胞内环磷酸腺苷（cAMP）含量，舒张支气管。

（3）哮喘治疗药物可分为缓解性药物和控制性药物，两类药物的特点见表1-9。

表1-9　缓解性药物与控制性药物特点

| 项　　目 | 缓解性药物 | 控制性药物 |
| --- | --- | --- |
| 别称 | 解痉平喘药 | 抗炎药 |
| 机制 | 解除支气管痉挛，缓解哮喘症状 | 治疗气道慢性炎症，使哮喘患者维持临床控制 |
| 常用药物 | SABA、吸入型SAMA、短效茶碱类药、全身用糖皮质激素 | ICS、白三烯调节药、LABA、茶碱类缓释药、色甘酸钠、抗IgE抗体 |
| 使用 | 按需使用 | 长期使用 |

（4）急性发作期治疗：治疗目标是尽快缓解气道痉挛，纠正低氧血症，恢复肺功能。①轻度：间断吸入SABA，效果不佳时可加用缓释茶碱片或加用SAMA气雾剂吸入。②中度：规则雾化吸入SABA，第1小时内持续雾化吸入；联合应用雾化吸入SAMA、激素混悬液，也可联合静脉注射茶碱类药物；若治疗效果欠佳，应尽早口服糖皮质激素，同时吸氧。③重度至危重度：持续雾化吸入SABA，联合雾化吸入SAMA、激素混悬液及静脉滴注茶碱类药物，吸氧。应尽早静脉应用激素，待病情控制后改口服。当pH＜7.20且合并代谢性酸中毒时，应适当补碱。经上述处理后，病情仍无改善

者，应及时行机械通气，其指征包括呼吸肌疲劳、$PaCO_2 \geqslant 45mmHg$、意识改变。此外，应预防呼吸道感染。

### （四）支气管扩张症

支气管扩张症是急、慢性呼吸道感染和支气管阻塞后，反复发生支气管化脓性炎症，导致支气管壁结构破坏，管壁增厚，引起支气管异常和持久性扩张的一类异质性疾病的总称。

**1. 病理生理**　支气管扩张症是呼吸科化脓性疾病之一，由于各种致病因素导致慢性气道炎症，气道内分泌物增多、气道廓清障碍，出现痰液积聚，气道梗阻，进而出现病原微生物定植，增生及感染的概率增加，而反复的细菌感染会加重气道炎症反应及气道壁的破坏和增厚，反过来降低痰液廓清的能力。引起感染的常见致病菌包括铜绿假单胞菌、流感嗜血杆菌、卡他莫拉菌、肺炎克雷伯菌、金黄色葡萄球菌。患者多有童年麻疹、百日咳或支气管肺炎等病史。

**2. 临床表现**

（1）主要症状：慢性咳嗽、咳大量脓痰和/或反复咯血。

（2）干性支气管扩张：部分患者以反复咯血为唯一症状，称为干性支气管扩张。

（3）好发部位：支气管扩张症好发于左下叶和舌叶支气管。

（4）体征：早期可无异常肺部体征，病变严重或继发感染时常可闻及下胸部、背部固定而持久的局限性粗湿啰音，有时可闻及哮鸣音，部分慢性患者伴有杵状指（趾）。

**3. 辅助检查**

（1）胸部X线：气道壁增厚，主要由支气管周围炎症所致。由于受累肺实质通气不足、萎陷，扩张的气道往往聚拢，纵切面可显示为"双轨征"，是支气管柱状扩张的典型X线表现，横切面显示"环形阴影"，是支气管囊状扩张的典型X线表现。

（2）胸部HRCT：确诊支气管扩张症的首选诊断方法。

### 4. 治疗

（1）控制感染：支气管扩张症患者出现痰量增多及其脓性成分增加等急性感染征象时，需应用抗菌药物。开始抗菌药物治疗前，应常规送痰培养，根据痰培养和药敏试验结果指导抗菌药物应用，但在等待培养结果时即应开始经验性抗菌药物治疗。

1）无铜绿假单胞菌感染高危因素者，应立即经验性使用对流感嗜血杆菌有活性的抗菌药物，如氨苄西林/舒巴坦、阿莫西林/克拉维酸、第二代头孢菌素、第三代头孢菌素（如头孢曲松钠、头孢噻肟）、莫西沙星、左氧氟沙星。

2）存在铜绿假单胞菌感染高危因素者，若存在以下4条中的2条：①近期住院。②每年4次以上或近3个月以内应用抗生素。③重度气流阻塞（$FEV_1 < 30\%$预计值）。④最近2周每日口服泼尼松<10mg。可选择具有抗假单胞菌活性的β-内酰胺类抗生素（如头孢他啶、头孢吡肟、哌拉西林/他唑巴坦、头孢哌酮/舒巴坦）、碳青霉烯类抗生素（如亚胺培南、美罗培南）、氨基糖苷类抗生素和喹诺酮类抗生素（如环丙沙星或左氧氟沙星），单独应用或联合应用。

（2）改善气流受限：使用支气管扩张药可改善气流受限并帮助清除分泌物，对伴有气道高反应及可逆性气流受限的患者有一定疗效。

（3）清除气道分泌物：化痰药物以及物理治疗（拍背、体位引流等）。

（4）咯血：①若咯血量少，可以对症治疗或口服卡巴克络。②若咯血量中等，可静脉给予垂体后叶素或酚妥拉明。③若咯血量大，经内科治疗无效者，可考虑介入栓塞治疗或手术治疗。

（5）外科治疗：手术切除病变肺组织、支气管动脉栓塞术及肺移植等。

## 拓展练习及参考答案

### 拓展练习

【填空题】

1. 慢性阻塞性肺疾病的并发症有（　）、（　）、（　）。

2. 支气管哮喘的基本病理特征是（　）。

3. 支气管扩张试验阳性是指$FEV_1$较用药前≥（　），且其绝对值增加≥（　）。

【判断题】

1. 感染是引起慢性阻塞性肺疾病最重要的发病因素。（　　）

2. 危重哮喘患者双肺可闻及响亮、弥漫的哮鸣音。（　　）

【名词解释】

1. 咳嗽变异性哮喘

2. 干性支气管扩张

【选择题】

A 型题

1. 支气管哮喘发作时最常见的血气分析改变是

A. pH上升，$PaO_2$下降，$PaCO_2$降低

B．pH上升，$PaO_2$下降，$PaCO_2$上升

C．pH下降，$PaO_2$下降，$PaCO_2$降低

D．pH正常，$PaO_2$下降，$PaCO_2$上升

E．pH下降，$PaO_2$下降，$PaCO_2$上升

2．外源性支气管哮喘，浆细胞产生使人体致敏的抗体是

A．IgA　　　　　B．IgG　　　　　C．IgE　　　　　D．IgM　　　　　E．IgD

3．女性，25岁。2天前咯血痰，今日咯血量达200ml左右。既往身体健康。查体：体温（T）37℃，右肩胛下少量细小啰音，心尖部2/6级柔和的收缩期杂音，胸部X线检查无异常发现。此患者应用促凝血药物首选

A．垂体后叶素　　B．卡巴克络　　　C．巴曲酶　　　D．氨甲苯酸　　　E．6-氨基己酸

B型题

（4、5题共用选项）

A．肺功能检查　　　　　B．胸部X线检查　　　　　C．胸部HRCT

D．血气分析　　　　　E．纤维支气管镜检查

4．危重哮喘首选的辅助检查

5．支气管扩张症首选的辅助检查

X型题

6．慢性阻塞性肺疾病稳定期的治疗包括

A．戒烟　　　　　　　B．预防感染　　　　　　C．长期家庭氧疗

D．应用糖皮质激素　　E．机械通气

7．常用控制支气管哮喘急性发作的药物作用

A．$\beta_2$受体激动药可提高细胞内cAMP的浓度

B．茶碱类药物主要是通过抑制磷酸二酯酶，减少cAMP的水解作用

C．抗胆碱药可减少cAMP的浓度

D．色甘酸钠可稳定肥大细胞膜

E．酮替芬可抑制组胺和慢性反应物释放

【问答题】

1．支气管哮喘与心源性哮喘的鉴别。

2．COPD的临床表现有哪些？

## 参考答案

【填空题】

1．自发性气胸；慢性呼吸衰竭；慢性肺源性心脏病

2．气道慢性炎症

3．12%；200ml

【判断题】

1．× 吸烟。

2．× 危重哮喘患者哮鸣音减弱，甚至消失。

【名词解释】

1．咳嗽变异性哮喘 指发作时以咳嗽为唯一症状的不典型哮喘。

2．干性支气管扩张 是指以反复咯血为唯一症状的支气管扩张症。

【选择题】

A型题 1．A 2．C 3．A

B型题 4．D 5．C

笔记

X型题　6．ABC　7．ABDE

【问答题】

1. 答案见表1-8。

2. 答案见知识点总结（二）2。

# 第2周 肺部感染性疾病、肺结核、肺癌、间质性肺疾病

## 一、考研真题解析

1.（2012年X型题）继发性肺结核的好发部位为

A. 上叶尖后段　　B. 下叶后基底段　　C. 右中叶或左舌叶　D. 下叶背段

【答案与解析】 1. ABD。继发性肺结核的好发部位为肺上叶尖后段、肺下叶的背段及后基底段。原发型肺结核的好发部位是肺上叶的下部和肺下叶的上部。

（2、3题共用选项）（2012年B型题）

A. 少量铁锈色痰　　B. 砖红色胶冻状痰　　C. 脓痰带血丝或脓血状　D. 黄绿色脓痰

2. 肺炎克雷伯菌肺炎典型痰液表现是

3. 金黄色葡萄球菌肺炎典型痰液表现是

【答案与解析】 2、3. B、C。砖红色胶冻状痰为肺炎克雷伯菌肺炎的痰液特点。金黄色葡萄球菌肺炎的痰液特点为脓痰，量多，带血丝或呈脓血状。铁锈色痰为肺炎链球菌肺炎的痰液特点。

4.（2013年X型题）青壮年社区获得性肺炎常见病原体包括

A. 肺炎支原体　　B. 肺炎克雷伯菌　　C. 流感嗜血杆菌　　D. 铜绿假单胞菌

【答案与解析】 4. AC。常见社区获得性肺炎病原体为肺炎链球菌、支原体、衣原

体、流感嗜血杆菌和呼吸道病毒（甲型、乙型流感病毒，腺病毒，呼吸道合胞病毒和副流感病毒）等，其中肺炎链球菌肺炎和流感嗜血杆菌肺炎好发于青壮年。肺炎克雷伯菌肺炎易发生于酗酒者、慢性呼吸系统疾病患者和年老体弱者。铜绿假单胞菌肺炎常发生于免疫低下或伴有基础疾病的患者，是医院获得性肺炎的常见病原体。

5．（2013年A型题）特发性肺纤维化的胸部高分辨率CT（HRCT）典型表现是

A．双肺斑片状磨玻璃影

B．双下肺和胸膜下分布为主的网状改变

C．病灶与周围正常组织形成鲜明对照的"地图状"改变

D．双肺结节状阴影

【答案与解析】 5．B。胸部HRCT可用于诊断特发性肺纤维化。典型表现：①病变呈网格改变、蜂窝改变伴或不伴牵拉支气管扩张。②病变分布以胸膜下、基底部为主。肺泡蛋白沉积症的胸部HRCT可显示病灶与周围正常组织形成鲜明对照的"地图状"改变，小叶间隙和间隔不规则增厚形成多角形态的"铺路石"征象。

6．（2013年A型题）特发性肺纤维化的典型肺容量和通气功能的特征性变化是

A．第1秒用力呼气容积占用力肺活量的比值（$FEV_1/FVC$）减低

B．肺总量（TLC）减低

C．残气量占肺总量的比值（RV/TLC）升高

D．$FEV_1$占预计值的百分比（$FEV_1\%pred$）减低

【答案与解析】 6．B。慢性阻塞性肺疾病（COPD）典型的肺功能改变为阻塞性通气功能障碍，肺功能诊断标准为$FEV_1/FVC < 70\%$。特发性肺纤维化（IPF）典型的肺功

笔记

能改变为限制性通气功能障碍，肺功能诊断标准为TLC＜80%pred。$FEV_1$占预计值的百分比为COPD患者病情严重程度分度的指标。RV/TLC是反映有无肺气肿及其程度的最佳指标。

7.（2014年A型题）男性，72岁。1周前感冒后咳嗽、咳痰，量多，初为黄色脓性、黏稠带血，后变为砖红色胶冻状。查体：呼吸（R）24次/分，口唇发绀，右肺叩浊，呼吸音低，散在湿啰音，心率120次/分，心律齐。血常规白细胞计数（WBC）$10.5×10^9$/L。最可能的诊断是

A．金黄色葡萄球菌肺炎　　　　　　B．干酪性肺炎

C．肺炎链球菌肺炎　　　　　　　　D．肺炎克雷伯菌肺炎

【答案与解析】　7．D。该患者为老年男性，有感冒后咳嗽、咳砖红色胶冻状痰的临床症状，可诊断为肺炎克雷伯菌肺炎。其他临床症状也符合肺炎克雷伯菌肺炎的表现。金黄色葡萄球菌肺炎主要表现为急性寒战、高热、脓痰，痰中带有血丝或脓血痰。干酪性肺炎多有低热、乏力等结核中毒症状。肺炎链球菌肺炎痰液呈铁锈色。

8.（2014年A型题）男性，72岁。2天来上腹疼痛，1天来发热，最高达38℃，在下列疾病中可排除的是

A．胆囊炎　　　　　　　　　　　　B．十二指肠溃疡穿孔

C．急性心肌梗死　　　　　　　　　D．右下肺大叶性肺炎

【答案与解析】　8．D。大叶性肺炎好发于青壮年男性，受凉、疲劳、酗酒常为其诱因；起病多急剧，先有寒战，继而高热，体温可达39～40℃，头痛，全身肌肉酸痛，患侧胸痛，咳铁锈色痰。而患者为腹痛，体温最高达38℃，与该病例不符。

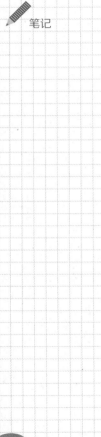

（9、10题共用选项）（2014年B型题）

A．肺炎　　　　　　B．肺结核　　　　　C．支气管扩张症　　　D．肺脓肿

9．男性，45岁。醉酒后出现发热、咳嗽，1周后咳黏液脓性痰伴胸痛，胸部CT提示下叶背段大片模糊阴影，密度不均匀，最可能的诊断是

10．男性，38岁。受凉后出现发热、咳嗽、痰少3天，查体：口周疱疹，右下肺叩诊浊音，可闻及支气管呼吸音，最可能的诊断是

【答案与解析】　9．D。吸入性肺脓肿患者多有手术醉酒、劳累、受凉和脑血管病等病史。起病可急可慢，畏寒、高热，体温达39～40℃，伴有咳嗽、咳黏液痰或黏液脓性痰，可于发病后10～14天突然咳出大量脓臭痰及坏死组织，好发部位为上叶后段和下叶背段。10．A。肺炎链球菌肺炎好发于青壮年男性，发病前常有受凉、淋雨、疲劳、醉酒、病毒感染史，大多有数日上呼吸道感染的前驱症状。患者口角及鼻周有单纯疱疹，肺实变时有叩诊呈浊音、语音震颤增强及支气管呼吸音等典型体征。

11．（2014年X型题）耐多药结核病的治疗原则包括

A．痰涂片和培养阴转后至少治疗12个月　　B．三联抗结核治疗

C．有广泛病变的应延长治疗至24个月　　D．通常含强化期和继续期2个阶段

【答案与解析】　11．CD。按照最新版教材，本题没有正确选项。最新版教材中，耐多药结核病的治疗原则是：详细了解患者用药史，该地区常用的抗结核药物和耐药流行情况；尽量做药敏试验；严格避免只选用一种新药加到原失败方案；WHO推荐尽可能采用新一代的氟喹诺酮类药物；不使用交叉耐药的药物；治疗方案至少含4种二线的敏感药物；至少包括吡嗪酰胺、氟喹诺酮类、注射用卡那霉素或阿米卡星、乙硫或丙

硫异烟肼和对氨基水杨酸或环丝氨酸，药物剂量依体重决定，加强期应为9～12个月，总治疗期为20个月或更长，以治疗效果决定。监测治疗效果最好以痰培养为准。

12．（2015年A型题）在整个病理过程中没有肺泡壁和其他结构破坏的肺炎是

A．金黄色葡萄球菌肺炎　　　　　　　B．肺炎链球菌肺炎

C．肺炎克雷伯菌肺炎　　　　　　　　D．铜绿假单胞菌肺炎

【答案与解析】　12．B。肺炎链球菌不产生毒素，不引起组织坏死或形成空洞。其致病力是由于高分子多糖体的荚膜对组织的侵袭作用，首先引起肺泡壁水肿，出现白细胞与红细胞渗出，之后含菌的渗出液经肺泡间孔（Cohn孔）向肺的中央部分扩展，甚至累及几个肺段或整个肺叶。金黄色葡萄球菌可产生毒素，常引起肺组织坏死而形成多发性肺脓肿，脓肿穿破胸膜可形成脓胸或脓气胸。肺炎克雷伯菌在炎症过程中有肺泡壁广泛坏死和纤维组织增生，并有空洞和脓肿形成，感染亦可波及胸膜而形成脓胸。④铜绿假单胞菌产生的外毒素是最主要的致病物质，可造成弥漫性组织破坏。有时可见大小不等的结节状浸润，有融合倾向，可见多发性小脓腔，也可伴少量胸腔积液。

13．（2015年X型题）结核菌素试验阴性可见于

A．结核性脑膜炎　　　　　　　　　　B．儿童结核病

C．癌症合并结核病　　　　　　　　　D．营养不良合并结核病

【答案与解析】　13．ACD。结核菌素试验对儿童、少年和青年的结核病诊断有参考意义。结核分枝杆菌感染后需4～8周才建立充分的变态反应，在此之前，结核菌素试验可阴性。细胞免疫缺陷、营养不良、人类免疫缺陷病毒（HIV）感染、麻疹、水痘、癌症、严重的细菌感染包括重症结核病（如粟粒型结核和结核性脑膜炎等），结核菌素

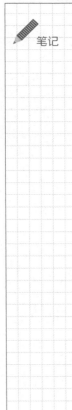

试验结果则多为阴性。

（14、15题共用选项）（2015年B型题）

A．异烟肼　　　　B．利福平　　　　C．吡嗪酰胺　　　　D．乙胺丁醇

14．对结核分枝杆菌A菌群作用最强的药物是

15．对结核分枝杆菌B菌群作用最强的药物是

【答案与解析】　14、15．A、C。抗结核药物对A菌群作用强弱依次为异烟肼＞链霉素＞利福平＞乙胺丁醇；对B菌群作用强弱依次为吡嗪酰胺＞利福平＞异烟肼；对C菌群作用利福平＞异烟肼；抗结核药物对D菌群无作用。

（16～18题共用题干）（2015年A型题）

女性，45岁。干咳、活动后气短、乏力2个月。2年前曾发现双侧支气管肺门淋巴结肿大，因无症状未予诊治。查体：双下肢可见散在分布的红色丘疹，双下肺可闻及少许湿啰音。胸部CT提示双肺弥漫性网状小结节状阴影，双下肺呈蜂窝肺改变，支气管肺门及纵隔淋巴结无肿大。

16．患者最可能的诊断是

A．肺结核　　　　　　　　　　B．特发性肺纤维化

C．结节病　　　　　　　　　　D．结缔组织病相关肺间质病

17．对明确诊断意义最大的检查是

A．肺功能检查　　　　　　　　B．结核菌素试验

C．自身抗体检查　　　　　　　D．支气管镜检查

18．药物治疗总疗程一般不少于

A．1个月　　　　　B．2个月　　　　　C．3个月　　　　　D．6个月

【答案与解析】　16．C。结节病是一种原因不明的多系统受累的肉芽肿性疾病，属于间质性肺疾病。主要表现为双肺门淋巴结肿大、关节炎和结节性红斑。与该患者症状相符。根据胸部CT显示为双肺弥漫性网状、小结节状阴影，双下肺呈蜂窝肺改变，支气管肺门及纵隔淋巴结无肿大，属于结节病分期的Ⅰ期。17．D。通过支气管黏膜活检或纤维支气管镜肺活检可确诊结节病。18．D。结节病出现明显的肺内或肺外症状，尤其累及心脏、神经系统等，需要使用全身糖皮质激素治疗，疗程6～24个月。

19．（2016年A型题）急性肺脓肿停用抗菌药物治疗的指征是

A．体温正常　　　　　　　　　　　B．痰恶臭味消失

C．血白细胞正常　　　　　　　　　D．胸部X线片显示脓腔消失

【答案与解析】　19．D。急性肺脓肿抗生素疗程6～8周，或直至胸部X线检查示脓腔和炎症消失，仅有少量的残留纤维化时停用抗菌药物。

20．（2016年X型题）HIV/AIDS并发肺结核的特点有

A．结核菌素试验常为阴性　　　　　B．下叶病变多见

C．容易出现空洞　　　　　　　　　D．出现药物不良反应较多

【答案与解析】　20．ABD。结核病是HIV/AIDS最常见的机会感染性疾病，胸部X线检查经常出现肿大的肺门纵隔淋巴结团块，肺下叶病变多见，结核菌素试验常为阴性，应多次查痰。治疗过程中常出现药物不良反应。HIV/AIDS并发肺结核病的患者因严重的免疫缺陷，肺部炎症多轻而不典型，很少形成典型的肉芽肿性变，更少出现空

洞，但病灶中的结核杆菌却甚多。

21.（2016年A型题）男性，66岁。进行性呼吸困难伴干咳1年，无吸烟史。查体：双下肺可闻及爆裂音，可见杵状指。胸部HRCT提示双下肺蜂窝状改变。最可能的肺功能指标改变是

A．$FEV_1/FVC$减低　　　　　　　　B．TLC减低

C．RV增高　　　　　　　　　　　　D．一氧化碳弥散量（DLco）增高

【答案与解析】 21．B。患者为老年男性，慢性咳嗽，肺内有爆裂音（Velcro啰音）、杵状指，可诊断为特发性肺纤维化。肺功能表现为限制性通气功能障碍、弥散量降低伴低氧血症或I型呼吸衰竭。限制性通功能障碍时TLC减低、RV减低、$FEV_1/FVC$正常或增加，DLco减低。

22.（2017年A型题）医院获得性肺炎最常见的致病菌是

A．革兰阳性杆菌　B．革兰阴性杆菌　　　C．革兰阳性球菌　　　D．革兰阴性球菌

【答案与解析】 22．B。医院获得性肺炎无感染高危因素患者的常见病原体依次为肺炎链球菌、流感嗜血杆菌、金黄色葡萄球菌、大肠埃希菌、肺炎克雷伯菌等；有感染高危因素患者的常见病原体为金黄色葡萄球菌、铜绿假单胞菌、肠杆菌属、肺炎克雷伯菌等。革兰阴性杆菌包括肺炎克雷伯菌、大肠埃希菌，变形杆菌、流感嗜血杆菌或铜绿假单胞菌。

23.（2017年A型题）女性，48岁。胸闷、咳嗽4个月，无发热。胸部CT提示双侧支气管肺门、纵隔淋巴结肿大，伴双肺网格影及小结节影，双下肺少许蜂窝状改变。支

气管镜检查显示支气管黏膜呈铺路石样改变，支气管肺泡灌洗液检查最可能的结果是

　　A．中性粒细胞占比升高

　　B．淋巴细胞占比升高且 $CD4^+/CD8^+$ 比值增高

　　C．淋巴细胞占比升高且 $CD4^+/CD8^+$ 比值降低

　　D．嗜酸性粒细胞占比升高

【答案与解析】 23．B。患者中年女性，4个月来咳嗽、胸闷，支气管肺门、纵隔淋巴结肿大，伴双肺网格影及小结节影，双下肺少许蜂窝状改变。均提示该患者为结节病。结节病是一种原因不明的多系统受累的肉芽肿性疾病，主要侵犯肺和淋巴系统，其次是眼部和皮肤。该病支气管肺泡灌洗液检查主要显示淋巴细胞增加，$CD4^+/CD8^+$ 的比值增加（＞3.5）。

24．（2018年A型题）男性，48岁。外出旅行后出现发热、咳嗽、咳痰伴乏力、腹泻5天。查体：血压（BP）120/76mmHg，神志清楚，双下肺可闻及湿啰音。实验室检查：血白细胞计数 $12.0×10^9/L$，中性粒细胞占比0.87。血 $Na^+$ 126mmol/L。胸部X线检查提示双下肺斑片状阴影。外院予"头孢呋辛"静脉治疗3天，自觉症状无好转，复查胸部X线检查显示双肺阴影较前增多。应首选的治疗药物是

　　A．青霉素　　　　B．头孢曲松　　　　C．亚胺培南/西司他丁　　D．阿奇霉素

【答案与解析】 24．D。该患者为中年男性，外出旅游后出现发热、咳嗽、咳痰，乏力、腹泻5天，服用头孢呋辛无效。实验室检查患者血白细胞计数和中性粒细胞占比升高提示患者出现感染，胸部X线检查显示患者双下肺片状阴影。综合该患者的病史、临床表现、实验室检查，考虑诊断为支原体肺炎，首选大环内酯类抗生素如红霉素、阿

奇霉素等。青霉素、头孢曲松均为β内酰胺类抗生素，支原体对其不敏感。亚胺培南是一种最新型的β内酰胺类抗生素，又称亚胺硫霉素；西司他丁是一种特异性酶抑制剂，它能阻断亚胺培南在肾脏内的代谢，从而提高泌尿道中亚胺培南原形药物的浓度，对革兰阳性、阴性的需氧和厌氧菌具有很强的抗菌作用。

25．（2018年A型题）下列抗结核药中，属于杀菌药的有

　　A．异烟肼　　　　　B．利福平　　　　　C．吡嗪酰胺　　　　D．对氨基水杨酸

【答案与解析】 25．ABC。异烟肼、利福平、吡嗪酰胺、链霉素能杀灭结核分枝杆菌，属于杀菌药。乙胺丁醇和对氨基水杨酸可抑制结核分枝杆菌的繁殖，因此属抑菌药，不能杀灭结核分枝杆菌。

26．（2018年A型题）支气管肺泡灌洗液检查显示以淋巴细胞增高为主，且以$CD8^+$淋巴细胞为主的疾病是

　　A．结节病　　　　　B．特发性肺纤维化　　C．肺泡蛋白沉积症　　D．过敏性肺炎

【答案与解析】 26．D。过敏性肺炎和结节病经BALF检查显示以淋巴细胞增高为主，但结节病以$CD4^+$淋巴细胞增高为主，而过敏性肺炎主要以$CD8^+$细胞增高为主。特发性肺纤维化（IPF）主要以中性粒细胞及嗜酸性细胞增高为主，淋巴细胞增高不明显。肺泡蛋白沉积症（PAP）以肺泡腔内积聚大量的表面活性物质为特征，BAL回收液特征性表现为奶白色，稠厚且不透明，静置后沉淀分层。

27．（2019年A型题）女性，72岁。刺激性干咳1个月。胸部CT提示右下肺团块状高密度影，边缘分叶状，最大径约4cm，纵隔、支气管肺门未见肿大淋巴结，右侧胸腔

积液。胸腔积液中可见腺癌细胞。患者肺癌的临床分期是

    A．Ⅰ B期       B．Ⅱ B期       C．Ⅲ期       D．Ⅳ期

【答案与解析】 27．D。该患者为老年女性，刺激性干咳1个月，影像学提示右下肺部团状高密度影，边缘分叶状，最大径约4cm。考虑该患者为周围型肺癌。肿瘤最大径>3～4cm，肺癌TNM分期为$T_{2a}$；纵隔、支气管肺门淋巴结未见肿大，肺癌TNM分期为$N_0$；右侧胸腔积液，胸腔积液检查有腺癌细胞，有远处转移，局限于胸腔内，属于$M_{1a}$；故该患者肺癌的TNM分期为$T_{2a}N_0M_{1a}$。根据TNM与临床分期的关系，该患者应为Ⅳ期。

28．（2019年A型题）男性，38岁。咳嗽、胸闷1个月。胸部CT提示双肺散在磨玻璃影及小结节影。支气管肺泡灌洗检查显示以淋巴细胞增高为主，其中以$CD8^+$淋巴细胞为主，追问病史患者饲养鸽子3个月。最可能的诊断是

    A．特发性肺纤维化（IPF）       B．隐源性机化性肺炎

    C．结节病                 D．过敏性肺炎

【答案与解析】 28．D。该患者为青壮年男性，饲养鸽子3个月，咳嗽、胸闷1个月，根据胸部CT及支气管肺泡灌洗检查结果，考虑最可能的诊断是过敏性肺炎，是易感个体反复吸入外界有机粉尘抗原所引起的。IPF好发于老年人，CT表现为肺部网格样阴影和蜂窝状改变。隐源性机化性肺炎多见于老年人，肺泡间隔淋巴细胞浸润，伴随肺泡上皮细胞增生，导致肺泡和肺泡管中存在肉芽组织栓的一种疾病，是肺部的一种非特异性炎症改变，BALF检查表现为淋巴细胞计数增多，呈"混合性增高"，$CD4^+/CD8^+$下降，影像学常见双肺多发斑片状浸润影、孤立局灶性致密阴影，弥漫性双肺浸润性、小

结节状或网织状改变。结节病为多系统累及的肉芽肿性疾病，病因不明，常见的影像学表现为胸部X线检查双侧支气管肺门淋巴结肿大，BALF检查显示淋巴细胞增加，$CD4^+$/$CD8^+$比值增加，活检发现肉芽肿为确诊的重要手段。

29.（2020年A型题）男性，35岁。高热、寒战5天，伴胸痛，咳脓性痰、带少量血丝。查体：双肺散在湿啰音。胸部X线检查显示双肺多发实变影伴部分空洞病变形成。血常规：白细胞计数$23 \times 10^9$/L，中性粒细胞占比0.91，该患者最可能的诊断是

A．肺炎支原体肺炎                  B．军团菌肺炎

C．肺炎链球菌肺炎                  D．金黄色葡萄球菌肺炎

【答案与解析】 29．D。该患者为青壮年男性，高热、寒战5天，伴胸痛，咳脓性痰带少量血丝。胸部X线检查显示双肺多发实变影伴部分空洞形成，为金黄色葡萄球菌肺炎典型胸部X线表现，故考虑为金黄色葡萄球菌肺炎。肺炎支原体肺炎起病缓，发热一般在38℃，干咳为最突出症状，呈阵发性咳嗽，也可产生痰液痰液常为白色或带有血丝。胸部X线检查肺炎支原体肺炎早期为间质性改变，后期可见由肺门向肺野外周伸展的扇形阴影。该患者发病急骤，胸部X线检查不符合肺炎支原体感染特点。军团菌肺炎肺外症状明显，相对缓脉、低钠血症、低磷血症及β-内酰胺类抗生素治疗无效提示本病，胸部X线片表现为下叶斑片浸润，进展迅速，无空洞。本题中胸部X线片表现不符合军团菌肺炎的特点。肺炎链球菌感染后起病急、寒战、高热、咳嗽、咳痰、呼吸急促和胸痛，部分患者咳铁锈色痰。胸部X线片表现为肺叶或肺段实变，无空洞，可伴胸腔积液，与该患者胸部X线检查结果不符。

30．（2020年A型题）女性，42岁。低热、咳嗽、少量痰中带血3周。胸部X线检查显示右上肺斑点状阴影。该患者最可能的诊断是

A．肺炎　　　　　B．肺结核　　　　　C．肺脓肿　　　　D．肺癌

【答案与解析】 30．B。该患者为中年女性，根据患者症状及其胸部X线片特点，考虑为肺结核。肺结核的主要临床表现为咳嗽、咳痰持续2周以上，伴咯血，午后低热、乏力、盗汗、月经不调或闭经，有肺结核接触史或肺外结核。上述情况应考虑到肺结核病的可能性，要进行痰抗酸杆菌和胸部X线检查。

31．（2021年A型题）血源性肺脓肿的致病菌是

A．金黄色葡萄球菌　　　　　　　　B．军团菌

C．厌氧菌　　　　　　　　　　　　D．铜绿假单胞菌

【答案与解析】 31．A。血源性肺脓肿常为两肺外野的多发性脓肿，最常见的致病菌是金黄色葡萄球菌，以及表皮葡萄球菌、链球菌。

32．（2021年A型题）亚洲人常有表皮生长因子受体（EGFR）基因突变，可用靶向药治疗的是

A．肺腺癌　　　　　B．肺鳞状细胞癌　　　　C．小细胞肺癌　　　　D．大细胞肺癌

【答案与解析】 32．A。目前靶向治疗主要应用于非小细胞肺癌中的腺癌患者，例如以EGFR突变阳性为靶点的EGFR-酪氨酸激酶抑制剂（EGFR-TKI）。靶向药主要针对恶性肿瘤的病理生理发生、发展的关键靶点进行治疗干预。临床上根据组织病理学分类将肺癌分为非小细胞肺癌（NSCLC）和小细胞肺癌（SCLC）。NSCLC存在EGFR突变，不吸烟、女性、腺癌患者中比较多见，其突变率约为50%。小细胞肺癌对化疗非常敏

感，在药物治疗中，化疗是基本方案。

33.（2021年A型题）最容易引起库欣（Cushing）综合征的肺癌类型是

A. 肺腺癌　　　　B. 肺鳞状细胞癌　　　C. 小细胞肺癌　　　D. 大细胞肺癌

【答案与解析】33. C。肺神经内分泌肿瘤是指起源于支气管黏膜或腺上皮的Kulchitsky细胞［胺前体摄取和脱羧（APUD）细胞］，含有神经内分泌颗粒，能产生多肽激素的肺癌。最具有代表性的是类癌和小细胞癌，可产生促肾上腺皮质激素（ACTH），导致库欣综合征。肺鳞状细胞癌易导致高钙血症。大细胞肺癌易导致异位分泌促性腺激素。有关肺腺癌的胸外表现易发类型在教材中未明确说明。

34.（2022年A型题）下列关于肺癌的描述，正确的是

A. 鳞癌常为周围型　　　　　　　　B. 鳞癌通常首先发生血行转移

C. 腺癌在早期发生淋巴转移　　　　D. 小细胞肺癌对放、化疗都敏感

【答案与解析】34. D。肺癌按解剖学部位分类分为中央型肺癌和周围型肺癌。中央型肺癌以鳞癌和小细胞肺癌较多见，周围型肺癌以腺癌较多见。按组织病理学分类分为非小细胞肺癌（NSCLC）（如鳞癌、腺癌、大细胞癌、腺鳞癌等）和小细胞肺癌（SCLC）。NSCLC中鳞癌常见于老年男性，常为中央型，一般生长较慢，淋巴转移早、血行转移晚，A、B项错误；腺癌是肺癌最常见的类型，女性多见，生长较缓慢，血行转移早，淋巴转移晚，C项错误。SCLC是一种低分化的神经内分泌肿瘤，其肺癌细胞质内含有神经内分泌颗粒，具有内分泌和化学受体功能，可引起类癌综合征。SCLC以增殖快速和早期广泛转移为特征，典型表现为肺门肿块和肿大的纵隔淋巴结引起的咳嗽和呼吸困难。SCLC对化疗和放疗较敏感。

## 二、知识点总结

本周知识点考点频率统计见表2-1。

表2-1 肺部感染性疾病、肺结核、肺癌、间质性肺疾病考点频率统计表（2012—2022年）

| 年 份 | 肺部感染性疾病 | | 肺结核 | | | 肺 癌 | | | 间质性肺疾病 | | | |
| --- | --- | --- | --- | --- | --- | --- | --- | --- | --- | --- | --- | --- |
| | 肺炎 | 肺脓肿 | 临床表现 | 检查 | 治疗 | 临床表现 | 分期 | 治疗 | IPF | 结节病 | 过敏性肺炎 | PAP |
| 2022 | | | | | | √ | | | | | | |
| 2021 | | √ | | | | | | √ | | | | |
| 2020 | √ | | √ | √ | | | | | | | | |
| 2019 | | | | | | | √ | | | | √ | |
| 2018 | √ | | | | √ | | | | √ | √ | √ | √ |
| 2017 | √ | | | | | | | | | √ | | |
| 2016 | | √ | √ | √ | √ | | | | √ | | | |
| 2015 | √ | | | √ | √ | | | | | √ | | |
| 2014 | √ | √ | | | √ | | | | | | | |
| 2013 | | | | | | | | | √ | | | |
| 2012 | √ | | | √ | | | | | | | | |

**（一）肺部感染性疾病**

**1．肺炎总论**

肺炎指终末气道、肺泡和肺间质的炎症，可由病原微生物、理化因素、免疫损伤、过敏及药物所致。细菌性肺炎是最常见的肺炎，也是最常见的感染性疾病之一。除金黄色葡萄球菌、铜绿假单胞菌和肺炎克雷伯菌等可引起肺组织的坏死性病变易形成空洞外，肺炎治愈后多不遗留瘢痕，肺的结构与功能均可恢复。肺炎的分类如下。

（1）解剖分类：大叶性（肺泡性）肺炎、小叶性（支气管性）肺炎、间质性肺炎。

（2）病因分类：细菌性肺炎、非典型病原体所致肺炎、病毒性肺炎、肺真菌病、其他病原体所致肺炎、理化因素所致的肺炎。

（3）患病环境分类：社区获得性肺炎（常见病原体有肺炎链球菌、支原体、衣原体、流血嗜血杆菌、流感病毒、腺病毒、呼吸道合胞病毒、副流感病毒等）、医院获得性肺炎（常见病原体有鲍曼不动杆菌、铜绿假单胞菌、肺炎克雷伯菌、大肠埃希菌、金黄色葡萄球菌等）。

**2．肺炎链球菌肺炎**

（1）病因及发病机制：肺炎链球菌是革兰阳性球菌，为条件致病菌。有荚膜，其致病力主要是高分子多糖体的荚膜对组织的侵袭作用，首先在肺泡引起病变，经肺泡间孔向肺的中央部分扩展，累及几个肺段或整个肺叶，典型表现为肺实质炎性变，并不累及支气管。

（2）好发人群：青壮年。

（3）临床表现

1）症状：常表现为在受凉、淋雨、疲劳、醉酒后急性起病。伴寒战、高热，咳嗽、咳痰，痰中可带血或出现特征性铁锈色痰液。可有患侧胸痛，放射到肩部或腹部，咳嗽或深呼吸时加剧。

2）体征：急性热面容，鼻翼扇动，口角或鼻周有单纯疱疹，病变广泛时可出现发绀。早期肺部体征不明显，肺实变时叩诊浊音，触诊语音震颤增强并可闻及支气管呼吸音。

（4）检查：胸部X线检查典型表现为肺叶或肺段实变，无空洞，可伴胸腔积液。

（5）治疗：首选青霉素治疗；对青霉素过敏者，可选用氟喹诺酮类、头孢噻肟或头孢曲松等药物；感染多重耐药菌株者可用万古霉素、替考拉宁或利奈唑胺。

### 3. 肺炎克雷伯菌肺炎

（1）病因及发病机制：①肺炎克雷伯菌肺炎主要为内源性感染，即由口咽部定植菌随分泌物误吸引起的感染。酗酒是最重要的发病危险因素。②肺炎克雷伯菌可在肺泡内大量生长繁殖，破坏细胞壁，引起肺组织坏死、液化，形成单个或多个脓肿（多发性蜂窝状脓肿）和空洞（圆形透亮区）。

（2）好发人群：老年人。

（3）临床表现

1）症状：起病急，部分患者有上呼吸道感染前驱症状。主要症状为寒战、发热、咳嗽、咳痰、呼吸困难等。痰液呈砖红色胶冻状为本病的特征。

2）体征：急性病容，呼吸困难，严重者有全身衰竭、休克、黄疸；病变呈大叶性者可有肺实变体征。

（4）治疗：抗感染治疗可选择β-内酰胺类药物，重症患者联合使用氨基糖苷类或喹诺酮类药物。

**4. 肺炎支原体肺炎**

（1）好发人群：儿童或青少年。

（2）临床表现

1）症状：起病较缓慢，常有38℃左右的发热，主要表现为乏力、头痛、咽痛、肌肉酸痛等症状。咳嗽明显，多为发作性干咳，持久的阵发性剧咳为支原体肺炎的典型表现。可有少量黏痰或脓痰。

2）体征：咽部和鼓膜可见充血，颈部淋巴结肿大。胸部体征不明显，与肺部病变程度不相符，很少出现肺实变体征。

（3）检查：胸部X线检查可有多种形态的浸润影，呈节段性分布，以肺下野多见。

（4）治疗：首选大环内酯类抗生素治疗，如红霉素、罗红霉素、阿奇霉素等；因肺炎支原体无细胞壁，故青霉素、头孢菌素类等抗生素治疗无效。

**5. 军团菌肺炎**

（1）好发人群：中老年人。

（2）临床表现

1）症状：起病初期感乏力、肌痛、头痛，24～48小时后体温升高至39～40℃，呈稽留热，伴反复寒战；咳嗽，咳少量黏痰；部分患者有胸痛、呼吸困难、恶心、呕吐、水样腹泻和消化道出血。

2）体征：呈急性病容，出汗、呼吸急促、发绀，肺部湿啰音或实变体征。

（3）检查：胸部X线检查可见肺下叶斑片状浸润影或肺段实变，进展迅速，无空洞

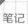

形成，偶有胸腔积液。

（4）治疗：传统治疗首选红霉素，目前推荐新大环内酯类和喹诺酮类药物治疗军团菌病。

### 6. 金黄色葡萄球菌肺炎

（1）好发人群：婴幼儿或老年人。

（2）临床表现

1）症状：常急性起病，寒战、高热，胸痛，咳脓性痰，量多，带血丝或呈脓血性，毒血症明显，可早期出现周围循环衰竭。

2）体征：早期可无体征，常与严重中毒症状和呼吸道症状不平行，然后可出现两肺散在湿啰音。病变较大或融合时可有肺实变体征；气胸或脓气胸时，则有相应体征。

（3）检查：胸部X线检查显示肺段或肺叶实变，可早期形成空洞或呈小叶状浸润，其中有单个或多个的液气囊腔。

（4）治疗：强调早期清除和引流原发病灶，选用敏感的抗菌药物。近年来，金黄色葡萄球菌对青霉素的耐药率高达90%左右，因此可选用耐青霉素酶的半合成青霉素或头孢菌素类药物，如苯唑西林钠、氯唑西林、头孢呋辛钠，也可联合使用氨基糖苷类药物如阿米卡星等。对耐甲氧西林金黄色葡萄球菌（MRSA）则应选用万古霉素、替考拉宁、利奈唑胺等。

### 7. 病毒性肺炎

（1）病理特点：病毒性肺炎多为间质性肺炎，表现为肺间质受累、增宽、水肿，间质炎细胞浸润。

（2）临床表现

1）症状：与支原体肺炎相似，但起病较急，发热、头痛、全身酸痛等全身症状突出，可有咳嗽，少痰。重症患者可有呼吸困难、发绀、嗜睡、精神萎靡，甚至发生休克、心力衰竭、呼吸衰竭、急性呼吸窘迫综合征（ARDS）等。

2）体征：常无显著胸部体征。

（3）检查：胸部X线检查可见肺纹理增多，磨玻璃状阴影，小片状浸润或广泛浸润、实变，病情严重者显示双肺弥漫性结节性浸润，但大叶实变及胸腔积液者均不多见。

（4）治疗

1）对症治疗：以对症为主，必要时氧疗，注意隔离消毒，预防交叉感染。

2）药物治疗：主要使用抗病毒药如利巴韦林、阿昔洛韦、更昔洛韦等。

**8. 常见肺炎的特点及鉴别** 见表2-2。

表2-2 常见肺炎的特点及鉴别

| 鉴别点 | 肺炎链球菌肺炎 | 肺炎克雷伯菌肺炎 | 肺炎支原体肺炎 | 铜绿假单胞菌肺炎 | 金黄色葡萄球菌肺炎 | 军团菌肺炎 |
|---|---|---|---|---|---|---|
| 好发年龄 | 好发于青壮年 | 好发于老年人 | 好发于儿童或青少年 | — | 好发于婴幼儿或老年人 | 好发于中老年人 |
| 起病缓急 | 急 | 急 | 缓 | 急 | 急 | 亚急性 |

**笔记**

续　表

| 鉴别点 | 肺炎链球菌肺炎 | 肺炎克雷伯菌肺炎 | 肺炎支原体肺炎 | 铜绿假单胞菌肺炎 | 金黄色葡萄球菌肺炎 | 军团菌肺炎 |
|---|---|---|---|---|---|---|
| 前驱症状或诱因 | 病前数日有上呼吸道感染史 | 病前数日有上呼吸道感染症状 | 咽痛、头痛、肌肉痛 | 院内感染、气管插管史 | 寒战、高热、胸痛、咳脓性痰 | 头痛、全身酸痛、疲乏 |
| 发热 | 39～40℃（稽留热） | 39℃左右 | 38℃左右，偶39℃ | 寒战、高热 | 寒战、高热 | 39～40℃（稽留热） |
| 咳嗽咳痰 | 铁锈色痰 | 砖红色胶冻状痰 | 多为发作性干咳，也可有脓痰 | 蓝绿色脓痰 | 脓痰带血丝或呈脓血状 | 少量黏痰，或脓痰、血痰 |
| 疾病特点 | 不易形成空洞；口周或鼻周单纯疱疹 | 砖红色胶冻状痰 | 持久的阵发性剧咳 | 组织坏死后易形成多发性脓肿 | 毒血症明显 | 咳嗽为突出症状 |
| 胸部X线检查 | 大片炎症浸润影或实变影，支气管充气征，假空洞征 | 肺大叶实变或小叶浸润，蜂窝状肺脓肿，水平叶间裂弧形下坠 | 肺部多种形态、斑片状浸润影节段分布，多见于肺下野 | 弥漫性支气管炎、早期肺脓肿 | 肺大片影中"圆形透亮区、液气囊腔" | 肺下叶斑片状浸润影，无空洞 |
| 首选药物 | 青霉素 | 氨基糖苷类 | 红霉素、罗红霉素、阿奇霉素 | 氨基糖苷类或半合成青霉素 | 耐青霉素酶的半合成青霉素或头孢菌素 | 红霉素 |

## 9. 肺脓肿

（1）分类：肺脓肿可分为吸入性肺脓肿、血源性肺脓肿及继发性肺脓肿，其中吸入性肺脓肿最常见，约占60%，肺脓肿的分类及鉴别点见表2-3。

表2-3　肺脓肿的分类及鉴别点

| 鉴别点 | 吸入性肺脓肿 | 血源性肺脓肿 | 继发性肺脓肿 |
|---|---|---|---|
| 感染途径 | 经口、鼻、咽腔吸入（误吸）致病 | 因疖、痈、骨髓炎、皮肤外伤感染等导致的脓毒症，菌栓经血播散至肺 | 某些细菌性肺炎（金黄色葡萄球菌肺炎等）、支气管扩张症、支气管囊肿等继发感染导致 |
| 致病菌 | 多为厌氧菌（占90%）、放线菌属 | 金黄色葡萄球菌（最多见）、表皮葡萄球菌 | 金黄色葡萄球菌、铜绿假单胞菌等 |
| 好发部位 | 好发于右肺，脓肿常为单发。不同体位下好发部位不同。①仰卧位：上叶后段或下叶背段。②坐位：下叶后基底段。③右侧卧位：右上叶前段或后段 | 好发于两肺外野，脓肿常为多发 | — |
| 咯血特点 | 约1/3患者有不同程度的咯血 | 极少咯血，大多无阳性体征 | — |

（2）临床表现及治疗：见表2-4。

表2-4　肺脓肿的临床表现及治疗

| 特　点 | 肺脓肿 |
|---|---|
| 发病年龄 | 壮年，男多于女 |
| 起病缓急 | 70%～90%为急性起病 |
| 典型表现 | 高热、咳嗽、咳大量脓臭痰 |
| 痰液特性 | 量多（可达300～500ml/d）、脓性臭味痰、静置可分为3层 |
| 体征 | 体征与脓肿的大小和部位有关，慢性肺脓肿常有杵状指（趾） |
| 胸部X线检查 | 浓密的炎性阴影中有空腔、气液平面；血源性肺脓肿表现为两肺多发性肺脓肿 |
| 确诊方法 | 胸腔积液检查和血培养对确定病原菌价值很大 |
| 治疗 | ①抗感染：疗程6～8周，或直至胸部X线检查示脓腔和炎症消失，或仅有少量的残留纤维化。吸入性肺脓肿首选青霉素；血源性肺脓肿可用耐β-内酰胺酶青霉素类、头孢菌素；阿米巴肺脓肿可用甲硝唑。②脓液引流。③手术 |

### （二）肺结核

#### 1. 临床表现

（1）呼吸系统症状：①咳嗽咳痰。咳嗽、咳痰2周以上或痰中带血是肺结核的可疑症状，一般咳嗽较轻，干咳或咳少量黏液痰。有空洞形成时，痰量增多，若合并其他细菌感染，痰可呈脓性。若合并支气管结核，表现为刺激性咳嗽。②咯血。约1/3的患者咯血，多数患者为少量咯血，少数为大咯血。痰中带血主要为炎性病灶毛细血管扩张所致；中等量以上咯血，则与小血管损伤或来自空洞的血管瘤破裂有关。咯血后低热可能因小支气管内残留血块吸收或阻塞支气管引发感染所致；若咯血后持续发热不退，则应考虑结核病灶播散。③胸痛。结核病灶累及胸膜时可表现为胸痛，为胸膜性胸痛。④呼吸困难。多见于干酪样肺炎、大量胸腔积液患者。

（2）全身症状：长期午后潮热。部分患者有乏力、盗汗、食欲缺乏、体重减轻等。育龄期女性患者可以有月经不调。

（3）体征：①病变范围小。可无任何体征。②渗出性病变范围较大或干酪样坏死。可有肺实变体征，如语音震颤增强、叩诊浊音、支气管呼吸音和细湿啰音。③较大的空洞病变。可闻及支气管呼吸音。④较大范围的纤维条索形成。气管移向患侧，患侧胸廓塌陷，叩诊浊音，呼吸音减弱，可闻及湿啰音。⑤结核性胸膜炎。可有胸腔积液征。⑥支气管结核。可闻及局限性哮鸣音。⑦结核性风湿症。少数患者可有类似风湿热样表现，多见于青年女性；常累及四肢大关节，在受累关节附近可见结节性红斑或环形红斑，间歇出现。

**2. 辅助检查**　见表2-5。

表2-5　肺结核的相关检查

| 检查项目 | 特　点 |
| --- | --- |
| 胸部X线检查 | 是诊断肺结核的常规首选方法，可以发现早期轻微的结核病变。病变多发生在上叶的尖后段、下叶的背段和后基底段，密度不均匀、边缘较清晰、变化较慢、易形成空洞和播散病灶 |
| 胸部CT | 能提高分辨率；常用于肺结核诊断及鉴别诊断，也用于引导穿刺、引流和介入性治疗 |

续　表

| 检查项目 | 特　点 |
|---|---|
| 痰涂片检查 | 是简单、快速、易行和可靠的方法，但欠敏感 |
| 痰结核分枝杆菌培养 | 是确诊肺结核病的主要方法，也是制定化疗方案和考核治疗效果的主要依据 |
| 纤维支气管镜检查 | 常应用于支气管结核和淋巴结支气管瘘的诊断，可以取活组织检查 |
| 结核菌素试验 | ①广泛用于检出结核分枝杆菌的感染，而非检出结核病。②结核菌素试验对儿童、少年和青年的结核病诊断有参考意义。③结核菌素试验阳性可能是结核分枝杆菌的自然感染，也可能是卡介苗接种的免疫反应。因此结核菌素试验阳性仅对未接种卡介苗的婴幼儿的诊断较有价值。④结核分枝杆菌感染后需4～8周才能建立充分的变态反应，在此之前，结核菌素试验可呈阴性。⑤营养不良、人类免疫缺陷病毒（HIV）感染、麻疹、水痘、癌症、严重的细菌感染包括重症结核病如血行播散型结核和结核性脑膜炎等，结核菌素试验结果则多为阴性或弱阳性 |
| γ-干扰素释放试验 | 可以区分自然感染与卡介苗接种和大部分非结核分枝杆菌感染，特异性高于结核菌素试验 |

### 3．分类诊断

（1）原发性肺结核：包括原发复合征及胸内淋巴结结核。多见于少年儿童，无症状或症状轻微。胸部X线检查表现为哑铃型阴影，即原发病灶、引流淋巴管炎和肿大的肺门淋巴结，形成典型的原发综合征。原发病灶一般吸收较快，可不留任何痕迹，若胸部X线检查显示只有支气管肺门淋巴结肿大，则诊断为胸内淋巴结结核。

（2）血型播散型肺结核：包括急性血行播散型肺结核（又称急性粟粒型肺结核）及

亚急性、慢性血行播散型肺结核。①急性血行播散型肺结核：好发于婴幼儿、青少年；起病急且持续高热，结核中毒症状重；患者免疫力低下，大量结核分枝杆菌经血行进入肺部，胸部X线片显示为大小、密度、分布三均匀的粟粒状结节阴影。②亚急性、慢性血行播散型肺结核：成人多见，起病较缓，症状轻，患者免疫力较高，少量结核分枝杆菌经血行入肺，胸部X线片显示病变分布多在双上、中肺野，大小、密度、分布三不均的粟粒状阴影。

（3）继发性肺结核：包括浸润性肺结核、空洞性肺结核、结核球、干酪样肺炎、慢性纤维空洞性肺结核。①浸润性肺结核：好发于肺尖和锁骨下，影像学检查表现为小片状或斑点状阴影，可融合和形成空洞；渗出性病变易吸收，而纤维干酪增殖病变吸收很慢，可长期无改变。②空洞性肺结核：空洞形态不一，多由于干酪渗出病变溶解形成洞壁不明显的、多个空腔的虫蚀样空洞；伴有周围浸润病变的新鲜的薄壁空洞，也可出现张力性空洞、干酪溶解性空洞。③结核球：直径2～4cm，多由干酪样病变吸收和周边纤维包裹或干酪空洞阻塞性愈合而形成。结核球内有钙化灶或液化坏死形成的空洞，80%以上的结核球有卫星灶，可作为诊断及鉴别诊断的参考。④干酪性肺炎：多发生于机体免疫力差、体质衰弱，又受到大量结核分枝杆菌感染的患者，或有淋巴结支气管瘘，淋巴结中的大量干酪样物质经支气管进入肺内而发生。⑤慢纤维空洞性肺结核：病程长，反复发展恶化，肺组织破坏重，肺功能严重受损，可出现纤维厚壁空洞和广泛的纤维增生，造成肺门抬高和肺纹理呈垂柳样，患侧肺组织收缩，纵隔移向患侧。长期痰结合分枝杆菌培养阳性且常耐药。

（4）结核性胸膜炎：包括结核性干性胸膜炎、结核性渗出性胸膜炎、结核性脓胸。

笔记

（5）其他肺外结核：按部位和脏器命名，如骨关节结核、肾结核、肠结核等。

### 4．化学治疗

（1）治疗原则：早期、规律、全程、适量、联合。

（2）化疗的主要作用：杀菌、灭菌、防止耐药菌产生。

（3）药物对不同代谢状态和不同部位的结核分枝杆菌群的作用：见表2-6。

表2-6　药物对不同代谢状态和不同部位的结核分枝杆菌群的作用

| 菌　群 | 代谢状态及特点 | 存在部位 | 对抗结核药的敏感性 |
|---|---|---|---|
| A菌群 | 快速繁殖、细菌数量大，易产生耐药变异菌 | 巨噬细胞外，干酪液化处 | 异烟肼＞链霉素＞利福平＞乙胺丁醇（异烟肼对快速生长的细菌作用最强） |
| B菌群 | 半静止状态，是实现灭菌目标的关键 | 巨噬细胞内酸性环境中和空洞壁坏死组织 | 吡嗪酰胺＞利福平＞异烟肼吡嗪酰胺最为有效 |
| C菌群 | 半静止状态，可有突然间歇性短暂的生长繁殖 | 干酪灶中 | 利福平＞异烟肼（利福平最为有效） |
| D菌群 | 休眠状态，不繁殖，数量很少 | 病灶中 | 药物不起作用，依赖机体免疫机制清除 |

（4）常用抗结核药的作用特点、机制、部位及其不良反应：见表2-7。

表2-7　常用抗结核药的作用特点、机制、部位及其不良反应

| 药物 | 作用特点 | 作用机制 | 作用部位 | 主要不良反应 |
|------|---------|---------|---------|-------------|
| 异烟肼（INH，H） | 杀菌药 | 抑制DNA合成 | 细胞内外代谢活跃或静止 | 周围神经炎，偶有肝功能损害 |
| 利福平（RFP，P） | 杀菌药 | 抑制mRNA合成 | 细胞内外代谢旺盛 | 肝功能损害、过敏反应 |
| 链霉素（SM，S） | 杀菌药 | 抑制蛋白质合成 | 巨噬细胞外碱性环境 | 耳毒性、前庭功能损害、肾毒性 |
| 吡嗪酰胺（PZA，Z） | 杀菌药 | 独特杀菌作用 | 巨噬细胞外酸性环境 | 高尿酸从血症、肝损害、关节痛 |
| 乙胺丁醇（EMB，E） | 抑菌药 | 抑制RNA合成 | — | 视神经炎 |
| 对氨基水杨酸（PAS，P） | 抑菌药 | 干扰中间代谢 | — | 胃肠不适、肝功能损害、过敏反应 |

（5）标准化学治疗方案：6～8个月疗法，短程疗效方案中必须包括2种杀菌药——异烟肼和利福平。疗程包括强化阶段（开始化疗的2个月内）和巩固阶段（以后4～6个月的每周3次间歇用药巩固期）。我国结核病标准化疗方案见表2-8。

表2-8　我国结核病标准化疗方案

| 项　　目 | 每日用药方案 | 间歇用药方案 |
|---|---|---|
| 初治活动性涂阳/涂阴肺结核 | 2HRZE/4HR | $2H_3R_3Z_3E_3/4H_3R_3$ |
| 复治涂阳肺结核 | 2HRZSE/6～10HRE | $2H_3R_3Z_3S_3E_3/6～10H_3R_3E_3$ |

（6）耐多药肺结核的化学治疗：特别是耐异烟肼和利福平（MDR-TB）的耐药结核病，其治疗方案通则如下。①在选择化疗药前应详细了解患者用药史，以及患者所在地区常用抗结核药和耐药流行情况。②尽量做药敏试验。③严格避免只选用1种新药加到原失败方案。④世界卫生组织（WHO）推荐尽可能采用新一代氟喹诺酮类药物。⑤不使用交叉耐药的药物。⑥治疗方案至少含4种二线的敏感药物。⑦至少包括吡嗪酰胺、氟喹诺酮类、注射用卡那霉素或阿米卡星、乙硫或丙硫异烟肼和PAS或环丝氨酸。⑧药物剂量依体重决定。⑨加强期应为9～12个月，总治疗期为20个月或更长，以治疗效果决定。监测治疗效果最好以痰结核分枝杆菌培养为准。

**5. HIV/AIDS相关结核**　临床特点为症状和体征多（如体重减轻、长期发热、持续性咳嗽），淋巴结肿大多见（如全身淋巴结肿大、可有触痛、胸部X线检查示支气管肺门及纵隔淋巴结肿大成团块状），下叶病变多见，胸膜和心包有渗出等，结核菌素试验常为阴性。治疗过程中常出现药物不良反应，易产生耐多药肺结核。

**（三）原发性支气管肺癌（简称肺癌）**

**1. 临床表现**

（1）原发肿瘤引起的症状及体征：①咳嗽。为早期症状，常为无痰或少痰的刺激性干咳，当肿瘤引起支气管狭窄后可加重咳嗽。②血痰或咯血。多见于中央型肺癌。肿瘤向管腔内生长者可有间歇或持续性痰中带血；侵蚀大血管，则可引起大咯血。③气短或喘鸣。肿瘤向气管、支气管内生长可引起部分气道阻塞；转移到支气管肺门淋巴结可压迫主支气管，还可引起大量胸腔积液、心包积液、上腔静脉阻塞等；偶可发现喘鸣，可闻及局限性或单侧哮鸣音。④胸痛。与肿瘤的转移或直接侵犯胸壁有关。⑤发热。肿瘤组织坏死可引起发热，多数发热的原因为肿瘤引起的阻塞性肺炎。⑥消瘦。为恶性肿瘤的常见表现。

（2）肿瘤局部扩展引起的症状及体征：①胸痛。多由于肿瘤侵犯胸膜或胸壁所致；肿瘤压迫肋间神经，胸痛可累及其分布区域。②声音嘶哑。为肿瘤压迫喉返神经所致，多见于左侧。③吞咽困难。为肿瘤侵犯或压迫食管所致。④胸腔积液。为肿瘤转移累及胸膜或肺淋巴回流受阻所致。⑤心包积液。为肿瘤侵犯心包、阻塞心脏的淋巴引流所致。⑥上腔静脉阻塞综合征。为肿瘤直接侵犯纵隔、转移的肿大淋巴结压迫上腔静脉或腔静脉内癌栓形成所致，表现为上肢、颈面部水肿和胸壁静脉曲张。⑦霍纳（Horner）综合征。肺尖部肺癌压迫颈交感神经，引起患侧上睑下垂、瞳孔缩小、眼球内陷，同侧额部与胸壁少汗或无汗。

（3）肿瘤远处转移引起的症状及体征：肺癌可转移至任何器官系统。发生胸外转移的比例小细胞肺癌最多，大细胞肺癌及肺腺癌相近，肺鳞癌最少。①中枢神经系统转移：脑转移可引起颅内压增高、眩晕、共济失调、癫痫发作、偏瘫等。②骨骼转移：常见部位为肋骨、脊椎、骨盆、四肢长骨等，多为溶骨性病变。③腹部转移：可转移至肝脏、胰腺、胃肠道、肾上腺等。④淋巴结转移：锁骨上窝淋巴结是常见转移部位，腹膜后淋巴结转移也较常见。

（4）肺癌的胸外表现：是指肺癌非转移性的胸外表现，又称副肿瘤综合征，以小细胞肺癌多见。包括内分泌综合征、骨骼-结缔组织综合征、血液学异常。

## 2. 临床分期

（1）肺癌TNM分期：见表2-9。

表2-9　肺癌TNM分期

| 原发肿瘤（T） | 区域淋巴结（N） | 远处转移（M） |
|---|---|---|
| $T_X$：未发现原发肿瘤，或通过痰细胞学或支气管灌洗检查发现癌细胞，但影像学及支气管镜无法发现 | $N_X$：区域淋巴结无法评估 | $M_X$：远处转移无法评估 |
| $T_0$：无原发肿瘤的证据<br>$T_{is}$：原位癌 | $N_0$：无区域淋巴结转移 | $M_0$：无远处转移 |
| $T_1$：肿瘤最大直径≤3cm，周围包绕肺组织及脏胸膜，支气管镜检查见肿瘤侵及叶支气管，未侵及主支气管<br>$T_{1a}$：肿瘤最大径≤1cm<br>$T_{1b}$：肿瘤最大径1～2cm<br>$T_{1c}$：肿瘤最大径>2～3cm | $N_1$：同侧支气管周围和/或同侧肺门淋巴结以及肺内淋巴结转移，包括原发肿瘤直接侵及的肺内淋巴结 | $M_1$：远处转移 |
| $T_2$：肿瘤最大径>3～5cm；侵犯主支气管（不常见的表浅扩散型肿瘤，不论体积大小，侵犯限于支气管壁时，虽可能侵犯主支气管，仍为$T_1$），但未侵及隆突；侵及脏胸膜；有阻塞性肺炎或者部分或全肺不张。符合以上任何1个条件即归为$T_2$<br>$T_{2a}$：肿瘤最大径>3～4cm<br>$T_{2b}$：肿瘤最大径>4～5cm | $N_2$：同侧纵隔内和/或隆突下淋巴结转移 | $M_2$：局限于胸腔内，包括胸膜播散（恶性胸腔积液、心包积液或胸膜结节），以及对侧肺叶出现癌结节 |

| 原发肿瘤（T） | 区域淋巴结（N） | 远处转移（M） |
|---|---|---|
| $T_3$：肿瘤最大径＞5～7cm；直接侵及以下任何一个器官，包括胸壁（包含肺上沟瘤）、膈神经、心包；全肺肺不张肺炎；同一肺叶出现孤立性癌结节。符合以上任何一个条件即归为 $T_3$ | $N_3$：对侧纵隔、对侧肺门、同侧或对侧前斜角肌及锁骨上淋巴结转移 | $M_3$：远处器官单发转移灶 |
| $T_4$：肿瘤最大径＞7cm；无论大小，侵及以下任何一个器官，包括纵隔、心脏、大血管、隆突、喉返神经、主气管、食管、椎体、膈肌；同侧不同肺叶内出现孤立癌结节 | | $M_4$：多个或单个器官多处转移 |

（2）肺癌的TNM分期与临床分期的关系：见表2-10。

表2-10　肺癌的TNM分期与临床分期的关系

| 临床分期 | | TNM分期 | 临床分期 | TNM分期 |
|---|---|---|---|---|
| 隐性癌 | | $T_X N_0 M_0$ | ⅡA期 | $T_{2b} N_0 M_0$ |
| 0期 | | $T_{is} N_0 M_0$ | ⅡB期 | $T_3 N_0 M_0$；$T_{1a\sim2b} N_1 M_0$ |
| ⅠA期 | ⅠA1 | $T_{1a} N_0 M_0$ | ⅢA期 | $T_4 N_0 M_0$；$T_{3\sim4} N_1 M_0$；$T_{1a\sim2b} N_2 M_0$ |
| | ⅠA2 | $T_{1b} N_0 M_0$ | ⅢB期 | $T_{3\sim4} N_2 M_0$；$T_{1a\sim2b} N_3 M_0$ |
| | ⅠA3 | $T_{1c} N_0 M_0$ | ⅢC期 | $T_{3\sim4} N_3 M_0$ |
| ⅠB期 | | $T_{2a} N_0 M_0$ | ⅣA期 | $T_{1\sim4} N_{0\sim3} M_{1a\sim1b}$ |
| | | | ⅣB期 | $T_{1\sim4} N_{0\sim3} M_{1c}$ |

### 3. 辅助检查

（1）胸部X线检查：是发现肺癌最常用的方法之一，但分辨率低，对早期肺癌的检出有一定的局限性。①中央型肺癌：直接征象如支气管阻塞征象由肺癌向管腔内生长引起，与肺不张或阻塞性肺炎并存时，下缘可表现为倒S状影像，是右上叶中央型肺癌的典型征象；间接征象为局限性肺气肿、肺不张、阻塞性肺炎、继发性肺脓肿等。②周围型肺癌：早期多呈局限性小斑片状阴影，边缘不清，密度较淡，可呈结节、球状、网状阴影或磨玻璃影；晚期为圆形或类圆形阴影，边缘分叶状，伴有脐凹征或细毛刺，常有胸膜牵拉。

（2）胸部CT检查：较胸部X线片分辨率高，低剂量CT可以有效发现早期肺癌，已经取代胸部X线片成为较敏感的肺结节评估工具。CT引导下经皮肺病灶穿刺活检是重要的组织学诊断技术。

（3）磁共振成像（MRI）检查：与CT相比，在明确肿瘤与大血管之间的关系，发现脑实质或脑膜转移上有优越性；但在发现肺部小病灶（＜5mm）方面则不如CT敏感。

（4）痰脱落细胞学检查：为重要的诊断方法之一；敏感性＜70%，但特异性高。

（5）支气管镜检查：主要适用于中央型肺癌，诊断阳性率可达90%左右。

### 4. 治疗

（1）手术治疗：是早期肺癌的最佳治疗方法。①NSCLC：主要适用于Ⅰ期、Ⅱ期患者，首选根治性手术切除。②SCLC：90%以上的患者就诊时已有胸内或远处转移，一般不推荐手术治疗。

（2）化学治疗：主要用于肺癌晚期或复发患者的治疗；还可用于手术后患者的辅助

治疗、术前新辅助化疗及联合放疗的综合治疗等。①NSCLC：对化疗反应较差；化疗主要用于晚期或复发病例。②SCLC：对化疗非常敏感；化疗是基本治疗方案。

（3）靶向治疗：主要用于肺腺癌，如EGFR-TKI、贝伐珠单抗、程序性死亡配体-1（PD-L1）单抗。

（4）放射治疗：SCLC敏感性最高，其次为鳞癌和腺癌。

（5）介入治疗：包括支气管动脉灌注化疗、经支气管镜介入治疗。

**（四）间质性肺疾病**

**1. 特发性肺间质纤维化（IPF）**

（1）定义：IPF是一种慢性、进行性、纤维化性间质性肺炎，病因不清，好发于老年人，是最常见的一种特发性间质性肺炎，占47%～71%。

（2）临床表现

1）症状：呼吸困难是最常见的症状，进行性呼吸困难是最突出的症状，尤其是活动后呼吸困难更常见；咳嗽是第二多见的症状，主要为持续性刺激性干咳或有少许白色黏痰；全身症状不明显，可有发热、盗汗、乏力、体重减轻等。

2）体征：约半数患者可见杵状指（趾）；90%的患者可在双肺基底部闻及吸气末细小的Velcro啰音；病程晚期可出现明显发绀、肺动脉高压、右心功能不全征象。

（3）辅助检查：具体如下。①胸部X线：通常显示双肺外带、胸膜下、基底部分分布明显的网状或网结节模糊影，伴有蜂窝样变。②胸部HRCT：为首选确诊方法，可替代外科肺活检。③肺功能：主要表现为限制性通气肺功能障碍、弥散量降低伴低氧血症或Ⅰ型呼吸衰竭。④BALF检查/经支气管肺活检术（TBLB）：无诊断意义，多有中性粒细胞和/或嗜酸性粒细胞增加。⑤外科肺活检：适用于胸部HRCT呈不典型改变、诊断不清楚、没有手术禁忌证的患者。

（4）治疗：①抗纤维化。吡非尼酮和尼达尼布治疗可以减慢IPF肺功能下降速度，已开始在临床上用于IPF的治疗；N-乙酰半胱氨酸作为一种祛痰药，高剂量（1800mg/d）时具有抗氧化进而抗纤维化作用，对部分IPF患者可能有用。②康复训练。对静息状态下存在明显低氧血症的患者应实行长程氧疗。③肺移植。是目前最有效的治疗方法。④急性加重的治疗。高剂量激素治疗＋氧疗＋防控感染＋对症支持是主要手段，一般不推荐使用机械通气治疗IPF所致的呼吸衰竭。

### 2. 肺结节病

（1）定义：结节病是一种病因未明、多系统受累的肉芽肿性疾病。任何器官均可受累，但以肺部和胸内（支气管肺门、纵隔等）淋巴结受累最常见，其次是眼部和皮肤。

（2）病理：特征性病理改变是非干酪样上皮样细胞性肉芽肿，主要由高分化的单核吞噬细胞（上皮样细胞和巨噬细胞）和淋巴细胞组成。

（3）临床表现：急性结节病少见，表现为双侧支气管肺门淋巴结肿大、关节炎、结节性红斑，常伴有发热、肌肉痛、不适。临床上常见的是亚急性结节病和慢性结节病，约50%患者无症状，为体检或胸部X线检查时偶然发现。①系统症状：约1/3患者可有非特异性表现如发热、体重减轻、无力、不适和盗汗。②胸内结节病：90%以上患者累及肺，30%～50%有咳嗽、胸痛、呼吸困难，20%有气道高反应性或伴喘鸣音。③胸外结节病：见表2-11。

表2-11　胸外结节病的临床表现

| 部　位 | 发生率 | 临床表现 |
|---|---|---|
| 淋巴结 | 30%～40% | 肿大、不融合、可活动、无触痛，不形成溃疡和窦道；颈、腋窝、肱骨内上髁、腹股沟淋巴结最常累及 |
| 皮肤 | 25% | 皮肤结节性红斑（多位于下肢伸侧，6～8周内消散），冻疮样狼疮和皮下结节等 |
| 眼 | 11%～83% | 以葡萄膜炎最常见 |
| 心脏 | 30% | 主要表现为心律失常、心力衰竭或猝死 |
| 内分泌 | 2%～10% | 高钙血症其发生与激活的巨噬细胞和肉芽肿1,25-（OH）$_2$D$_3$的产生调节障碍有关 |
| 其他 | — | 肌肉骨骼、神经、腮腺、肝肾、胃肠、血液、生殖系统均可受累 |

（4）辅助检查：具体如下。①胸部X线检查：超过90%的患者表现异常，是诊断肺结节病的首选方法；双侧支气管肺门淋巴结肿大是常见的征象。②胸部HRCT检查：典型表现为沿着支气管血管束分布的微小结节，可融合成球；其他异常有磨玻璃样变、索条带影、蜂窝肺、牵拉性支气管扩张；病变多侵犯上叶，肺底部相对正常。③肺功能检查：特征性变化是限制性通气障碍和弥散量降低及氧合障碍。④纤维支气管镜和BALF检查：支气管镜下可以见到因隆突下淋巴结肿大所致的气管隆突增宽，气管和支气管黏膜受累所致的黏膜结节；BALF检查主要显示淋巴细胞增加，CD4$^+$/CD8$^+$的比值增加（＞3.5）；结节病可通过支气管黏膜活检、经支气管肺活检、经支气管镜针吸活检术和经支气管镜内超声引导活检得到诊断，诊断率较高，风险低，成为目前肺结节病的重要确诊手段。⑤结核菌素试验：结节病结核菌素试验无反应或呈弱反应，可以用来鉴别结

核病和结节病。

（5）治疗：具体如下。①自行缓解：无症状和病情稳定，即使肺功能轻微异常，也不需要治疗。②糖皮质激素：出现明显的肺内或肺外症状，尤其累及心脏、神经系统等，需要使用全身糖皮质激素治疗。③免疫抑制剂：当糖皮质激素不能耐受或治疗无效可考虑甲氨蝶呤、硫唑嘌呤等。

**3. 过敏性肺炎**　又称外源性变应性肺泡炎，特征如下。①养鸟＋咳嗽。②喘息。③胸闷＋肺CT示磨玻璃样改变并有小结节影＋BALF显示淋巴细胞比例升高，以$CD8^+$淋巴细胞为主。根本的治疗措施是脱离或避免抗原接触。

**4. 肺泡蛋白沉积症（PAP）**　以肺泡腔内积聚大量的表面活性物质为特征，主要是由于体内存在的抗粒细胞－巨噬细胞集落刺激因子（GM-CSF）自身抗体导致肺泡巨噬细胞对表面活性物质的清除障碍所致。

（1）临床表现：隐匿起病,10%～30%诊断时无症状。常见症状是呼吸困难伴咳嗽，偶有咳痰。

（2）检查：①胸部X线检查示两侧弥漫性的肺泡渗出，分布于肺门周围，形成"蝴蝶"样图案。②胸部HRCT检查可见磨玻璃影与正常肺组织截然分开，形成"地图"样图案；小叶间隔和小叶内间隔增厚，形成多边形或"不规则铺路石"图案。③特征性生理功能改变是肺内分流导致的严重低氧血症。④BAL回收液特征性地表现为奶白色，稠厚且不透明，静置后沉淀分层，BALF细胞或TBLB组织的过碘酸希夫（PAS）染色阳性和阿尔辛蓝染色阴性可以证实诊断。

（3）治疗：1/3的患者可以自行缓解。对于有明显呼吸功能障碍的患者，全肺灌洗是首选和有效的治疗。近来发现部分患者对GM-CSF替代治疗的反应良好。

## 拓展练习及参考答案

### 拓展练习

**【填空题】**

1. 继发性肺结核包括（　）、（　）、（　）、（　）、（　）。

2. 特发性肺纤维化首选的检查方法是（　）。

3. 肺结核的化疗原则是（　）、（　）、（　）、（　）、（　）。

**【判断题】**

1. 特发性肺纤维化疾病经过治疗后能够治愈。

2. β-内酰胺类药物对支原体肺炎治疗无效的主要原因是肺炎支原体没有细胞壁。

**【名词解释】**

1. Horner综合征

2. IPF

**【选择题】**

A型题

1. 感染性肺炎在胸部X线片上出现空洞改变。可能性最小的诊断是

A. 金黄色葡萄球菌肺炎　　　　　B. 真菌性肺炎　　　　　C. 肺炎链球菌肺炎

D. 铜绿假单胞菌肺炎　　　　　E. 肺炎克雷伯菌肺炎

2. MRSA临床抗感染治疗首选

A. 苯唑西林钠　　　　　B. 阿奇霉素　　　　　C. 大剂量青霉素

D. 头孢他啶　　　　　　　　　　　E. 万古霉素

3. 原发性支气管肺癌早期最常见的表现是

A. 刺激性咳嗽　　　　　　B. 顽固性胸痛　　　　　　C. 声音嘶哑

D. 锁骨淋巴结肿大　　　　E. Horner综合征

4. 下列类型中，哪一项为最常见的继发性肺结核

A. 原发性肺结核　　　　　B. 血行播散型肺结核　　　　C. 浸润性肺结核

D. 慢性纤维空洞型肺结核　E. 结核性胸膜炎

5. 男性，62岁。1周前行龋齿拔除手术。近3天来畏寒、发热、咳嗽，咳黄脓痰就诊，痰略有臭味。胸部X线检查示左下肺脓肿。痰涂片革兰染色找见阴性杆菌，但普通培养无生长。其最可能的病原体是

A. 铜绿假单胞菌　　　　　B. 厌氧菌　　　　　　　　C. 金黄色葡萄球菌

D. 流感嗜血杆菌　　　　　E. 肺炎克雷伯菌

B型题

（6、7题共用选项）

A. 少量铁锈色痰　　　　　B. 砖红色胶冻状痰　　　　C. 脓臭痰

D. 黄绿色脓痰　　　　　　E. 脓痰带血丝或脓血状

6. 肺炎克雷伯菌肺炎典型痰液表现是

7. 肺炎链球菌肺炎典型痰液表现是

X型题

8. 结核菌素试验阴性可见于

A. 未感染结核分枝杆菌

B. 免疫力低下患者

C．结核感染后4～8周内，处于变态反应前期

D．危重患者

E．注射过卡介苗的患者

9．有关肺脓肿正确的是

A．突然起病，畏寒、高热

B．咳嗽，大量脓痰，伴有咯血

C．白细胞总数及中性粒细胞计数增多

D．胸部X线片有大片浓密阴影，中有空洞形成并有气液平面

E．抗感染治疗直至胸部X线检查示脓腔和炎症消失即可停药

【问答题】

1．举例说明常见抗结核药的特点。

2．简述肺癌的TNM分期。

## 参考答案

【填空题】

1．浸润性肺结核；空洞性肺结核；结核球；干酪样肺炎；纤维空洞性肺结核

2．胸部HRCT检查

3．早期；规律；全程；适量；联合

【判断题】

1．×　　IPF不可治愈，治疗目的是延缓疾病发展，改善生活质量，延长生存期。

2．√

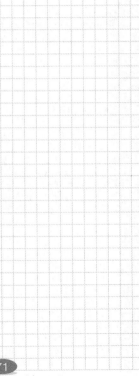

笔记

【名词解释】

1. Horner综合征　肺尖部肺癌压迫颈交感神经，引起患侧上睑下垂、瞳孔缩小、眼球内陷，同侧额部与胸壁少汗或无汗，称为Horner综合征。

2. IPF　称为特发性肺纤维化，是一种慢性、进行性、纤维化性间质性肺炎，病因不清，好发于老年人，是最常见的一种特发性间质性肺炎，占47%～71%。

【选择题】

A型题　1．C　2．E　3．A　4．C　5．B

B型题　6．B　7．A

X型题　8．ABCD　9．ABCD

【问答题】

1．答案见表2-8。

2．答案见表2-10。

# 第3周　肺血栓栓塞症、肺动脉高压与肺源性心脏病、胸膜疾病、急性呼吸窘迫综合征、呼吸衰竭

## 一、考研真题解析

1.（2012年A型题）女性，26岁。近1周出现右侧胸痛、呼吸困难伴发热，查体：体温（T）38.5℃，右下肺叩诊浊音，呼吸音减弱。行胸膜腔穿刺抽液治疗时，患者感到呼吸困难有减轻。但抽液1200ml时患者气促加重，伴剧烈咳嗽，咳大量泡沫状痰。最可能的原因是

　　A．胸膜反应　　　　B．并发气胸　　　　C．并发肺水肿　　　　D．纵隔摆动

【答案与解析】 1．C。大量胸腔积液者，首次抽液不要超过700ml，以后每次抽液量不应超过1000ml，过快过多抽液可使胸腔压力骤降，发生复张后肺水肿或循环衰竭，表现为剧咳、气促、咳大量泡沫状痰，双肺满布湿啰音，$PaO_2$下降，胸部X线检查提示肺水肿征。若抽液时发生头晕、冷汗、心悸、面色苍白、脉细等表现应考虑"胸膜反应"。气胸主要表现为突然一侧胸痛、继之胸闷和呼吸困难。开放性气胸时易见到纵隔摆动。

2.（2013年A型题）伴有血流动力学紊乱的大面积肺栓塞的溶栓治疗时间窗是

A. ≤3天　　　　　B. ≤7天　　　　　C. ≤14天　　　　D. ≤30天

【答案与解析】 2. C。溶栓治疗主要适用于大面积肺血栓栓塞症（PTE）病例（有明显呼吸困难、胸痛、低氧血症等），溶栓治疗时间窗一般定为14天以内，若近期有新发肺栓塞征象可适当延长。

（3、4题共用题干）（2013年A型题）

男性，48岁。1个月来气短、呼吸困难，1周来发热、咳嗽，胸部B超发现"右侧大量胸腔积液"。近半年日渐消瘦。查体：T 37.5℃，呼吸（R）21次/分，轻度贫血貌，高枕右侧卧位。

3. 该患者胸部叩诊不可能出现的体征是

A. 右肺叩诊呈实音　　　　　　　　B. 右肺肝界下移

C. 右侧肺底移动度消失　　　　　　D. 心界叩诊向左侧移位

4. 该患者胸部听诊不可能出现的体征是

A. 左上肺可闻及支气管肺泡呼吸音　　　B. 右上肺可闻及支气管呼吸音

C. 右下腋前线部可闻及胸膜摩擦音　　　D. 右中下肺语音共振消失

【答案与解析】 3. B。患者B超发现右侧大量胸腔积液，此时纵隔向左移位压迫心脏，故心界叩诊向左侧移位；积液向上压迫肺组织，影响患者呼吸，使右侧肺底移动度消失；肺组织受压，使其变致密，右肺叩诊浊音或实音；叩诊右肺肝界时，右侧胸腔积液属浊音，肝属实音，浊音与实音难以鉴别，故右肺肝界很难叩出，不能判断右肺肝界下移。右肺肝界下移见于肺气肿、右侧张力性气胸。4. C。右上肺因积液压迫实变可听到支气管呼吸音、右中下肺的语音共振消失等。而左上肺闻及支气管肺泡呼吸音可见于正常人。胸膜摩擦音为少量胸腔积液时产生的体征，见于纤维蛋白性胸膜炎，且由于大量胸腔积液的干扰，右肺肝界特别是腋前线位置常可上升，因此大量胸腔积液患者不可能在右下腋前线部听到胸膜摩擦音。

（5～7题共用题干）（2014年A型题）

男性，75岁。下肢骨折术后1周突发呼吸困难，晕厥1次，查体：血压（BP）85/55mmHg，口唇发绀，颈静脉充盈，肺动脉瓣区第二心音亢进。

5. 该患者最可能的诊断为

A. 急性心肌梗死　　B. 肺栓塞　　　　C. 心律失常　　　　D. 主动脉夹层

6. 下列检查中，对该患者疾病诊断意义最大的是

A. 心电图　　　　　　　　　B. 血气分析

C. CT肺动脉造影（CTPA）　　D. 超声心动图

7. 该患者首选的治疗是

A. 溶栓治疗　　　B. 介入治疗　　　C. 外科手术　　　D. 起搏器置入

【答案与解析】　5．B。该患者为老年男性，骨折手术后1周出现呼吸困难、晕厥、血压低、口唇发绀、颈静脉充盈，肺动脉瓣区第二心音亢进，即肺动脉瓣听诊区第二心音强度大于主动脉瓣听诊区第二心音强度（$P_2 > A_2$），是典型的肺栓塞表现，可能是骨折导致栓子脱落栓塞肺动脉。6．C。CT肺动脉造影是肺栓塞的一线确诊手段，其他3项作为肺栓塞的疑诊检查。7．A。由于患者存在休克（血压85/55mmHg），提示患者

为大面积肺栓塞，是溶栓治疗的适应证。通过快速溶解栓子，可以减轻右心室的压力负荷，使左心回心血量增加，纠正循环衰竭的情况，挽救患者生命。溶栓治疗时间窗一般定为14天以内，对有明确溶栓指征的病例宜尽早开始溶栓。常用的溶栓药物有尿激酶（UK）、链激酶（SK）和重组组织型纤溶酶原激活物（rt-PA）。

8.（2014年A型题）慢性肺源性心脏病心力衰竭最重要的治疗是

A. 利尿药
B. 正性肌力药
C. 控制感染、改善呼吸功能
D. 血管扩张药

【答案与解析】 8. C。慢性肺源性心脏病急性加重的主要原因是感染，故最首要的治疗是积极控制感染。其他各项也用于治疗慢性肺源性心脏病，但不是最重要。

9.（2014年A型题）下列选项中，符合急性呼吸窘迫综合征（ARDS）诊断标准的是

A. 氧合指数（$PaO_2/FiO_2$）≤200mmHg，肺动脉楔压（PAWP）≤18mmHg
B. $PaO_2/FiO_2$≤300mmHg，PCWP≤18mmHg
C. $PaO_2/FiO_2$≤200mmHg，PCWP≥18mmHg
D. $PaO_2/FiO_2$≤300mmHg，PCWP≥18mmHg

【答案与解析】 9. B。ARDS典型的改变为$PaO_2$降低，$PaCO_2$升高，pH升高。氧合指数（$PaO_2/FiO_2$）是动脉血氧分压与吸入氧浓度的比值。氧合指数降低是诊断ARDS的必要条件。正常值为400～500mmHg，ARDS时氧合指数≤300mmHg。根据ARDS柏林定义，满足如下4项条件方可诊断ARDS。①明确诱因下1周内出现的急性或进展性呼吸困难。②胸部X线片/胸部CT显示双肺浸润影，不能完全用胸腔积液、肺叶或

全肺不张和结节影解释。③呼吸衰竭不能完全用心力衰竭和液体负荷过重解释。④出现低氧血症。根据氧合指数（$PaO_2/FiO_2$）确立 ARDS 诊断,并将其按严重程度分为轻度、中度和重度3种。轻度：$200mmHg < PaO_2/FiO_2 \leq 300mmHg$。中度：$100mmHg < PaO_2/FiO_2 \leq 200mmHg$。重度：$PaO_2/FiO_2 \leq 100mmHg$。

10.（2015年A型题）女性,45岁。呼吸困难胸痛1个月。胸部B超发现右侧中等量胸腔积液。胸腔积液检查：血性胸腔积液,比重1.020,蛋白定量35g/L,白细胞计数$680 \times 10^6/L$,腺苷脱氨酶（ADA）25U/L。最可能的诊断是

    A．肺炎伴胸腔积液              B．结核性胸腔积液

    C．癌性胸腔积液               D．肺栓塞所致胸腔积液

【答案与解析】 10．C。女性患者,45岁,呼吸困难、胸痛。胸腔积液检查呈血性胸腔积液,是癌性胸腔积液特征；比重1.020,蛋白定量35g/L,WBC $680 \times 10^6/L$,符合渗出液；ADA 25U/L,符合癌性胸腔积液 ADA < 45U/L,结核性胸腔积液 ADA > 45U/L。所以该患者最可能诊断为癌性胸腔积液。结核性胸腔积液可呈血性,但 ADA > 45U/L,且有结核中毒症状,故排除B选项。肺栓塞所致胸腔积液虽可产生血性胸腔积液,但一般少见,且临床症状为突发胸痛、呼吸困难,故排除D选项。肺炎伴胸腔积液所致胸腔积液一般为草绿色或脓性,多有发热、咳嗽、咳痰等表现,故排除A选项。

11.（2016年A型题）肺栓塞患者出现低氧血症最主要的机制是

    A．肺泡通气量下降             B．通气/血流比例失调

    C．弥散功能障碍               D．肺内分流

【答案与解析】 11．B。肺栓塞患者栓塞部位肺血流减少,肺泡无效腔增大,肺内

笔记

血流重新分布，通气/血流比例失调，导致低氧血症。

12.（2016年A型题）女性，32岁，患特发性肺动脉高压。可能出现的体征是

A．心尖搏动呈抬举样

B．心尖搏动向左侧移位

C．心尖部可闻及收缩期杂音并向左腋下传导

D．心底部第二心音逆分裂

【答案与解析】12. B。特发性肺动脉高压容易导致右心室肥厚，表现为心尖搏动向左侧移位，三尖瓣区可出现收缩期杂音。心尖搏动呈抬举样是左心室肥厚的特点。心尖部可闻及收缩期杂音并向左腋下传导见于二尖瓣关闭不全。心底部第二心音逆分裂见于左心衰竭、主动脉瓣狭窄或高血压等疾病。

（13～15题共用题干）（2017年A型题）

女性，45岁，术后卧床3天突发呼吸困难、胸痛，CTPA诊断为肺栓塞。查体：R 24次/分，口唇发绀，双肺呼吸音清，$P_2 > A_2$，左下肢肿胀。

13．该患者最可能的血气分析结果是

A．$PaO_2$降低，$PaCO_2$降低

B．$PaO_2$降低，$PaCO_2$升高

C．$PaO_2$正常，$PaCO_2$降低

D．$PaO_2$正常，$PaCO_2$升高

14．下列情况中，对决定患者是否采取溶栓治疗意义最大的是

A．低氧血症程度

B．血压和右心室功能情况

C．呼吸困难程度

D．发病时间长短

15. 该患者抗凝治疗的疗程是

A．3～6个月

B．大于6个月，小于12个月

C．12～24个月

D．终身接受抗凝治疗

【答案与解析】 13．A。该患者为中年女性，CTPA诊断为肺栓塞。患者栓塞部位肺血流量减少，肺泡无效腔增大，肺内血流重新分布，通气/血流比例失调，可导致呼吸功能不全，产生低氧血症，而患者过度通气导致大量$CO_2$排出，导致低碳酸血症，因此该患者最可能的血气分析结果为$PaO_2$降低，$PaCO_2$降低。14．B。溶栓治疗主要适用于高危（大面积）PTE病例，表现为有明显呼吸困难、胸痛、低氧血症等。对于部分中危（次大面积）PTE，若无禁忌证可考虑溶栓，但适应证仍有待确定。对于血压和右心室运动功能均正常的低危病例，不宜溶栓。15．A。一般口服华法林的疗程至少为3个月。部分病例的危险因素短期可以消除，例如，服雌激素或临时制动，疗程3个月即可；对于栓子来源不明的首发病例，须至少给予6个月的抗凝；对复发性静脉血栓栓塞症（VTE）或危险因素长期存在者，抗凝治疗的时间应更为延长，达12个月或以上，甚至终身抗凝。

16．（2017年X型题）下列属于慢性肺源性心脏病急性加重期的治疗原则有

A．积极控制感染

B．积极应用利尿药

C．积极应用正性肌力药

D．积极处理并发症

【答案与解析】 16．AD。肺、心功能失代偿期治疗原则为积极控制感染，通畅呼吸道，改善呼吸功能，纠正缺氧和二氧化碳潴留，控制呼吸衰竭和心力衰竭，防治并发症。但对经上述治疗无效或严重心力衰竭患者，可适当选用利尿药、正性肌力药或血管

扩张药。

17.（2017年A型题）男性，46岁。发热伴咳嗽、咳痰3天，右侧胸痛2天。既往有"关节炎"病史。查体：T 38.7℃，右下肺呼吸音减弱，可闻及少许湿啰音。胸部X线片提示右侧胸腔积液。胸腔积液检查：白细胞计数15 000×10⁶/L，单核细胞占比0.1，pH 6.9，乳酸脱氢酶（LDH）986U/L，ADA 90U/L。胸腔积液最可能的原因是

A. 结核性胸膜炎　　　　　　　　　B. 肺癌

C. 类风湿关节炎　　　　　　　　　D. 脓胸

【答案与解析】　17. D。患者为中年男性，查体示中度热，胸腔积液白细胞计数超过500×10⁶/L，为渗出液，脓胸时白细胞计数达10 000×10⁶/L以上。正常胸腔积液pH接近7.6，pH降低见于脓胸、食管破裂、类风湿积液，pH＜7.0者仅见于脓胸及食管破裂所致胸腔积液。LDH＞500U/L常提示恶性肿瘤或并发细菌感染。故判断该患者脓胸的可能性大。结核性胸膜炎多见于青壮年，一般有低热、消瘦、盗汗、干咳等结核中毒症状，胸腔积液检查以淋巴细胞为主。肺癌好发于老年人，ADA＜45U/L，且胸部X线片可见癌结节影。类风湿关节炎胸部X线检查常提示有肺间质改变及类风湿结节。

18.（2017年A型题）男性，72岁。慢性咳嗽、咳痰20年，活动后呼吸困难3年，加重1周。既往吸烟史50年。血气分析：PaO₂ 50mmHg，PaCO₂ 68mmHg。出现呼吸衰竭最主要的病理生理变化是

A. 通气/血流比例失调　　　　　　B. 肺泡通气量下降

C. 弥散功能障碍　　　　　　　　　D. 肺内分流

【答案与解析】　18. B。①该患者为老年男性，慢性咳嗽、咳痰20年，有活动后呼

吸困难，考虑慢性阻塞性肺疾病（COPD）。血气分析结果提示患者发生Ⅱ型呼吸衰竭，其病理生理变化最主要是持续气流受限致肺泡通气量下降，造成肺通气障碍。②肺气肿加重导致大量肺泡周围的毛细血管受膨胀肺泡的挤压而退化，致使肺毛细血管大量减少，肺泡间的血流量减少，此时肺泡虽有通气，但肺泡壁无血液灌流，导致肺泡无效腔增大；也有部分肺区虽有血液灌流，但肺泡通气不良，不能参与气体交换，导致功能性分流增加，从而引起通气/血流比例失调。同时，肺泡及毛细血管大量丧失，弥散面积减少。通气/血流比例失调与弥散功能障碍共同导致换气功能发生障碍，主要以低氧血症为主要表现，是引起Ⅰ型呼吸衰竭的原因。

19．（2018年A型题）肺栓塞患者应考虑溶栓治疗的指征是

A．低血压或晕厥　　　　　　　　B．剧烈胸痛

C．低氧血症　　　　　　　　　　D．咯血

【答案与解析】　19．A。溶栓治疗主要适用于高危PTE，临床上主要表现为休克和低血压。

（20～22题共用题干）（2018年A型题）

男性，21岁。2小时前进行举重训练，在用力举起杠铃时突发左胸痛，随即出现进行性呼吸困难、出汗、心悸，急送校医院。查体：脉搏微弱，脉搏（P）120次/分，呼吸浅快，R 24～30次/分，BP 90/60mmHg，神清，烦躁不安，高枕右侧卧位，口唇轻度发绀，颈静脉怒张。

20．患者应考虑的主要疾病是

A. 肺气肿　　　　　B. 气胸　　　　　　C. 肺栓塞　　　　　D. 急性胸膜炎

21. 下列最能支持患者主要疾病的体征是

A. 气管左偏　　　　　　　　　　B. 左肺叩浊、呼吸音减弱

C. 左肺呼吸音消失　　　　　　　D. 双肺叩诊过清音

22. 为确诊应首先选用的辅助检查是

A. 胸部B超　　　　B. 胸部X线　　　　C. 胸部CT　　　　D. 肺动脉造影

【答案与解析】 20. B。该患者为青年男性，持重物后突发左胸痛，随即出现进行性呼吸困难、出汗、心悸、心率快，结合查体结果患者最可能的诊断为左侧大量气胸。肺气肿多见于老年人，合并慢性支气管炎，一般无胸痛，且呼吸困难多为长期缓慢进行性加重；肺栓塞患者多见于老年人，有栓塞高危因素，突发呼吸困难、胸痛、咯血、晕厥等症状；急性胸膜炎起病缓，以胸痛和呼吸浅快为主要表现。21. C。左侧气胸的患者气管右偏，少量气胸患者患侧呼吸音减弱，大量气胸患者患侧呼吸音消失，患侧叩诊鼓音。该患者出现呼吸浅快、血压低，属大量气胸，故该患者患侧呼吸音消失。22. B。立位后前位胸部X线检查是诊断气胸的重要方法，可显示肺受压程度、肺内病变情况，以及有无胸膜粘连、胸腔积液及纵隔移位等。气胸的典型表现为外凸弧形的细线条形阴影，称为气胸线，线外透亮度增高，无肺纹理，线内为压缩的肺组织。

23. （2019年A型题）男性，50岁。呼吸困难、胸痛3天。查体：P 96次/分，BP 125/75mmHg，双肺呼吸音清，心率（HR）96次/分，心律齐。右下肢肿胀。超声心动图提示右室功能障碍。心肌蛋白检测：心肌肌钙蛋白T（cTnT）0.2ng/ml。CT肺动脉造

影提示"右下、左上多发肺动脉内充盈缺损"。治疗应首选的药物是

A. 重组组织型纤溶酶原激活剂　　　　B. 低分子肝素

C. 氯吡格雷　　　　　　　　　　　　D. 阿司匹林

【答案与解析】 23．B。该患者为中老年男性，根据症状和检查考虑该患者为肺血栓栓塞。抗凝治疗为PTE和深静脉血栓形成（DVT）的基本治疗方法，可以有效地防止血栓再形成和复发，为机体发挥自身的纤维蛋白溶机制溶解血栓创造条件。抗凝药主要有普通肝素、低分子肝素等。抗血小板药（氯吡格雷、阿司匹林等）的抗凝作用不能满足PTE或DVT的抗凝要求。临床疑诊PTE时，如无禁忌证，即应开始抗凝治疗。rt-PA属于溶栓治疗，主要适用于高危（大面积）PTE病例，对部分中危患者，若无禁忌证可考虑，非首选治疗。

24．（2019年X型题）急性呼吸窘迫综合征机械通气治疗的原则有

A. 采用较大潮气量通气，保证$PaCO_2$在正常范围

B. 给予一定水平的PEEP，使萎陷的肺泡开放

C. 初始上机给予高水平的PEEP，保证$PaO_2$尽快达到60mmHg以上

D. 将吸气平台压控制在30～35cmH_2O以下，防止肺泡过度扩张

【答案与解析】 24．BD。急性呼吸窘迫综合征（ARDS）的机械通气推荐采用肺保护性通气策略，主措施包括合适水平的呼气末正压通气（PEEP）和小潮气量。适当水平的PEEP可使萎陷的小气道和肺泡再开放，防止肺泡随呼吸周期反复开闭。在应用PEEP时应注意：①对血容量不足的患者，应补充足够的血容量以代偿回心血量的不足；同时不能过量，以免加重肺水肿。②从低水平开始，先用5cmH_2O，逐渐增加至合适的

水平，争取维持 $PaO_2 > 60mmHg$ 而 $FiO_2 < 0.6$。一般 PEEP 水平为 $8 \sim 18cmH_2O$。ARDS 机械通气采用小潮气量，即 $6 \sim 8ml/kg$，旨在将吸气平台压控制在 $30 \sim 35cmH_2O$ 以下，防止肺泡过度扩张。为保证小潮气量，可允许一定程度的 $CO_2$ 潴留和呼吸性酸中毒（pH $7.25 \sim 7.30$），即允许性高碳酸血症，合并代谢性酸中毒时须适当补碱。

25．（2020年A型题）慢性阻塞性肺疾病患者发生肺动脉高压的最重要机制是

A．肺微小动脉广泛血栓形成　　　　　　B．红细胞计数增多，血液黏稠度增加

C．肺小静脉管壁增厚　　　　　　　　　D．缺氧致肺小动脉收缩，肺血管重构

【答案与解析】 25. D。COPD患者缺氧、高碳酸血症和呼吸性酸中毒使肺血管收缩、痉挛，其中缺氧是肺动脉高压形成最重要的因素。

26．（2020年X型题）胸腔积液中葡萄糖含量可降低的疾病有

A．脓胸　　　　　　　　　　　　　　　B．恶性胸腔积液

C．类风湿关节炎　　　　　　　　　　　D．系统性红斑狼疮

【答案与解析】 26. ABCD。一般胸腔积液中葡萄糖含量与血糖相近。漏出液内葡萄糖含量正常（＞3.35mmol/L）。大部分恶性肿瘤导致的胸腔积液葡萄糖也多正常，少数恶性胸腔积液葡萄糖含量降低。其他胸腔积液葡萄糖含量降低见于类风湿关节炎并发胸腔积液、脓胸、系统性红斑狼疮（SLE）并发胸腔积液、结核性胸腔积液。

（27 ～ 29题共用题干）（2021年A型题）

女性，56岁，劳累后发热1周，体温最高39.5℃，伴多汗、食欲缺乏，体重下降2kg，同时出现右侧季肋部疼痛，疼痛较剧烈，夜间难以入眠，外院给予哌拉西林和他

唑巴坦治疗3天无效收入我院。既往史：类风湿关节炎20年，平素每日服用来氟米特和泼尼松治疗，病情稳定。入院时胸部X线检查提示右侧胸腔积液。胸腔积液检查：比重1.038，白细胞计数16 800×10^6/L，多核细胞占比0.8，单核细胞占比0.2，LDH 3367U/L，ADA 116U/L。

27．该患者胸腔积液性质最可能是

A．结核性胸腔积液　　　　　　　B．恶性胸腔积液

C．脓胸　　　　　　　　　　　　D．类风湿关节炎并发胸腔积液

28．为明确诊断首先要做的检查是

A．胸腔积液中找肿瘤细胞　　　　B．胸腔积液进行细菌培养＋药敏试验

C．胸腔积液进行结核分枝杆菌培养　D．胸腔积液中找类风湿因子

29．该患者最重要的治疗是

A．全身化疗

B．胸腔积液穿刺引流

C．全身使用四联抗结核药物治疗

D．增加泼尼松剂量并加用免疫抑制药治疗

【答案与解析】　27．C。患者为老年女性，高热多汗。胸腔积液比重大于1.018，考虑为渗出液；胸腔积液中白细胞计数超过10 000×10^6/L，多核细胞占比0.8，单核细胞占比0.2，中性粒细胞为主，提示急性感染；积液中ADA 116U/L，高于正常值；LDH 3367U/L，其正常值100～300U/L，升高提示恶性肿瘤或并发细菌感染。根据患者既往

病史、影像学检查和实验室检查结果，考虑为脓胸。正常胸腔积液pH接近7.6，pH降低见于脓胸、食管破裂、类风湿关节炎并发胸腔积液；如pH＜7.0者仅见于脓胸，以及食管破裂所致胸腔积液。故判断该患者脓胸的可能性大。28．B。脓胸为明确诊断首先要做的检查是细菌培养和药敏试验，明确致病菌。29．B。脓胸的治疗以积极引流排脓为主。

30．（2022年A型题）男性，38岁。发热3天，既往糖尿病病史5年。查体：T 37.6℃，右下肺叩诊浊音，呼吸音减弱。胸部X线检查提示右侧胸腔积液，右侧胸腔积液穿刺检查：白细胞计数650×10⁶/L，其中淋巴细胞占比0.9，葡萄糖3.2mmol/L。该患者最可能的诊断是

A．结核性胸膜炎　　　　　　　　B．恶性胸腔积液

C．脓胸　　　　　　　　　　　　D．类肺炎性胸腔积液

【答案与解析】 30．A。该患者为青年男性，有低热症状。胸腔积液检查结果中，白细胞计数＞500×10⁶/L，其中以淋巴细胞为主；其葡萄糖含量＜3.3mmol/L，考虑为渗出液；结合患者的症状及胸腔积液检查结果，最可能诊断为结核性胸膜炎。

（31～33题共用题干）（2022年A型题）

男性，55岁，急性胰腺炎3天后出现进行性加重的呼吸困难。既往体健，吸烟史30年。查体：T 37.5℃，P 110次/分，R 32次/分，BP 130/80mmHg。口唇发绀，双肺少许湿啰音，胸部X线片显示双肺多发斑片阴影。

31．该患者最可能的诊断是

A．医院获得性肺炎　　　　　　　B．肺不张

C．急性呼吸窘迫综合征　　　　　D．心力衰竭

32．对该患者疾病诊断意义最大的检查

A．痰培养　　　　B．胸部CT　　　　C．动脉血气分析　　　D．超声心动图

33．确诊后的首选治疗是

A．吸氧，机械通气　　　　　　　B．强心，利尿

C．抗感染治疗　　　　　　　　　D．气管镜吸痰

【答案与解析】 31～33．C、C、A。中老年男性，原发病发生7天之内出现进行性呼吸困难，无其他原发心肺疾病。查体：呼吸增快，双肺少量湿啰音。胸部X线片示双肺多发斑片阴影。高度怀疑ARDS。动脉血气分析是诊断ARDS的必要条件。治疗在去除原发病的同时纠正低氧血症，多采用机械通气。

## 二、知识点总结

本周知识点考点频率统计见表3-1。

笔记

表3-1　肺血栓栓塞症、肺动脉高压与肺源性心脏病、胸膜疾病、<br>急性呼吸窘迫综合征、呼吸衰竭考点频率统计表（2012—2022年）

| 年　份 | 肺血栓栓塞症 | 肺动脉高压与肺源性心脏病 | 胸膜疾病 | 急性呼吸窘迫综合征 | 呼吸衰竭 |
|---|---|---|---|---|---|
| 2022 | | | √ | √ | |
| 2021 | | | √ | | |
| 2020 | | √ | √ | | |
| 2019 | √ | | | √ | |
| 2018 | √ | | √ | | |
| 2017 | √ | √ | √ | | √ |
| 2016 | √ | √ | | | |
| 2015 | | | √ | | |
| 2014 | √ | √ | | √ | |
| 2013 | √ | | √ | | |
| 2012 | | | √ | | |

## （一）肺血栓栓塞症

### 1. 概念

（1）肺栓塞：是以各种栓子阻塞肺动脉或其分支为病因的一组疾病或临床综合征的总称，包括肺血栓栓塞症（PTE）、脂肪栓塞综合征、羊水栓塞、空气栓塞等。

（2）PTE：为肺栓塞最常见的类型，是来自静脉系统或右心的血栓阻塞肺动脉或其

笔记

分支所导致的以肺循环和呼吸功能障碍为主要临床和病理生理特征的疾病。

（3）深静脉血栓形成（DVT）：引起PTE的血栓主要来源于DVT。

（4）静脉血栓栓塞症（VTE）：DVT与PTE实质上为一种疾病过程在不同部位、不同阶段的表现，两者合称为VTE。

**2. 危险因素**　包括任何可以导致静脉血液淤滞、静脉系统内皮损伤和血液高凝状态的因素，即Virchow三要素。具体可以分为遗传性和获得性两类。

（1）遗传性危险因素：包括抗凝血酶缺乏、蛋白S缺乏、蛋白C缺乏、V因子突变等。

（2）获得性危险因素：包括血液高凝状态、血管内皮细胞的损伤、静脉血液淤滞；其中年龄是独立的危险因素，随着年龄的增长，DVT和PTE的发病率逐渐增高。

**3. 临床表现**　PTE的临床表现多种多样，缺乏特异性。临床上有时出现所谓的"三联征"，即同时出现呼吸困难、胸痛及咯血，仅见于约20%的患者。

（1）症状：①呼吸困难。不明原因呼吸困难及气促，尤以活动后明显，为本病最多见的症状。②胸痛。包括胸膜炎性胸痛、心绞痛样疼痛。③咯血。常为少量咯血，大咯血少见。④晕厥。可为唯一或首发症状。⑤其他。如烦躁不安、惊恐甚至濒死感、咳嗽，心悸等。

（2）体征：呼吸急促最常见。肺部可闻及哮鸣音、细湿啰音。心动过速、血压变化、颈静脉充盈或搏动，肺动脉瓣区第二心音亢进或分裂，三尖瓣区收缩期杂音。

（3）下肢DVT的临床表现：主要表现为患肢肿胀、周径增粗、疼痛或压痛、皮肤色素沉着，行走后肿胀加重。

89

笔记

### 4. 辅助检查

（1）疑诊：根据临床情况疑诊PTE，如患者存在危险因素，出现上述临床表现及体征，应进行的检查见表3-2。

表3-2　疑诊PTE的辅助检查

| 辅助检查 | 临床意义 |
| --- | --- |
| 血浆D-二聚体 | 急性PTE时升高对血栓形成的敏感性高而特异性差，手术、肿瘤、炎症、感染等也可升高 |
| 动脉血气分析 | ①低氧血症（$PaO_2$↓），大多数急性PTE患者$PaO_2 < 80mmHg$。②大多数患者有过度通气，低碳酸血症（$PaCO_2$↓）。③肺泡－动脉血氧分压差增大 |
| 心电图（ECG） | 最常见的改变为窦性心动过速 |
| 胸部X线 | 可提示肺动脉阻塞症、肺动脉高压、右心扩大征，以及肺组织继发改变，如肺野局部片状阴影，尖端指向肺门的楔形阴影 |
| 超声心动图 | 对提示PTE和除外其他心血管疾患及进行急性PTE危险度分层有重要价值 |
| 下肢深静脉超声 | 为诊断DVT最简便的方法 |

（2）确诊：对疑诊病例进一步明确诊断，以下4项检查中有1项阳性即可确诊，检查项目见表3-3。

表3-3　确诊PTE的辅助检查

| 辅助检查 | 临床意义 |
| --- | --- |
| CTPA | 目前最常用（首选）确诊手段，为无创性检查，能够准确发现肺段以上肺动脉内的血栓①直接征象：肺动脉内低密度充盈缺损，部分或完全包围在不透光的血流之间（轨道征），或者呈完全充盈缺损，远端血管不显影。②间接征象：肺野楔形密度增高影，条带状高密度区或盘状肺不张，中心肺动脉扩张及远端血管分支减少或消失 |
| 放射性核素肺通气/血流（V/Q）灌注象 | 是诊断PTE的重要方法，典型征象是呈肺段分布的肺血流灌注缺损，并与通气显像不匹配 |
| MRI | 磁共振肺动脉造影（MRPA）可以直接显示肺动脉内的栓子及PTE所致的低灌注区，可确诊PTE，但对肺段以下的PTE诊断价值有限 |
| 肺动脉造影 | 是诊断PTE的经典方法，但属于有创性检查技术，现不作为首选检查 |

## 5. 治疗

（1）一般处理与循环支持治疗：①对高度怀疑或确诊PTE的患者，应严密监测呼吸、血压、心率、ECG及血气变化。②避免大便用力，以防深静脉血栓脱落。③积极纠正低氧血症，对于出现右心功能不全并血压下降者，可应用多巴胺、去甲肾上腺素等。

（2）抗凝治疗：①抗凝是基本治疗方法，只要没有禁忌证，都应该使用，可以有效地防止血栓再形成和复发；抗凝药物主要有普通肝素、低分子肝素、磺达肝癸钠和华法林等。②抗凝治疗的时间因人而异。若危险因素（如手术、外伤等）短期可以消除，疗程3个月即可；对于栓子来源不明的首发病例，须至少给予6个月的抗凝；对复发性的VTE或危险因素长期存在者，抗凝治疗的时间应更长，达12个月或以上，甚至终身抗凝。

（3）溶栓治疗：①分型及治疗原则：溶栓是重要的治疗方法，PTE的分型及相应的治疗原则见表3-4。②溶栓时机：溶栓的时间窗一般定为14天以内，但若近期有新发PTE征象可适当延长；对于有明确溶栓指征的病例宜尽早开始溶栓。③常用药物：UK、SK、rt-PA。④绝对禁忌证：活动性内出血和近期自发性颅内出血。对于致命性大面积PTE，绝对禁忌证应被视为相对禁忌证。⑤监测指标：每2～4小时测定1次活化部分凝血活酶时间（APTT）。

表3-4　PTE的分型及相应治疗原则

| 分　型 | 临床特征 | 治疗原则 |
|---|---|---|
| 高危（大面积）PTE | 右心室功能不全，伴低血压或心源性休克 | 只要没有溶栓禁忌证，应积极、迅速溶栓 |
| 中危（次大面积）PTE | 血压正常，但出现右心室功能不全 | 可考虑溶栓，应权衡利弊，考虑个体化方案 |
| 低危（非大面积）PTE | 血压和右心室功能均正常 | 不应进行溶栓治疗 |

（4）其他治疗：包括肺动脉导管碎解和抽吸血栓、肺动脉血栓摘除术、放置腔静脉滤器等。肺动脉血栓摘除术风险大，病死率高达30%～44%，需要较高的技术条件，仅适用于经积极的内科治疗或导管介入治疗无效的紧急情况，如致命性肺动脉主干或主要分支堵塞的高危病例。

**（二）肺动脉高压与肺源性心脏病**

**1. 特发性肺动脉高压（IPAH）**

（1）概念：肺动脉高压是由多种已知或未知原因引起的肺动脉压异常升高的一种病

理生理状态。血流动力学诊断标准：在海平面、静息状态下，右心导管测量平均肺动脉压（mPAP）≥25mmHg。IPAH是一种不明原因的肺动脉高压。

（2）临床表现：①呼吸困难。是最常见的症状，多为首发症状，主要表现为活动后呼吸困难，进行性加重，以致在静息状态下即感呼吸困难，与心排出量减少、肺通气/血流比例失衡等因素有关。②胸痛。因右心后负荷增加、耗氧量增多及冠状动脉供血减少等引起心肌缺血所致，常于活动或情绪激动时发生。③头晕与昏厥。由于心输出量减少，脑组织供血突然减少所致，常在活动时出现。④咯血。通常为小量咯血，有时也可出现大咯血而致死亡。⑤其他症状。包括疲乏、无力，往往容易被忽视；10%的患者出现雷诺现象；增粗的肺动脉压迫喉返神经引起声音嘶哑（Ortner综合征）。⑥体征。肺动脉高压及右心负荷增加的有关体征。

（3）诊断和鉴别诊断：①临床诊断标准。多普勒超声心动图估测肺动脉收缩压＞50mmHg，结合临床可以诊断肺动脉高压。②确诊标准。右心导管检查测定平均肺动脉压≥25mmHg。③鉴别诊断。IPAH属于排除性诊断，必须在除外引起肺动脉高压的各种病因后方可作出诊断。

（4）治疗：①氧疗。保持其动脉血氧饱和度持续＞90%。②血管扩张药。包括钙通道阻滞药、前列环素、一氧化氮（NO）、内皮素受体阻断药、磷酸二酯酶-5抑制药。③抗凝治疗。特发性肺动脉高压易合并远端小肺动脉原位血栓形成，心力衰竭和活动减少也易导致静脉血栓形成，因此建议对无抗凝禁忌证的患者给予华法林（首选的抗凝药物）进行抗凝治疗。④肺或心肺移植。经积极内科治疗临床效果不佳的患者。

**2. 慢性肺源性心脏病（慢性肺心病）**

（1）病因：慢性阻塞性肺疾病（COPD）是引起慢性肺源性心脏病最为多见的病因。

（2）COPD所致肺动脉高压的发病机制及病理生理：①肺血管阻力增加的功能性因素。缺氧、高碳酸血症和呼吸性酸中毒使肺血管收缩、痉挛，肺血管收缩在低氧性肺动脉高压的发生中起着关键作用，其中缺氧是肺动脉高压形成最重要的因素。②肺血管阻力增加的解剖学因素。长期反复发作的COPD及支气管周围炎，可累及邻近肺小动脉，引起血管炎，管壁增厚、管腔狭窄或纤维化，甚至完全闭塞，使肺血管阻力增加，产生肺动脉高压；肺气肿导致肺泡内压增高，压迫肺泡毛细血管，造成毛细血管管腔狭窄或闭塞，肺泡壁破裂造成毛细血管网的毁损，肺泡毛细血管床减损超过70%时肺循环阻力增大；肺血管重塑、血栓形成等均可导致肺动脉高压。③血液黏稠度增加和血容量增多。

（3）临床表现：慢性肺心病各期临床表现见表3-5。

**表3-5　慢性肺心病的临床表现**

| 项　目 | 肺功能代偿期 | 右心功能代偿期 | 肺功能失代偿期 | 右心功能失代偿期 |
|---|---|---|---|---|
| 症状 | 咳嗽、咳痰、气促，呼吸困难。少有胸痛或咯血 | 活动后心悸 | 呼吸困难加重，头痛、失眠、食欲缺乏，严重时出现肺性脑病 | 明显气促，心悸，食欲缺乏，腹胀，恶心 |
| 体征 | ①缺氧引起不同程度的发绀。②原发病体征，如肺气肿，干、湿啰音。③肺动脉高压，$P_2 > A_2$，颈静脉充盈怒张 | 右心室肥厚（剑突下心脏收缩期搏动）、三尖瓣区收缩期杂音 | ①缺氧：明显发绀，球结膜充血、水肿，严重者视网膜血管扩张，视盘水肿。②腱反射减弱或消失，出现病理反射。③高碳酸血症：周围血管扩张的表现（皮肤潮红、多汗） | 发绀明显，剑突下收缩期杂音，甚至出现舒张期杂音，心率增快，颈静脉怒张，肝颈征阳性。肝大有压痛，下肢水肿，腹水 |

（4）辅助检查：胸部 X 线、ECG、超声心动图检查有肺动脉增宽和右心增大、肥厚的征象。

（5）治疗：①肺、心功能代偿期采用综合治疗措施，延缓基础支气管、肺疾病的进展，增强患者的免疫功能，预防感染，减少或避免急性加重，加强康复锻炼和营养，必要时行长期家庭氧疗或家庭无创呼吸机治疗等，以改善患者的生活质量。②肺、心功能失代偿期的治疗原则为积极控制感染，通畅呼吸道，改善呼吸功能，纠正缺氧和 $CO_2$ 潴留，控制呼吸衰竭和心力衰竭，防治并发症。失代偿期的治疗见表3-6。

表3-6　慢性肺心病肺、心功能失代偿期的治疗

| 治疗要点 | | 具体治疗 |
| --- | --- | --- |
| 控制感染 | | 是急性加重期的关键治疗 |
| 控制呼吸衰竭 | | 给予支气管扩张药，通畅呼吸道，纠正缺氧和 $CO_2$ 潴留，必要时机械通气 |
| 控制心力衰竭 | 利尿药 | 作用机制：抑制肾脏水钠重吸收而增加尿量，消除水肿，减少血容量，减轻右心前负荷<br>用药原则：应选用作用温和的利尿药，联合保钾利尿药，小剂量、短疗程使用<br>副作用：易出现低钾、低氯性碱中毒，使缺氧严重，痰液黏稠不易咳出和血液浓缩 |
| | 洋地黄 | 用药原则：宜选用作用快、排泄快的洋地黄制剂<br>用药剂量：常用剂量的 1/2～2/3<br>常用药物：毒毛花苷 K、毛花苷 C<br>用药指征：感染已控制，呼吸功能已改善，利尿药无效者；以右心衰竭为主且无感染者；合并急性左心衰竭；合并室上性快速心律失常，如室上性心动过速、心房颤动（心室率 >100次/分）<br>注意事项：用药前应注意纠正缺氧，防治低钾血症；心率快慢不能作为衡量疗效的指征 |
| | 血管扩张药 | 可减轻心脏前后负荷，降低心肌氧耗，增强心肌收缩力，对部分顽固性心力衰竭有效 |

### （三）胸膜疾病

### 1. 胸腔积液

（1）临床表现：呼吸困难是最常见的症状，多伴有胸痛和咳嗽。呼吸困难与胸廓顺应性下降、患侧膈肌受压、纵隔移位、肺容量下降刺激神经反射有关。症状与病因有关①结核性胸膜炎。多见于青年人，常有发热、干咳、胸痛，随着胸腔积液量的增加胸痛可缓解。②恶性胸腔积液。多见于中年以上的患者，一般无发热，胸部隐痛，伴有消瘦和呼吸道或原发部位肿瘤的症状。③炎性胸腔积液。为渗出液，常伴有咳嗽、咳痰、胸痛及发热。症状还与积液量有关。积液量＜300ml时症状不明显；积液量＞500ml，可表现为胸闷、呼吸困难，局部叩诊浊音；积液量进一步增加，出现呼吸困难加重，纵隔向健侧移位。体征也与积液量有关。少量积液时可无明显体征，也可触及胸膜摩擦感、闻及胸膜摩擦音；中至大量积液时，可有典型胸腔积液的体征，如患侧胸廓饱满、语音震颤减弱、局部叩诊浊音、呼吸音减弱或消失。

（2）漏出液与渗出液的鉴别：见表3-7。

表3-7　漏出液与渗出液的鉴别

| 鉴别点 | 漏出液 | 渗出液 |
|---|---|---|
| 病因 | 非炎症（充血性心力衰竭、肝硬化、肾病综合征等） | 炎症（最常见为结核性胸膜炎）、肿瘤 |
| 外观 | 清澈透明，无色或淡黄色，静置后不凝固 | 稍混浊，草黄色或棕黄色，可自行凝固 |
| 比重 | ＜1.018 | ＞1.018 |

续　表

| 鉴别点 | 漏出液 | 渗出液 |
|---|---|---|
| 黏蛋白定性试验（Rivalta 试验） | 阴性 | 阳性 |
| 蛋白质定量 | ＜30g/L | ＞30g/L |
| 葡萄糖含量（定量） | 与血糖相近 | 低于血糖水平 |
| 白细胞计数 | ＜500×10⁶/L | ＞500×10⁶/L |
| 胸腔积液蛋白/血清蛋白 | ＜0.5 | ＞0.5 |
| 胸腔积液LDH/血清LDH | ＜0.6 | ＞0.6 |
| LDH活性 | ＜200U/L | ＞200U/L（＞500U/L提示恶性肿瘤等） |

（3）结核性（良性）胸腔积液与恶性（癌性）胸腔积液的鉴别：见表3-8。

表3-8　结核性与恶性胸腔积液的鉴别

| 鉴别点 | 结核性胸腔积液 | 恶性胸腔积液 |
|---|---|---|
| 定义 | 胸膜感染结核分枝杆菌引起的胸腔积液 | 恶性肿瘤侵犯胸膜引起的胸腔积液 |
| 病因 | 渗出性结核性胸膜炎 | 常见为恶性肿瘤（肺癌、乳腺癌和淋巴瘤）胸膜转移，其次为胸膜间皮瘤 |
| 好发年龄 | 青壮年 | 中老年人 |
| 结核中毒症状 | 有（低热、盗汗、消瘦等） | 无 |

笔记

**续 表**

| 鉴别点 | 结核性胸腔积液 | 恶性胸腔积液 |
|---|---|---|
| 胸腔积液外观 | 草黄色为主，偶为血性 | 血性多见 |
| 胸腔积液增多速度 | 慢 | 快 |
| 胸腔积液细胞学检查 | 以淋巴细胞为主，间皮细胞占比0.05 | 以淋巴细胞为主，可见恶性肿瘤细胞 |
| pH | 降低 | 降低 |
| 葡萄糖含量（mmol/L） | <3.3 | <3.3 |
| 胸腔积液LDH（U/L） | >200 | >500 |
| 胸腔积液LDH/血清LDH | >0.6 | >0.6 |
| LDH同工酶 | 以$LDH_4$、$LDH_5$升高为主 | 以$LDH_2$升高为主 |
| ADA（U/L） | >45 | <45 |
| 癌胚抗原（CEA）（ug/L） | <20 | >20（伴血CEA增高） |
| 胸腔积液CEA/血清CEA | <1.0 | >1.0 |

（4）胸膜腔穿刺抽液治疗：大量胸腔积液者每周抽液2～3次，直至胸腔积液完全消失；首次抽液不要超过700ml，以后每次抽液量不应超过1000ml；过多、过快抽液可使胸腔压力骤降，发生复张后肺水肿或循环衰竭。抽液时并发症及相应处理方法：①复张后肺水肿。表现为大量抽液时剧咳、气促、咳大量泡沫状痰，双肺满布湿啰音，$PaO_2$下降，胸部X线提示肺水肿征；治疗应立即吸氧，酌情应用糖皮质激素及利尿药，控制液体入量，严密监测病情与酸碱平衡，必要时行气管插管机械通气。②胸膜反应。表现

为抽液时头晕、冷汗、心悸、面色苍白、脉细等；应立即停止抽液，使患者平卧，必要时皮下注射0.1%肾上腺素0.5ml，密切观察病情，注意血压变化，防止休克。

**2. 气胸**

（1）临床分型：①闭合性（单纯性）气胸。胸膜破裂口较小，随肺萎缩而闭合，空气不再继续进入胸膜腔；胸膜腔内压接近或略超过大气压。胸膜腔积气量决定伤肺萎陷的程度。②交通性（开放性）气胸。破裂口较大或因两层胸膜间有粘连或牵拉，使破口持续开放，吸气与呼气时空气自由进出胸膜腔。③张力性（高压性）气胸。破裂口呈单向活瓣或活塞作用。吸气时空气进入胸膜腔，呼气时胸膜腔内压升高，压迫活瓣使之关闭，致使胸膜腔内空气越积越多。内压持续升高，使肺脏受压，纵隔向健侧移位，严重影响心脏血液回流。此型气胸对机体呼吸循环功能的影响最大，必须紧急抢救处理。

（2）临床表现：①诱因。起病前部分患者有持重物、屏气、剧烈体力活动等诱因，但大多数患者无明显诱因。②胸痛。大多数起病急骤，患者突感一侧胸痛，针刺样或刀割样，持续时间短暂。③呼吸困难。一过性胸痛后出现胸闷和呼吸困难，可伴有刺激性咳嗽，若为双侧气胸，则呼吸困难严重。④严重呼吸循环障碍。张力性气胸时胸膜腔内压骤然升高，肺被压缩，纵隔移位，可迅速出现严重呼吸循环障碍；患者表情紧张、胸闷、挣扎坐起、烦躁不安、发绀、冷汗、心律失常，甚至发生意识不清、呼吸衰竭等。⑤体征。取决于积气量的多少。少量气胸体征不明显；大量气胸时，气管向健侧移位，患侧胸部隆起，呼吸运动与语音震颤减弱，叩诊鼓音，心或肝浊音界缩小或消失，听诊呼吸音减弱或消失。左侧少量气胸或纵隔气肿时，有时可在左心缘处听到与心搏一致的气泡破裂音，称Hamman征。

（3）辅助检查：胸部X线检查是诊断气胸的重要方法。气胸的典型表现为外凸弧形的细线条形阴影，称为气胸线，线外透亮度增高，无肺纹理，线内为压缩的肺组织；大量气胸时，肺脏压向肺门，纵隔及心脏移向健侧。气胸容量大小可依据胸部X线检查判断：①当肺门水平侧胸壁至肺边缘的距离为1cm时，约占单侧胸腔容量的25%，距离为2cm时约50%；距离<2cm为小量气胸，≥2cm为大量气胸。②从肺尖气胸线至胸腔顶部的距离≥3cm为大量气胸，<3cm为小量气胸。

（4）治疗：治疗的目的是促进患侧肺复张，消除病因，减少复发。治疗方式有以下几种。①保守治疗。适用于稳定型小量气胸、首次发生症状较轻的闭合性气胸。②胸腔穿刺抽气。适用于20%以下的小量气胸，呼吸困难较轻，心肺功能尚好的闭合性气胸；抽气可加速肺复张，迅速缓解症状。③胸腔闭式引流。适用于不稳定型气胸，呼吸困难明显、肺压缩程度较重，交通性或张力性气胸，反复发生气胸者，胸腔穿刺抽气效果不佳者。无论其气胸容量多少，均应尽早行胸腔闭式引流。④化学性胸膜固定术。为预防复发，可在胸腔内注入硬化剂，产生无菌性胸膜炎症，使脏胸膜和壁胸膜粘连从而消灭胸膜腔间隙。适用于不宜手术或拒绝手术的患者，如持续性或复发性气胸、双侧气胸、合并肺大疱，以及肺功能不全、不能耐受手术者。常用硬化剂有多西环素、滑石粉等。⑤手术治疗。手术适应证为经内科治疗无效的气胸，主要包括长期气胸、双侧气胸、复发性气胸、张力性气胸引流失败者、胸膜增厚致肺膨胀不全或多发性肺大疱者。

**（四）急性呼吸窘迫综合征（ARDS）**

ARDS指由各种肺内和肺外致病因素所导致的急性弥漫性肺损伤和进而发展的急性呼吸衰竭。主要病理特征是炎症反应导致的肺微血管内皮及肺泡上皮受损，肺微血管通透性增高，肺泡腔渗出富含蛋白质的液体，进而导致肺水肿及透明膜形成。主要病理生理改变是肺容积减少、肺顺应性降低和严重通气/血流比例失调。临床表现为呼吸窘迫及难治性低氧血症。肺部影像学表现为双肺弥漫渗出性改变。

**1. 临床表现**

（1）症状：主要表现为严重的呼吸困难和顽固性低氧血症。①大多数原发病起病后72小时内发生，几乎不超过7天。②原发病不同，症状和体征不同。③最早出现的症状是呼吸增快，并呈进行性加重的呼吸困难、发绀，表现为顽固性低氧血症；其呼吸困难的特点是呼吸深快、费力，患者常感到胸廓紧束、严重憋气，即呼吸窘迫（ARDS最常见的症状），不能用通常的吸氧疗法改善，亦不能用其他原发心肺疾病解释。

（2）体征：早期体征无异常，或仅在双肺闻及少量细湿啰音。后期多可闻及水泡音、管状呼吸音。

**2. 辅助检查**

（1）胸部X线：早期可无异常，或呈轻度间质改变，表现为边缘模糊的肺纹理增多，继之出现斑片状及至融合成大片状的磨玻璃或实变浸润影。其病变过程符合肺水肿的特点，快速多变，后期出现肺间质纤维化的改变。

（2）动脉血气分析：①典型表现为$PaO_2$降低，$PaCO_2$降低，pH升高。早期表现：由于过度通气而出现呼吸性碱中毒，则$PaO_2$降低，$PaCO_2$降低，pH升高。晚期表现：由于呼吸肌疲劳或合并代谢性酸中毒，则$PaO_2$降低，$PaCO_2$升高，pH降低。②$PaO_2/FiO_2$为临床最常用的肺氧合功能的指标，$PaO_2/FiO_2$正常值为$400 \sim 500mmHg$，$PaO_2/FiO_2 \leqslant 300mmHg$是诊断ARDS的必要条件。如某患者在吸入40%氧气的条件下，$PaO_2$为

笔记

80mmHg，则 $PaO_2/FiO_2 = 80/0.4 = 200$mmHg。

（3）肺动脉楔压（PAWP）：是反映左心房压较为可靠的指标，有助于明确心脏情况和指导治疗。PAWP一般＜12mmHg，若＞18mmHg则支持左心衰竭的诊断。但PAWP＞18mmHg并非ARDS的排除标准，如果呼吸衰竭的临床表现不能完全用左心衰竭解释，应考虑ARDS诊断。

**3. 诊断** 需满足以下4项条件方可诊断ARDS，诊断标准见表3-9。

表3-9　ARDS诊断标准

| 指　标 | 解　释 |
|---|---|
| 起病时间 | 明确诱因下1周内（≤7天）出现的急性或进展性呼吸困难 |
| 胸部影像学 | 胸部X线片/胸部CT显示双肺浸润影，不能完全用胸腔积液、肺叶/全肺不张和结节影解释 |
| 肺水肿原因 | 呼吸衰竭不能完全用心力衰竭和液体负荷过重解释。如果临床没有危险因素，需要用客观检查（如超声心动图）来评价心源性肺水肿 |
| 低氧血症（氧合情况） | 根据$PaO_2/FiO_2$确立ARDS诊断，并将其按严重程度分为轻度、中度和重度。①轻度：200mmHg＜$PaO_2/FiO_2$≤300mmHg。②中度：100mmHg＜$PaO_2/FiO_2$≤200mmHg。③重度：$PaO_2/FiO_2$≤100mmHg |

**4. 治疗**

（1）治疗原发病是治疗ARDS的首要原则和基础。感染是ARDS的常见原因，也是ARDS的首位高危因素，宜选择广谱抗生素。

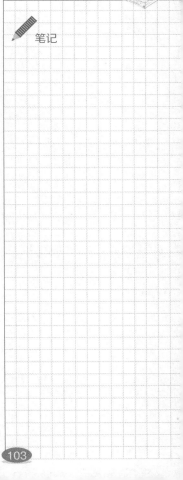

（2）纠正缺氧：采取有效措施尽快提高$PaO_2$，一般需高浓度给氧，使$PaO_2 \geq$ 60mmHg 或 $SaO_2 \geq 90\%$。轻症者可使用面罩给氧，但多数患者需使用机械通气。

（3）机械通气：轻症者可采用无创正压通气，重症者多采用PEEP和小潮气量机械通气。①PEEP的调节。适当水平的PEEP，可使萎陷的小气道和肺泡再开放，防止肺泡随呼吸周期反复开闭，使呼气末肺容量增加，并可减轻肺损伤和肺泡水肿，从而改善肺泡弥散功能和通气/血流比例，减少肺内分流，达到改善氧合和肺顺应性的目的。但PEEP可增加胸内正压，减少回心血量，并有加重肺损伤的潜在风险。因此，在应用PEEP时应注意血容量不足的患者，应补充足够的血容量以代偿回心血量的不足，但不能过量，以免加重肺水肿。PEEP从低水平开始，先用$5cmH_2O$，逐渐增加至合适的水平，争取维持$PaO_2 \geq 60mmHg$而$FiO_2 < 0.6$。一般PEEP水平为$8 \sim 18cmH_2O$。②小潮气量机械通气。保持在$6 \sim 8ml/kg$，旨在将吸气平台压控制在$30 \sim 35cmH_2O$以下，防止肺泡过度扩张。

（4）液体管理：合理限制液体入量，在血压稳定和保证脏器组织灌注前提下可使用利尿药促进水肿的消退。

（5）营养支持和监护。

**（五）呼吸衰竭**

呼吸衰竭是指各种原因引起的肺通气和/或换气功能严重障碍，使静息状态下亦不能维持足够的气体交换，导致低氧血症伴（或不伴）高碳酸血症，进而引起一系列病理生理改变和相应临床表现的综合征。其诊断标准为在海平面、静息状态、呼吸空气条件下，$PaO_2 < 60mmHg$，伴或不伴$PaCO_2 > 50mmHg$。

**1. 分类** 见表3-10。

笔记

表3-10　呼吸衰竭的分类

| 区　别 | Ⅰ型呼吸衰竭 | Ⅱ型呼吸衰竭 |
|---|---|---|
| 又称 | 低氧血症型呼吸衰竭 | 高碳酸血症型呼吸衰竭 |
| 定义 | 缺氧而无$CO_2$潴留 | 缺氧而伴有$CO_2$潴留 |
| 血气分析结果 | $PaO_2 < 60mmHg$，$PaCO_2$正常或下降 | $PaO_2 < 60mmHg$，伴$PaCO_2 > 50mmHg$ |
| 主要原因 | 肺换气障碍：①通气/血流比例失调。②弥散功能障碍（最主要）。③肺动-静脉分流等 | 肺通气障碍（肺泡通气不足） |
| 常见疾病 | 间质性肺疾病、急性肺栓塞、严重肺部感染、ARDS | COPD、支气管哮喘病情恶化时 |

## 2. 临床表现　见表3-11。

表3-11　急、慢性呼吸衰竭的临床表现

| 区　别 | 急性呼吸衰竭 | 慢性呼吸衰竭 |
|---|---|---|
| 呼吸困难 | 是最早出现的症状；可表现为呼吸频率、节律、深度改变 | COPD所致的呼吸困难表现为呼气费力伴呼气延长；$CO_2$潴留时可表现为$CO_2$麻醉 |
| 发绀 | 发绀是缺氧的典型表现 | 由于为慢性缺氧，故发绀不明显 |
| 神经系统 | 缺氧可出现精神错乱、躁狂、昏迷、抽搐；$CO_2$潴留可出现嗜睡，淡漠，扑翼样震颤 | $CO_2$潴留引起：先兴奋后抑制，出现肺性脑病 |
| 循环系统 | 心率增加、周围循环衰竭、血压降低、心律失常 | $CO_2$潴留表现：皮肤充血、温暖多汗、血压升高、心率增加 |
| 消化泌尿 | 肝、肾功能障碍、上消化道出血 | — |

## 3. 治疗

（1）治疗原则：加强呼吸支持（保持呼吸道通畅、纠正缺氧、改善通气），呼吸衰竭病因和诱因的治疗，加强一般支持治疗及对重要脏器功能的监测与支持。

（2）氧疗：Ⅰ型呼吸衰竭采用高浓度（＞35%）给氧，因氧合功能障碍而通气功能基本正常，高浓度给氧可以迅速缓解低氧血症而不会引起$CO_2$潴留。Ⅱ型呼吸衰竭采用持续低流量给氧。

吸入氧浓度：吸入氧浓度（%）＝21＋4×氧流量（L/min）。

## 拓展练习及参考答案

### ✍ 拓展练习

【填空题】

1. PTE最常用的确诊手段是（    ）。

2. 气胸的临床分型有（    ）、（    ）、（    ）。

【判断题】

1. 慢性阻塞性肺疾病是导致慢性呼吸衰竭的常见呼吸系统疾病。

2. Ⅱ型呼吸衰竭进行氧疗时的最好措施是持续低流量给氧。

【名词解释】

1. ARDS

2. 呼吸衰竭

笔记

【选择题】

A型题

1. 发生肺血栓栓塞时，应首先考虑溶栓的情况是

A. 合并深静脉血栓形成　　　　B. 剧烈胸痛　　　　　　C. 严重低氧血症

D. 持续低血压　　　　　　　　E. 明显咯血

2. 诊断慢性呼吸衰竭最重要的依据是

A. 有呼吸困难、发绀等症状　　B. $PaO_2 < 60mmHg$，伴或不伴 $PaCO_2 > 50mmHg$

C. 严重低氧血症　　　　　　　D. 持续低血压　　　　　　　E. 明显咯血

3. ARDS共同性病理变化有

A. 肺不张　　　　　　　　　　B. 肺微血管内皮和肺泡上皮损害，肺间质水肿

C. 急性心力衰竭　　　　　　　D. 气道阻塞　　　　　　　　E. 肺部感染

4. 男性，38岁。因车祸致骨盆、股骨骨折行急诊手术。术后1天逐渐出现憋气，烦躁不安，经皮血氧饱和度（$SpO_2$）由98%逐渐下降至87%，经面罩给氧（5L/min）后，$SpO_2$增加至89%，但症状缓解不明显。查体：T 37.3℃，P 103次/分，R 32次/分，BP 90/80mmHg。意识清楚，口唇发绀，双肺呼吸音对称，双肺闻及少许湿啰音。该患者最可能的诊断是

A. 气胸　　　　　　　　　　　B. 肺血栓栓塞　　　　　　　C. 急腹腔内出血

D. 急性左心衰竭　　　　　　　E. ARDS

B型题

（5、6题共用选项）

A. $PaO_2$ 为 50mmHg，$PaCO_2$ 为 40mmHg

B. $PaO_2$ 为 55mmHg，$PaCO_2$ 为 55mmHg

C. $PaO_2$ 为 65mmHg，$PaCO_2$ 为 40mmHg

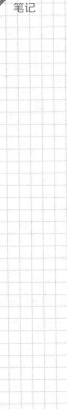
笔记

D. $PaO_2$ 为 70mmHg，$PaCO_2$ 为 50mmHg

E. $PaO_2$ 为 70mmHg，$PaCO_2$ 为 45mmHg

5. 符合 I 型呼吸衰竭的动脉血气分析标准是

6. 符合 II 型呼吸衰竭的动脉血气分析标准是

X 型题

7. 呼吸衰竭导致机体功能损害的始动因素是

A. 低氧血症　　　　　　　　　B. 肺性脑病　　　　　　　C. 电解质紊乱

D. 高碳酸血症　　　　　　　　E. 酸碱平衡紊乱

8. 慢性肺心病缓解期可有哪些表现

A. $CO_2$ 潴留，$PaO_2$ 升高　　　　　　　B. 肺动脉高压

C. pH 下降　　　　　　　　　　　　　　　D. 右心室肥厚

## 【问答题】

1. 简述结核性胸腔积液和恶性胸腔积液的鉴别。

2. 试述慢性肺心病失代偿期的治疗。

## 参考答案

## 【填空题】

1. CT 肺动脉造影

2. 闭合性气胸；开放性气胸；张力性气胸

## 【判断题】

1. √

2. √

笔记

【名词解释】

1. ARDS 是急性呼吸窘迫综合征，指由各种肺内和肺外致病因素所导致的急性弥漫性肺损伤和进而发展的急性呼吸衰竭。主要病理特征是炎症反应导致的肺微血管内皮及肺泡上皮受损，肺微血管通透性增高，肺泡腔渗出富含蛋白质的液体，进而导致肺水肿及透明膜形成。主要病理生理改变是肺容积减少、肺顺应性降低和严重通气/血流比例失调。临床表现为呼吸窘迫及难治性低氧血症，肺部影像学表现为双肺弥漫渗出性改变。

2. 呼吸衰竭 是指各种原因引起的肺通气和/或换气功能严重障碍，使静息状态下亦不能维持足够的气体交换，导致低氧血症伴（或不伴）高碳酸血症，进而引起一系列病理生理改变和相应临床表现的综合征。其诊断标准为在海平面、静息状态、呼吸空气条件下，$PaO_2 < 60mmHg$，伴或不伴$PaCO_2 > 50mmHg$。

【选择题】

A型题　1. D　2. B　3. B　4. E

B型题　5. A　6. B

X型题　7. AD　8. BD

【问答题】

1. 答案见表3-8。

2. 答案见表3-6。

# 第二篇

# 循环系统疾病

## 第4周  心力衰竭、心律失常

### 一、考研真题解析

1.（2012年A型题）男性，48岁。因偶发心悸就诊。24小时动态心电图：平均心率62次/分，房性期前收缩58次/24小时，ST段无异常。应采取的最佳处理是

A. 美托洛尔口服　　B. 普罗帕酮口服　　C. 钾镁盐类口服　　D. 临床观察

【答案与解析】1．D。青壮年男性，偶发心悸，24小时平均心率正常，每小时约发生房性期前收缩2次，无任何心肌缺血等临床表现（ST段正常），无须治疗，可临床观察，去除引起房性期前收缩的病因即可，如戒烟、戒酒、戒咖啡。

2.（2012年A型题）临床上出现舒张性心力衰竭最常见的疾病是

A. 急性心肌梗死　　B. 扩张型心肌病　　C. 原发性高血压　　D. 缩窄性心包炎

【答案与解析】2．C。严重的舒张性心力衰竭见于原发性限制型心肌病（RCM）、原发性肥厚型心肌病（HCM）、缩窄性心包炎、原发性高血压等，我国临床上发病率最

高的是原发性高血压。舒张性心力衰竭是由心室主动舒张功能障碍或心室肌顺应性减退及充盈障碍所致，单纯的舒张性心力衰竭可见于冠状动脉粥样硬化性心脏病（简称冠心病）和高血压心脏病心功能不全早期，收缩期射血功能尚未明显降低，但因舒张功能障碍而致左心室充盈压增高，肺循环淤血。急性心肌梗死、扩张型心肌病（DCM）常发生收缩性心力衰竭。

3.（2013年A型题）女性，62岁。患原发性高血压10年，2个月来发作性心悸，心电图诊断为心房颤动，持续5～24小时自行恢复。4天前再次发作后持续不缓解来院。查体：血压（BP）125/70mmHg，心率90次/分，对该患者正确的治疗措施是

 A．立即采取电转复

 B．立即静脉输注胺碘酮转复

 C．华法林抗凝3周后转复

 D．经超声心动描记术（UCG）检查心房内无血栓即可转复

【答案与解析】 3．C。一般将心房颤动（简称房颤）分为首诊房颤、阵发性房颤、持续性房颤、长期持续性房颤及永久性房颤。房颤持续不超过24小时，复律前不需抗凝治疗，该患者4天前再次发作后持续不缓解，属于房颤过24小时，应先接受3周华法林治疗，转复后再治疗4周。

4.（2014年A型题）最容易并发心房颤动的瓣膜损害是

 A．二尖瓣狭窄  B．二尖瓣关闭不全 C．主动脉瓣狭窄  D．肺动脉瓣狭窄

【答案与解析】 4．A。①二尖瓣关闭不全患者常并发感染性心内膜炎（IE），心房颤动主要见于慢性重度二尖瓣关闭不全患者。②心房颤动为二尖瓣狭窄最常见的心律失

常，也是相对早期的常见并发症，可能为患者就诊的首发症状。左心房压力增高致左心房扩大及房壁纤维化是心房颤动持续存在的病理基础。二尖瓣狭窄时IE较少见。③10%主动脉瓣狭窄患者可发生心房颤动，但主动脉瓣狭窄不常出现IE。④肺动脉瓣狭窄少见，总是合并其他瓣膜损害，本身临床表现多被掩盖。

5．（2014年A型题）男性，60岁。因扩张型心肌病、心脏扩大、心功能Ⅳ级、心电监测呈现频发室性期前收缩伴阵发性室性心动过速而来院。对该患者治疗应首选的方法是

A．静脉输注胺碘酮　　　　　　　B．静脉推注利多卡因

C．静脉推注普罗帕酮　　　　　　D．静脉推注美托洛尔

【答案与解析】 5．A。该患者为老年男性，有DCM、心脏扩大、心功能Ⅳ级，并伴有室性期前收缩和阵发性室性心动过速。该患者伴有心力衰竭，有并发心源性猝死的危险，应静脉输注胺碘酮或β受体阻断药，而胺碘酮致心律失常发生率最低，作为首选。此时不宜选用普罗帕酮，因其易导致心室颤动（简称室颤）。该患者已出现心力衰竭症状，即有血流动力学障碍，利多卡因不作为首选。

6．（2014年A型题）在下列选项中，对诊断左心衰竭最有价值的体征是

A．肺部湿啰音　　　B．第一心音减弱　　　C．收缩中期喀喇音　　D．舒张期奔马律

【答案与解析】 6．D。慢性左心衰竭的患者一般均有心脏扩大及相对二尖瓣关闭不全的反流性杂音、肺动脉瓣听诊区第二心音亢进及心尖区舒张期奔马律。其中心尖区舒张期奔马律是诊断左心衰竭最有意义的体征。

7．（2015年A型题）男性，47岁。因体检发现心房颤动而来院，平日无心悸感，

既往体健，无高血压、糖尿病、甲状腺功能亢进症病史。超声心动图检查提示心脏结构正常，血液检查提示血脂正常。对该患者的最佳处理方案是

    A．临床观察　　　　　　　　　　　　B．口服阿司匹林

    C．口服β受体阻断药　　　　　　　　D．射频消融术

【答案与解析】　7．D。心房颤动发生在无心脏病变的中青年，称为孤立性心房颤动。该患者为中年人，无心房颤动危险因素、无心脏结构改变，符合孤立性心房颤动。心房颤动并发体循环栓塞的危险性甚大，须做相应处理，故不选A。将心房颤动转复为窦性心律的方法包括药物转复、电转复及射频消融术治疗。药物复律首选胺碘酮，其致心律失常发生率最低，药物复律无效改用电复律。β受体阻断药是控制心室率的药物，该患者平日无心悸感，故C不是最佳处理方案。$CHA_2DS_2$-VASc评分＝0的患者可不需抗凝治疗，故不选B。仅D项符合题意。

（8～10题共用题干）（2015年A型题）

女性，75岁。半年来稍活动后心悸、气短，1个月来夜间不能平卧、双下肢水肿来院，5年前患前壁心肌梗死，有高血压病史16年，糖尿病史12年。查体：体温（T）37.3℃，脉搏（P）88次/分，BP 135/60mmHg，半卧位，颈静脉怒张，双肺底可闻及湿啰音，心界向左下扩大，心率120次/分，心律不齐，$A_2＝P_2$，脉短绌，腹壁厚，肝触诊不满意，双下肢凹陷性水肿（＋＋）。

8．该患者目前选用的治疗药物中，不恰当的是

A．洋地黄制剂　　　B．噻嗪类利尿药　　　C．β受体阻断药　　　D．硝酸酯类制剂

9. 针对该患者的心律不齐应首选的药物是

A. 地高辛      B. 普罗帕酮      C. 胺碘酮      D. 维拉帕米

10. 患者血液检查结果为血白细胞计数 $12.4 \times 10^9/L$，中性粒细胞占比 0.82，谷丙转氨酶（GPT）42U/L，肌酐（Cr）264μmol/L，总胆固醇（TC）4.21mmol/L，低密度脂蛋白（LDL-C）2.96mmol/L，K 4.98mmol/L，Na 138mmol/L，葡萄糖 6.5mmol/L。根据检验结果，该患者应调整的治疗药物中，不恰当的是

A. 增加他汀类制剂      B. 增加血管紧张素转换酶抑制药（ACEI）

C. 改用袢利尿药      D. 加用抗生素

【答案与解析】 该患者为老年女性，有心肌梗死、高血压、糖尿病史，半年来劳累后心悸、气短，1个月来端坐呼吸，双肺底可闻及湿啰音，心界向左下扩大，为左心衰竭的表现；颈静脉怒张，下肢水肿，为右心衰竭的表现；心律不齐，脉搏短绌，是心房颤动的临床特点。8．C。该患者双下肢凹陷性水肿（＋＋），为严重的水钠潴留，不宜使用β受体阻断药。9．A。为治疗心律不齐，应首先控制该患者过快的心室率，伴有快速心房颤动的收缩性心力衰竭是应用洋地黄类药物的最佳指征。10．B。血管紧张素转换酶抑制药（ACEI）虽可改善心室重塑，但该患者血 Cr 264μmol/L，慎用 ACEI。

11. （2016年A型题）女性，36岁。因偶发心悸3天来诊，既往有"预激综合征"，无心动过速发作史。查体：P 80次/分，BP 110/70mmHg，双肺（－），心界不大，偶发期前收缩0～3次/分，心音正常。24小时动态心电图示单发房性期前收缩98次。该患者应首选的治疗方案是

A．观察病情，暂不用药　　　　　　B．应用ⅠC类抗心律失常药

C．选用钙通道阻滞药　　　　　　　D．立即行射频消融术

【答案与解析】 11．A。该患者为青年女性，有无症状预激综合征病史，伴无症状性单发房性期前收缩，可先观察病情，无症状无须治疗。

12．（2016年A型题）男性，45岁。扩张型心肌病患者，行6分钟步行试验，步行距离为145m，应判断为

A．重度心功能不全　B．中度心功能不全　　C．轻度心功能不全　　D．心功能正常

【答案与解析】 12．A。6分钟步行试验评定心功能的标准：6分钟内步行＜150m为重度心功能不全；步行150～450m为中度心功能不全；步行＞450m为轻度心功能不全。

13．（2016年A型题）男性，60岁。因1年来反复发生夜间阵发性呼吸困难，2个月来心悸、气短、不能平卧、尿少、下肢水肿来院，3年前患广泛前壁心肌梗死。入院查体：T 36.7℃，P 67次/分，BP 120/65mmHg，半卧位，颈静脉充盈，双肺底均可闻及湿啰音，心界扩大，心律不齐，心率98次/分，心音强弱不等，肝肋下2cm，双下肢凹陷性水肿（＋＋）。该患者治疗中，不宜选用的药物是

A．洋地黄类药物　　　　　　　　　B．华法林

C．β受体阻断药　　　　　　　　　D．血管紧张素转换酶抑制药

【答案与解析】 13．C。该患者为老年男性，有心肌梗死病史，1年来反复发生夜间阵发性呼吸困难，2个月来心悸、气短、尿少，心界扩大，为左心衰竭的表现，下肢水肿，颈静脉怒张，为右心衰竭的表现；心律不齐，脉搏短绌，是心房颤动的临床特

点。该患者双下肢凹陷性水肿（＋＋），不宜使用β受体阻断药。伴有快速心房颤动的收缩性心力衰竭是应用洋地黄类药物的最佳指征。慢性心房颤动患者有较高的栓塞发生率，故须使用华法林抗凝。该患者无ACEI禁忌证。

14.（2017年A型题）男性，66岁。高血压病史4年，半年来发现心房颤动，超声心动图示左心房扩大，应采取的治疗是

A．溶栓治疗　　　　B．介入取栓治疗　　　C．抗凝治疗　　　　D．抗血小板治疗

【答案与解析】　14．C。患者为老年男性，有高血压，半年来有心房颤动发作，应先采取抗凝治疗。

15.（2017年A型题）男性，65岁。因心力衰竭2年来院。查体：口唇稍发绀，颈静脉充盈，双肺底均可闻及湿啰音，心界向两侧扩大，心律齐，心率76次/分，双下肢凹陷性水肿（＋）。心电图：窦性心律，完全性左束支传导阻滞。超声心动图：左心室扩大，室壁弥漫性运动减弱伴运动不协调，左室射血分数（LVEF）32%。该患者治疗的最佳方案是

A．长期应用醛固酮受体阻断药　　　　B．联合应用正性肌力药及血管扩张药

C．联合应用β受体阻断药及利尿药　　　D．心脏再同步化治疗（CRT）

【答案与解析】　15．D。CRT是通过植入带有左心室电极的起搏器，同步起搏左、右心室使心室的收缩同步化。慢性心力衰竭患者行CRT的适应证包括已接受最佳药物治疗仍持续存在心力衰竭症状、LVEF≤35%、心功能NYHA分级Ⅱ～Ⅳ级、窦性节律时心脏不同步（QRS间期＞130ms）。但部分患者对CRT治疗反应不佳，完全性左束支

笔记

传导阻滞是CRT有反应的最重要指标。

16．（2017年A型题）关于血浆脑利尿钠肽（BNP）的叙述，正确的是

A．主要来源于左心房　　　　　　B．左心室功能不全可明显增高

C．增高可提示存在心肌损伤　　　D．快速心房颤动时可明显增高

【答案与解析】 16．B。心房利尿钠肽（ANP）主要由心房分泌，心室肌也有少量表达，心房压力增高时释放，其生理作用为扩张血管和利尿排钠，对抗肾上腺素、肾素－血管紧张素和AVP系统的水钠潴留效应。BNP主要由心室肌细胞分泌，生理作用与ANP相似但较弱，BNP水平随心室壁张力而变化并对心室充盈压具有负反馈调节作用。心力衰竭时心室壁张力增加，BNP及ANP分泌明显增加，其增高的程度与心力衰竭的严重程度呈正相关，可作为评定心力衰竭进程和判断预后的指标。心力衰竭为有临床症状的心功能不全，左心室功能不全者BNP也会明显增高。

17．（2018年A型题）下列关于持续性心房颤动患者应用华法林抗凝治疗的提法，正确的是

A．80岁以上患者禁用　　　　　　B．心房内径正常者可暂时不用

C．一旦并发心力衰竭应及时减量　D．需长期持续应用

【答案与解析】 17．D。心房颤动患者有较高的栓塞发生率。心房颤动持续＜24小时，复律前不需抗凝治疗；心房颤动＞24小时者接受3周华法林治疗，转复后再治疗3～4周。

18．（2018年A型题）男性，62岁。1周前患广泛前壁心肌梗死伴左心功能不全，

未接受冠脉介入治疗。4小时前突发心动过速，心电图示A型预激综合征伴心房颤动，心室率156次/分，应首选的治疗药物是

    A．毛花苷C        B．美托洛尔        C．普罗帕酮        D．胺碘酮

【答案与解析】 18．D。患者为老年男性，心肌梗死后突发预激综合征伴心房颤动，但未出现晕厥或低血压，故应选择恢复窦性心律的药物，可选用胺碘酮（Ⅰ类抗心律失常药），胺碘酮致心律失常发生率低，适用于心房颤动合并器质性心脏病患者。毛花苷C属于洋地黄制剂，可减慢预激患者房室结传导，缩短旁路不应期使心室率加快，诱发心室颤动。美托洛尔属于β受体阻断药，对心脏有负性作用，急性心力衰竭时禁用。普罗帕酮属于ⅠC类抗心律失常药，通过减慢动作电位0相上升速度减慢传导、轻微延长动作电位时程，用于各种室上性心动过速，但对心脏抑制作用较强，加重心力衰竭。

（19 ～ 21题共用题干）（2019年A型题）

    男性，72岁。有高血压病史10年，长期服用降压药物，平日血压控制在（130 ～ 145）/（70 ～ 80）mmHg。日常活动正常。2个月来无诱因出现发作性心悸，持续3 ～ 8小时可自行缓解。1小时前症状再次发作，心电图提示心房颤动。

    19．该患者心电图的特征不正确的是

    A．P波消失                B．QRS波群时限正常

    C．RR间期不等            D．可见规律f波

    20．该患者心脏检查可能出现的体征是

A．心律完全不齐　　　　　　　　　　B．心界向两侧扩大

C．心尖部第一心音亢进　　　　　　　D．心尖部可闻及第四心音

21．目前该患者最容易出现的并发症是

A．心力衰竭　　　　　B．肺栓塞　　　　　C．脑栓塞　　　　　D．猝死

【答案与解析】　19．D。心房颤动ECG特征包括：①P波消失，代之以小而不规则的基线波动，形态和振幅均变化不定，称为f波，频率为350～600次/分。②心室率极不规则。③QRS波形态通常正常，当心室率过快，发生室内差异性传导，QRS波群增宽变形。20．A。心房颤动患者心脏听诊第一心音强度变化不定，心律极不规则，并伴有脉搏短绌。心界向两侧扩大多见于DCM。心尖部第一心音亢进是器质性二尖瓣狭窄的特点。21．C。心房颤动并发血栓栓塞的危险性甚大，尤以脑栓塞最常见且危害最大，常可危及生命并严重影响患者的生存质量。

22．（2019年A型题）最易发生左心功能不全临床表现的心脏瓣膜病是

A．主动脉瓣狭窄　　　　　　　　　　B．主动脉瓣关闭不全

C．二尖瓣狭窄　　　　　　　　　　　D．二尖瓣关闭不全

【答案与解析】　22．C。二尖瓣狭窄的临床表现中，呼吸困难为最常见也是最早期的症状。随病程进展，可出现静息时呼吸困难、夜间阵发性呼吸困难甚至端坐呼吸。

（23～25题共用题干）（2020年A型题）

女性，60岁。1个月来无诱因感心悸，呈发作性，持续1～2小时可自行缓解，半

小时前再次发作来院。近半年来自觉消瘦、乏力、出汗、食欲好、睡眠差、血压增高。查体：T 37.2℃，P 90次/分，BP 140/70mmHg，皮肤出汗，颈部未闻及血管杂音，双肺正常，心界不大，心律不齐，手颤（±）。心电图显示：心室率136次/分，P波消失，可见形态不等的f波，ORS波群时限0.08s，间距不等。

23．该患者最可能的诊断是

A．阵发性室上性心动过速　　　　　　B．频发房性期前收缩

C．阵发性心房颤动　　　　　　　　　D．阵发性心房扑动

24．该患者最可能的原发病因是

A．高血压　　　　　　　　　　　　　B．冠心病

C．糖尿病　　　　　　　　　　　　　D．甲状腺功能亢进症

25．该患者正确的治疗措施是

A．选用洋地黄类药物减慢心室率　　　B．行射频消融术转复心律

C．治疗原发病　　　　　　　　　　　D．临床观察

【答案与解析】23．C。根据该患者ECG表现，考虑该患者出现心房颤动。24．D。该患者为老年女性，半年来消瘦、乏力、出汗、脉压大，心律不齐，手颤，考虑该患者为甲状腺功能亢进症诱发心房颤动。25．C。该病治疗原则是控制增高的甲状腺激素水平和对心脏病的对症处理，甲状腺毒症纠正后，心房颤动可消失。故该患者应首选治疗原发病。

26．（2020年A型题）下列符合慢性心力衰竭胸部X线片影像学特点的是

A．双下肺野纹理增多　　　　　　　　　　B．双上肺野片絮状影

C．肺门呈蝴蝶状　　　　　　　　　　　　D．呈现克利（Kerley）B线

【答案与解析】 26．D。慢性心力衰竭在不特指的情况下，一般指的是慢性左心衰竭，慢性左心衰竭长期射血能力不足，导致慢性肺淤血，胸部X线片可反映肺淤血征象。Kerley B线是在肺野外侧清晰可见的水平线状影，表示有肺小叶间隔内积液，是慢性肺淤血的特征性表现。急性肺泡性肺水肿时肺门呈蝴蝶状，肺野可见大片融合的阴影。双下肺肺纹理增多见于肺部炎症性疾病。

27．（2021年X型题）符合房室旁路典型预激综合征的心电图特点有

A．PR间期＜0.12s　　　　　　　　　　　B．QRS波群初始段粗钝

C．QT间期延长　　　　　　　　　　　　　D．T波与QRS波群主峰相反

【答案与解析】 27．ABCD。房室旁路典型预激综合征的ECG特点：PR间期短于0.12s；在某些导联QRS波群起始部分粗钝（称δ波），终末正常；T波呈继发性改变，与QRS波群主波方向相反。由于QRS波群延长，δ波粗钝，导致QT间期延长。

## 二、知识点总结

本周知识点考点频率统计见表4-1。

表4-1　心力衰竭与心律失常考点频率统计表（2012—2022年）

| 年份 | 心力衰竭 | | | | | | 心律失常 | | | |
|---|---|---|---|---|---|---|---|---|---|---|
| | 心力衰竭总论 | 左心衰竭 | 全心衰竭 | 心力衰竭分级 | 慢性心力衰竭的X线检查 | CRT适应证 | 房性期前收缩 | 心房颤动 | 室性心动过速 | 预激综合征 |
| 2022 | | | | | | | | | | |
| 2021 | | | | | | | | | | √ |
| 2020 | | | | | √ | | | √ | | |
| 2019 | | √ | | | | | | √ | | |
| 2018 | | | | | | | | √ | | |
| 2017 | | | | | | √ | | √ | | |
| 2016 | | | √ | √ | | | √ | √ | | √ |
| 2015 | | | √ | | | | | √ | | |
| 2014 | | √ | | | | | | √ | √ | |
| 2013 | | | | | | | | √ | | |
| 2012 | √ | | | | | | √ | | | |

## （一）心力衰竭

1. **总论**　心力衰竭（简称心衰）是各种心脏结构和功能性疾病导致心室充盈和/或

射血功能受损，心输出量无法满足机体组织代谢需要，以肺循环和/或体循环淤血，器官、组织血液灌注不足为临床表现的一组综合征。

（1）分类：①根据部位分类：左心衰竭、右心衰竭、全心衰竭。②根据病程分类：急性心力衰竭、慢性心力衰竭。③根据左室射血分数（LVEF）分类：分类及特点见表4-2。

表4-2　根据LVEF分类的心力衰竭分类及特点

| LVEF | 分　类 | 特　点 |
|---|---|---|
| <40% | 射血分数降低性心衰（HFrEF） | 收缩功能降低明显 |
| 40%～49% | 中间范围射血分数心衰（HFmrEF） | 通常以轻度收缩功能障碍，同时伴有舒张功能不全 |
| ≥50% | 射血分数保留性心衰（HFpEF）（舒张性心衰） | 通常存在左心室肥厚或左心房增大等充盈压升高，舒张功能受损的表现 |

（2）诱因：呼吸道感染是心衰最常见、最主要诱因；心房颤动是器质性心脏病最常见的心律失常之一，是诱发心衰的重要因素；血容量增加、过度体力消耗和情绪激动、治疗不当、原有心脏病变加重或并发其他疾病均可成为心衰诱因。

（3）病理生理：①Frank-Starling机制。增加心脏前负荷，回心血量增多，心室舒张末期容积增加，从而增加心输出量和心脏做功；同时也导致心室舒张末压力增高，心房压、静脉压也增高，达到一定程度时会出现肺循环和/或体循环静脉淤血。②神经、体液机制。精氨酸加压素、利钠肽（分类、来源及作用见表4-3）、内皮素、一氧化氮、缓激肽等。③心室重塑。心室重塑是指在心脏功能受损，心腔扩大、心肌肥厚的代偿过程中，心肌细胞、胞外基质、胶原纤维网等均发生相应变化。④舒张功能不全。

**表4-3　利钠肽分类、来源及作用**

| 分　类 | 来　源 | 作　用 |
|--------|--------|--------|
| 心钠肽（ANP） | 主要由心房分泌，心室肌少量表达 | 扩张血管、利尿排钠，对抗水钠潴留 |
| 脑钠肽（BNP） | 心室肌细胞分泌 | 功能类似于ANP，但作用较弱 |
| C型利钠肽（CNP） | 血管系统 | 尚不明确 |

注：心力衰竭时心室壁张力增加，BNP及ANP分泌明显增加，其增高的程度与心力衰竭的严重程度呈正相关，可作为评定心力衰竭进程和判断预后的指标。

**2. 慢性心力衰竭**　是心血管疾病的终末期表现和最主要的死因。临床上左心衰竭较为常见，尤其是左心衰竭后继发右心衰竭而致的全心衰竭。

（1）左心衰竭：临床表现以肺循环淤血和心排血量降低为主。①不同程度的呼吸困难。分型及特点见表4-4。②咳痰、咳嗽、咯血。一般为白色浆液性泡沫状痰，急性左心衰竭发作时可为粉红色泡沫样痰。③组织、器官灌注不足及代偿性心率加快的症状。乏力、疲倦、运动耐量下降、头晕、心悸等。④少尿、肾功能损害的症状。⑤体征。肺底湿啰音、基础心脏病的体征，以及心脏扩大、相对性二尖瓣关闭不全的反流性杂音、肺动脉瓣区第二心音亢进和第三心音或第四心音奔马律。

表4-4　左心衰竭不同程度呼吸困难的类型及其特点

| 类　型 | 特　点 |
|---|---|
| 劳力性呼吸困难 | 左心衰竭最早的症状，因运动使回心血量增多，左心房压力升高，加重肺淤血。随着心力衰竭程度的增加，引起呼吸困难的运动量会减少 |
| 端坐呼吸 | 因平卧会使回心血量增多且横膈上抬，平卧时呼吸困难加重，高枕卧位、半卧位甚至坐位时好转 |
| 夜间阵发性呼吸困难 | 睡眠平卧时血液重新分配，肺血量增加，夜间迷走神经张力增加、小支气管收缩等会导致患者入睡后突然因憋气而惊醒，休息后可缓解 |
| 急性肺水肿 | 左心衰竭呼吸困难最严重的形式，严重时有哮鸣音，也称"心源性哮喘" |

（2）右心衰竭：临床表现以体循环淤血为主。①消化道症状。胃肠道及肝淤血引起的腹胀、食欲缺乏、恶心、呕吐等。②劳力性呼吸困难。单纯性右心衰竭为分流性先心病或肺部疾病所致，常有明显呼吸困难。③体征。水肿、颈静脉征、肝大，以及基础心脏病体征和因右心室显著扩大所致的三尖瓣关闭不全的反流性杂音。

（3）全心衰竭：左心衰竭继发右心衰竭而形成的全心衰竭，阵发性呼吸困难等肺淤血症状会减轻（右心输出量下降）。DCM等同时存在左右心室显著衰竭，肺淤血症状也不严重，主要是心输出量减少的相关症状。

（4）分期：根据心力衰竭不同阶段可分为4期。A期（前心力衰竭阶段）：仅存在心力衰竭高危因素（如高血压、冠心病、糖尿病和肥胖等）。B期（前临床心力衰竭阶段）：出现心脏结构改变，如左心室肥厚、既往心肌梗死等。C期（临床心力衰竭阶段）：

既往或目前有心力衰竭的症状和/或体征。D期（难治性终末期心力衰竭阶段）：经治疗但休息时仍有症状，常伴有心源性恶病质，须长期反复住院治疗。

（5）分级：①美国纽约心脏病学会（NYHA）心功能分级。主要用于慢性心力衰竭的心功能分级，分级标准见表4-5。②通过六分钟步行实验判断分级。要求患者在平直走廊中尽快行走，6分钟步行距离＞450m为轻度心力衰竭，＜150m为重度心力衰竭，中间值为中度心力衰竭。

表4-5　NYHA心功能分级

| 分　级 | 标　准 |
| --- | --- |
| Ⅰ级 | 心脏病患者日常活动量不受限制，一般活动无乏力、呼吸困难等心力衰竭症状 |
| Ⅱ级 | 心脏病患者体力活动轻度受限，休息时无自觉症状，一般活动下可出现心力衰竭症状 |
| Ⅲ级 | 心脏病患者体力活动明显受限，低于一般活动即可引起心力衰竭症状 |
| Ⅳ级 | 心脏病患者不能从事任何体力活动，休息状态下也存在心力衰竭症状，活动后加重 |

注：NYHA分级主要是根据活动与心力衰竭症状的关系来划分心功能等级，注意与Killip分级区别。后者主要用于急性心梗后心力衰竭的心功能分级。

（6）辅助检查：①超声心动图为最首选检查项目，LEVF＜50%是左心衰竭的诊断指标，提示收缩功能受损。②胸部X线是确诊左心衰竭肺水肿的主要依据。Kerley B线是慢性肺淤血的特征性表现；急性肺泡性肺水肿时，肺门可见蝴蝶状，肺野有大片融合阴影。

（7）治疗

1）一般治疗：患者教育、体重管理、饮食管理（减少钠盐摄入）；改善运动耐量；治疗影响心脏功能的疾病，消除诱因。

2）药物治疗：利尿药（最常用）、肾素–血管紧张素–醛固酮系统（RAAS）抑制药（表4-6）、β受体阻断药、洋地黄类药物、磷酸二酯酶抑制药、扩血管药（仅伴心绞痛或高血压的患者可以考虑联用，对存在心室流出道或瓣膜狭窄的患者禁用）。

表4-6　RAAS抑制药

| 分　类 | 机　制 | 要　点 |
|---|---|---|
| 血管紧张素转换酶抑制药（ACEI） | 抑制ACE减少血管紧张素Ⅱ的生成；抑制缓激肽降解而增强缓激肽活性及缓激肽介导的前列腺素生成 | 副作用：低血压、肾功能一过性恶化、高血钾、干咳和血管性水肿等<br>禁用：低血压、妊娠妇女和双侧肾动脉狭窄患者<br>慎用：血肌酐超过3mg/dl者 |
| 血管紧张素Ⅱ受体阻断药（ARB） | 阻断ATⅡ与受体结合，阻断RAS的效应，无抑制缓激肽降解的作用 | ARB与ACEI联用并不能增加获益，反而增加不良反应 |
| 血管紧张素受体脑啡肽酶抑制药（ARNI） | 为脑啡肽酶抑制药沙库巴曲和ARB缬沙坦的共晶体，抑制脑啡肽酶，同时阻断血管紧张素受体 | 能抑制血管收缩，改善心肌重构，适用于HFrEF患者 |
| 醛固酮受体阻断药 | 阻断醛固酮效应，抑制心血管重塑，改善心力衰竭的远期预后 | 注意监测血钾，近期肾功能不全、血肌酐升高或高血钾患者不宜使用 |
| 肾素抑制药 | 直接或间接抑制肾素活性 | 如阿利吉仑 |

β受体阻断药禁忌证：支气管痉挛疾病、严重心动过缓、二度及二度以上房室传导阻滞，严重周围血管疾病、重度急性心力衰竭。

洋地黄类药物：临床应用洋地黄类药物应注意其适应证与禁忌证。适应证为伴有快速心房颤动/心房扑动的收缩性心力衰竭，包括DCM、二尖瓣或主动脉瓣病变、陈旧性心肌梗死及高血压心脏病所致的慢性心力衰竭；禁忌证为存在流出道梗阻，如主动脉瓣狭窄、梗阻性肥厚型心肌病等，风湿性心脏病单纯二尖瓣狭窄伴窦性心律的肺水肿患者，严重窦性心动过缓或房室传导阻滞在植入起搏器前，急性心肌梗死24小时内，预激综合征伴心房颤动。洋地黄类药物在应用过程中还应警惕洋地黄中毒，一旦发生应及时处理。洋地黄中毒易发生在心肌缺血、缺氧、低血钾、低血镁、甲状腺功能减退症、肾功能不全情况下。中毒表现有心律失常，其特征性表现为快速房性心律失常伴传导阻滞，常见室性期前收缩二联律还可出现如恶心、呕吐等胃肠道表现，以及神经系统症状，如视物模糊、黄视、绿视、定向力障碍等。发现中毒后应立即停药。单发性室性期前收缩、一度房室传导阻滞多可自行消失；快速性心律失常患者，若血钾低可以静脉补钾，血钾不低则可用利多卡因或苯妥英钠，但禁用电复律；传导阻滞及缓慢型心律失常患者可以阿托品静脉注射。洋地黄中毒禁用电复律，易导致心室颤动；慎用异丙肾上腺素，易诱发室性心律失常。

3）非药物治疗：主要采用心脏再同步化治疗（CRT）。适用于部分存在房室、室间和/或室内收缩不同步，导致心肌收缩力下降的患者。CRT能提高心输出量，改善心力衰竭症状、运动耐量，提高生活质量。慢性心力衰竭患者CRT的Ⅰ类适应证包括：已接受最佳药物治疗仍持续存在心力衰竭症状的窦性心律患者、NYHA分级Ⅱ～Ⅳ

笔记

级、LVEF≤35%、QRS波群呈完全性左束支传导阻滞（CLBBB）图形、QRS间期＞130毫秒。对于有高度房室传导阻滞和心室起搏指征的射血分数减低的心力衰竭患者，无论NYHA分级如何，均推荐使用CRT，包括心房颤动患者。Ⅱa类适应证包括：已接受最佳药物治疗仍持续存在心力衰竭症状的窦性心律患者、NYHA分级Ⅰ～Ⅳ级、LVEF≤35%、QRS波群呈非CLBBB图形、QRS间期＞150毫秒。但部分患者对CRT治疗反应不佳，完全性左束支传导阻滞是CRT有反应的最重要预测指标。

4）HFpEF的治疗：主要措施为治疗基础病因、降低肺静脉压（限钠利尿）、小剂量静脉扩张药扩张肺静脉、β受体阻断药、钙通道阻滞药，以及最适合应用于高血压心脏病和冠心病的ACEI/ARB。禁用正性肌力药。

### 3. 急性心力衰竭

（1）Killip分级：适用于评价急性心肌梗死时心力衰竭严重程度。Ⅰ级：无心力衰竭的临床症状和体征。Ⅱ级：有心力衰竭的临床症状和体征。肺部50%以下的肺野湿啰音，心脏第三心音奔马律。Ⅲ级：严重心力衰竭临床症状和体征。严重肺水肿，肺部50%以上肺野湿啰音。Ⅳ级：心源性休克。

（2）临床表现：突发严重呼吸困难（强迫坐位、可有粉红色泡沫样痰）、心源性休克 $[$ PAWP≥18mmHg，心指数（CI）≤2.2L/（min·m$^2$）$]$。

（3）胸部X线片：早期为间质肺水肿，蝶形肺门；严重肺水肿时，为弥漫满肺的大片阴影。

（4）急性左心衰竭的治疗：U（Up）指端坐位；N（SNP）指硝普钠；L（Lasix）此处泛指利尿药；O（Oxygen）指吸氧；A（Aminophylline）指氨茶碱；D（Digilanid C）

此处泛指洋地黄类药物；M（morphine）指吗啡；E（Extra treatment）指其他治疗，如四肢轮流结扎、机械辅助循环等。

### （二）心律失常

**1. 常见心律失常的心电图特点及治疗原则** 见表4-7。

表4-7 常见心律失常的心电图特点及治疗原则

| 心律失常类型 | 心电图特点 | 治疗原则 |
| --- | --- | --- |
| 窦性心动过缓 | 窦性P波；频率＜60次/分；可伴交界性逸搏；运动、使用药物后心率可上升 | 无症状者无须治疗。有相关症状者应去除病因，可临时应用提升心率药物（阿托品、异丙肾上腺素）、临时起搏器；病因无法去除者可考虑植入永久起搏器 |
| 窦性心动过速 | 窦性P波；频率＞100次/分（多为100～150次/分）；QRS波群形态多正常 | 去除病因；对症处理，如予β受体阻断药、非二氢吡啶类钙离子通道阻滞药（地尔硫䓬、维拉帕米） |
| 病态窦房结综合征（SSS） | 持续窦性心动过缓（频率＜50次/分）；窦性停搏（长PP间期与基础PP间期无倍数关系）与窦房阻滞（长PP间期与基础PP间期有倍数关系）；窦房阻滞与房室阻滞并存；心动过缓-心动过速综合征 | 无症状者无须治疗；有症状者可行起搏器植入术，可配合抗心律失常药物 |
| 房性期前收缩 | 提前发生的非窦性P'波；PR间期＞0.12秒；QRS波群多正常，若P'波发生过早可伴宽大畸形QRS波群（室内差异性传导）或其后可无QRS波群；多为不完全代偿间歇 | 去除病因；症状明显或触发室上性心律失常者可予药物治疗如予β受体阻断剂、非二氢吡啶类钙离子通道阻滞药、普罗帕酮、胺碘酮 |

**续　表**

| 心律失常类型 | 心电图特点 | 治疗原则 |
|---|---|---|
| 心房扑动 | 频率常为250～350次/分；可见振幅、间距相同的锯齿状F波，扑动波间等电位线消失；QRS波群多形态正常，心室率根据传导比例而定，多以2∶1或4∶1下传 | 药物治疗：减慢心率的药物有β受体阻断药、非二氢吡啶类钙离子通道阻滞药、洋地黄；转复、预防复发的药物有胺碘酮（器质性心脏病患者首选）、普罗帕酮<br>非药物治疗：直流电复律（血流动力学障碍患者首选）、食管调搏抗凝治疗：方案同心房颤动 |
| 心房颤动 | 心房率为360～600次/分，心室率为100～160次/分；P波消失，可见f波（小而基线波动，形态及波幅不等）；QRS波群形态多正常 | 转复并维持窦性心律：胺碘酮（合并器质性心脏病患者首选）、普罗帕酮、电复律（血流动力学障碍、药物复律无效者）、射频消融术、外科迷宫手术控制心室率：可用β受体阻断药、非二氢吡啶类钙离子通道阻滞药、洋地黄；<br>抗凝（$CHA_2DS_2$-VASc评分表4-8）：若心房颤动持续≤24小时，复律前无须抗凝；若房颤持续＞24小时，需予华法林抗凝3周（INR：2～3），成功复律后继续抗凝4周（前三后四） |
| 交界性期前收缩 | 提前发生的QRS波群，逆传的P'波可位于QRS波群之前（PR间期＜0.12秒）、之中、之后；QRS波群形态多正常；多为完全代偿间歇 | 多无须治疗 |

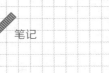

续 表

| 心律失常类型 | | 心电图特点 | 治疗原则 |
|---|---|---|---|
| 房室传导阻滞 | 一度 | PR间期＞0.20秒；P波后无QRS波群脱落 | 无须治疗 |
| | 二度 | Ⅰ型：PR间期逐渐延长，直至脱落1个QRS波群 | 无须治疗 |
| | | Ⅱ型：PR间期恒定，直至脱落1个QRS波群 | 有症状：去除病因<br>临时：阿托品适用于房室结阻滞，异丙肾上腺素适用于任何部位的房室阻滞，植入临时起搏器<br>长期：永久起搏器植入 |
| | 三度 | P波与QRS波群无关；心房率＞心室率 | |
| 阵发性室上性心动过速 | 房室结折返性心动过速 | 心率多150～250次/分；多由1个房性期前收缩触发；QRS波群形态正常、RR间期恒定；P′波与QRS波群呈恒定关系 | 发作期：①刺激迷走神经，如冷水泼面、按摩颈动脉窦（单侧）、Valsalva动作、咽反射、按压眼球（眼心反射）。②缓慢静推腺苷或维拉帕米、普罗帕酮，洋地黄是合并心功能不全患者首选药物。③食管心房调搏术。④同步电复律对于伴血流动力学不稳定或药物治疗无效者适用，但使用洋地黄者禁用<br>预防复发：首选射频消融术 |
| | 房室折返与预激综合征 | 最有价值的诊断方法为心电生理检查<br>窦性心律时PR间期＜0.12秒；QRS波群起始部位顿挫，可见δ波；继发性ST-T改变<br>A型：胸导联QRS波群主波向上。旁路位于左室或右室后底部<br>B型：V$_1$导联QRS波群主波向下，V$_5$、V$_6$导联主波向上。旁路位于右室前侧壁 | 不影响生活无须治疗<br>未合并心房扑动、心房颤动者治疗同房室结折返性心动过速<br>合并心房扑动、心房颤动：可用胺碘酮、普罗帕酮，禁用洋地黄、非二氢吡啶类钙离子通道阻滞药<br>伴血流动力学不稳定者立即行电复律治疗<br>根治用射频消融术 |

**续　表**

| 心律失常类型 | 心电图特点 | 治疗原则 |
| --- | --- | --- |
| 室性期前收缩 | 提前发生的宽大畸形的QRS波群；继发性T波改变表现为T波方向与QRS波群方向相反；代偿间歇完全<br>室性期前收缩的类型如下。①二联律：1个正常QRS波群带1个异常QRS波群。②三联律：2个正常QRS波群带1个异常QRS波群。③成对：连续两个异常QRS波群。④单形性：同一导联内畸形QRS波群为单一形态。⑤多形性：同一导联内畸形QRS波群形态不一 | 无器质性心脏病：无症状不治疗<br>症状明显：可用β受体阻断药、非二氢吡啶类钙离子通道阻滞药、普罗帕酮<br>二尖瓣脱垂患者：可用β受体阻断药<br>频发、抗心律失常药物无效、起源于右室流出道或左室后间隔者：可选择射频消融术<br>有器质性心脏病：治疗原发病<br>症状明显：可用β受体阻断药、非二氢吡啶类钙离子通道阻滞药、胺碘酮<br>急性缺血再灌注治疗 |
| 室性心动过速 | 心率常100～250次/分；连续发生≥3个室性期前收缩，继发ST-T改变；可见房室分离、心室夺获、室性融合波<br>尖端扭转型：频率200～250次/分；QRS波群主波围绕基线上下扭转；QT间期>500毫秒；U波明显；多由R-on-T诱发；可进展为心室颤动或猝死 | 无器质性心脏病、非持续性室速：治疗同室性期前收缩<br>无器质性心脏病但为持续性室速、器质性心脏病：<br>去除诱因终止发作：无血流动力学障碍，可用利多卡因、β受体阻断药、胺碘酮（无器质性心脏病者首选利多卡因，有器质性心脏病者首选胺碘酮）；有血流动力学障碍，可行电复律，注意洋地黄中毒所致室性心动过速禁行电复律<br>预防复发：去除诱因，可用β受体阻断药、胺碘酮；心律转复除颤器（ICD）植入术<br>尖端扭转型：停用引起长QT间期的药物，静脉注射硫酸镁<br>先天性长QT综合征：β受体阻断药、ICD植入术。禁用胺碘酮 |

续　表

| 心律失常类型 | 心电图特点 | 治疗原则 |
|---|---|---|
| 心室扑动 | 频率150～300次/分，多＞200次/分；QRS波群呈正弦波形，波幅规则，单形性 | 心肺复苏、非同步电除颤 |
| 心室颤动 | 波形、频率、振幅极不规则，无法辨认QRS波群、ST段、T波 | 同心室扑动 |

## 2. CHA₂DS₂-VASc评分表　可用于评估心房颤动患者脑卒中的风险（表4-8）。

**表4-8　$CHA_2DS_2$-VASc评分表**

| 危险因素 | 计　分 |
|---|---|
| 充血性心力衰竭（慢性心衰或左室射血分数＜40%）（C） | 1 |
| 高血压（H） | 1 |
| 年龄≥75岁（A） | 2 |
| 糖尿病（D） | 1 |
| 脑卒中/短暂性脑缺血发作/血栓栓塞病史（S） | 2 |
| 血管疾病（心肌梗死、外周动脉疾病、主动脉斑块）（V） | 1 |
| 年龄65～74岁（A） | 1 |
| 性别（女性，Sc） | 1 |

注：评分≥2分须抗凝治疗；评分＝1分推荐抗凝治疗；评分＝0分（包括无其他危险因素的女性患者）无须抗凝。$CHA_2DS_2$-VASc评分适用于非瓣膜性心房颤动患者，抗凝药可选华法林或者新型口服抗凝药（NOAC）。对于合并二尖瓣狭窄、金属瓣置换术后的瓣膜性心房颤动，无须评分，均须给予华法林抗凝治疗，并不推荐NOAC。

笔记

拓展练习及参考答案

## 拓展练习

【填空题】

1. 左心衰竭可出现呼吸困难，其表现形式有（　　）、（　　）、（　　）。

2. 6分钟步行距离（　　）为重度心力衰竭；（　　）为中度心力衰竭；（　　）为轻度心力衰竭。

3. （　　）是洋地黄中毒的特征性表现。

4. 二度Ⅱ型房室传导阻滞是心房冲动传导突然阻滞，但（　　）恒定不变。

5. ACEI类药物是治疗心力衰竭较为重要的药物之一，而存在（　　）、（　　）及（　　）应禁用。

【判断题】

1. 改善急性左心衰竭症状最有效的药物是洋地黄类。

2. 预激综合征并快速心房颤动宜用洋地黄类药物及β受体阻断药治疗以减慢心率。

【名词解释】

1. 预激综合征

2. NYHA心功能分级

【选择题】

A型题

1. 下列变化不属于典型二度Ⅰ型房室传导阻滞表现的是

A. PR间期逐渐延长

B. RR间期逐渐延长

C. 含受阻P波的RR间期＜2个PP间期

D．绝大部分QRS波群时限正常

E．P波受阻无一定规律性

2．老年心力衰竭患者症状加重的最常见诱因是

A．过度劳累　　　　　　　　B．摄入液体过多　　　　　　　C．心肌缺血

D．室性期前收缩　　　　　　E．呼吸道感染

3．持续性心房颤动应用洋地黄治疗的主要目的是

A．加强心肌收缩力　　　　　B．减慢心房率　　　　　　　　C．恢复窦性心律

D．减慢心室率　　　　　　　E．抑制迷走神经

4．男性，30岁，近3～4年来经常无诱因突然心悸，持续时间不等，突发突止，发作时脉率180～200次/分，最好的治疗方法是

A．人工心脏起搏器　　　　　B．口服地高辛　　　　　　　　C．射频消融术

D．口服普萘洛尔　　　　　　E．口服维拉帕米

5．男性，50岁，急性心肌梗死患者。突然出现胸闷、气喘、大汗淋漓。查体：BP 150/90mmHg，无颈静脉怒张，两肺满布干湿啰音，心率120次/分，第一心音低钝。最可能的诊断是

A．急性左心衰竭　　　　　　B．肺炎　　　　　　　　　　　C．肺血栓栓塞症（PTE）

D．支气管哮喘　　　　　　　E．心脏游离壁破裂

6．女性，30岁。患风湿性心脏病二尖瓣狭窄合并关闭不全，心悸、气短、下肢水肿，每日口服地高辛0.25mg、氢氯噻嗪25mg，1个月后感恶心、呕吐。心电图：窦性心律，心率68次/分，室性期前收缩二联律。治疗应

A．改用毒毛花苷K　　　　　B．停用地高辛，给氯化钾　　　C．停地高辛，给呋塞米

D．增加地高辛用量　　　　　E．电复律

7．女性，60岁。慢性心力衰竭2年。查体：血压130/90mmHg，双肺呼吸音清，心率98次/分，律齐。

双下肢无水肿。加用美托洛尔治疗，其主要目的是

A. 改善心肌顺应性 　　　　B. 降低心脏前负荷 　　　　C. 降低心脏后负荷

D. 扩张冠状动脉 　　　　E. 降低心肌耗氧量

8. 男性，60岁。突发心悸、气促2小时，能平卧，高血压病史20年，未规律服用降压药。查体：血压180/130mmHg，双肺满布干、湿啰音，心界扩大，心率110次/分，心律绝对不齐。对该患者最恰当的治疗组合是

A. 硝酸甘油、毛花苷C、美托洛尔

B. 硝普钠、地尔硫草、呋塞米

C. 硝酸甘油、地尔硫草、呋塞米

D. 尼卡地平、毛花苷C、美托洛尔

E. 硝普钠、毛花苷C、呋塞米

9. 男性，46岁。活动耐力进行性下降5年。近半年来平地步行50m左右即感呼吸急促，并出现双下肢水肿。1周前上呼吸道感染后症状加重，伴夜间阵发性呼吸困难。查体：平卧位，颈静脉怒张，肝颈静脉回流征阳性，双肺可闻及细湿啰音，双下肢凹陷性水肿。目前该患者的心力衰竭类型为

A. 急性右心衰竭 　　　　B. 急性左心衰竭 　　　　C. 慢性右心衰竭

D. 全心衰竭 　　　　E. 慢性左心衰竭

B型题

（10、11题共用选项）

A. 心房扑动 　　　　B. 心房颤动 　　　　C. 窦性心动过速

D. 阵发性室上性心动过速 　　　　E. 持续性室性心动过速

10. 突然发作突然终止，按摩颈动脉窦可终止发作，最可能的是

11. 最易引起血流动力学异常的是

（12、13题共用选项）

A．24小时　　　　B．48小时　　　　C．72小时　　　　D．2周　　　　E．4周

12．转复前须抗凝治疗的心房颤动是指其发作持续时间超过

13．心房颤动转复成功后须继续抗凝的时间为

X型题

14．治疗慢性心力衰竭时，哪种药物需要从小剂量开始，逐渐加量

A．血管紧张素转换酶抑制药　　　　B．螺内酯　　　　　　　　C．β受体阻断药

D．利尿药　　　　　　　　　　　　E．洋地黄类药物

15．男性，25岁。突发心悸2小时来诊。查体：心率200次/分，律齐。心电图：可见逆行P波，QRS
　　波群宽大畸形。预激综合征病史。治疗不恰当的是

A．静脉推注毛花苷C　　　　　B．静脉推注维拉帕米　　　　　C．静脉推注普罗帕酮

D．按摩颈动脉窦　　　　　　　E．瓦尔萨尔瓦（Valsalva）动作

【问答题】

1．简述慢性心力衰竭的治疗原则。

2．简述急性心肌梗死心力衰竭分级（Killip分级）。

✍ 参考答案

【填空题】

1．劳力性呼吸困难；端坐呼吸；夜间阵发性呼吸困难

2．＜150m；150～450m；＞450m

3．快速房性心律失常伴传导阻滞

4．PR间期

笔记

5. 威胁生命的不良反应（如血管性水肿和无尿性肾衰竭）；妊娠期妇女；ACEI过敏者

【判断题】

1. × 利尿药。

2. × 禁用洋地黄。

【名词解释】

1. 预激综合征　是指ECG呈预激表现，临床上有心动过速发作。ECG的预激是指心房冲动提前激动心室的一部分或全部。发生预激的解剖学基础是，在房室特殊传导组织以外，还存在一些由普通工作心肌组成的肌束。

2. NYHA心功能分级　美国纽约心脏病学会（NYHA）1928年心功能分级。Ⅰ级：患者患有心脏病但活动量不受限制，平时一般活动量不引起疲乏、心悸、呼吸困难或心绞痛。Ⅱ级：心脏病患者的体力活动受到轻度的限制，休息时无自觉症状，但平时一般活动量下可出现疲乏、心悸、呼吸困难或心绞痛。Ⅲ级：心脏病患者体力活动明显受限，低于平时一般活动量即引起上述的症状。Ⅳ级：心脏病患者不能从事任何体力活动。休息状态下也出现心力衰竭的症状，体力活动后加重。

【选择题】

A型题　1．B　2．E　3．D　4．C　5．A　6．B　7．A　8．E　9．D

B型题　10．D　11．E　12．A　13．E

X型题　14．AC　15．ABDE

【问答题】

1. 答案见知识点总结（一）2（7）。

2. 答案见知识点总结（二）3（1）。

# 第5周　动脉粥样硬化和冠状动脉粥样硬化性心脏病、高血压

## 一、考研真题解析

1.（2012年A型题）关于高血压病患者的降压治疗，下列提法正确的是

A. 血压控制越低越好，减少靶器官损害

B. 尽量应用单种药物，降低药物副作用

C. 血压控制达标后，药物需及时调整减量

D. 有并发症患者，药物及治疗方案应个体化

【答案与解析】　1. D。目前，高血压患者一般主张血压控制目标值应＜140/90mmHg，并非越低越好。降压方法：①应从小剂量开始，联合用药，联合用药可产生协同作用，减少每种药物的剂量，降低药物副作用。②血压控制达标后应尽量维持药物剂量长期保持稳定。③尽可能用每日1片的长效制剂，避免血压波动。④根据患者情况，降压治疗目标及方案必须坚持个体化。

（2～4题共用题干）（2012年A型题）

男性，45岁。间断全身轻度水肿5年，加重伴视物模糊1天入院。查体：血压

180/135mmHg，尿液检查：尿蛋白（＋＋），尿沉渣镜检红细胞8～10个/高倍视野，24小时尿蛋白定量1.3g。血肌酐（Cr）337μmol/L。

2. 该患者首选的治疗措施是

A. 血液透析

B. 限盐、低蛋白饮食

C. 利尿治疗

D. 抗高血压药治疗

3. 该患者目前不适宜选用的治疗药物是

A. 卡托普利　　　　B. 硝苯地平　　　　C. 氢氯噻嗪　　　　D. 呋塞米

4. 病情稳定后，为明确诊断，最重要的检查是

A. 眼底检查　　　　B. 肾动态显像　　　　C. 肾穿刺活检　　　　D. 双肾B超

【答案与解析】 2. D。该患者有慢性长期间断全身水肿，有蛋白尿和镜下血尿，血肌酐升高，血压明显升高（180/135mmHg）伴视物模糊1天入院，考虑为高血压急症，应积极控制高血压，所以首选的治疗措施是抗高血压药治疗。3. A。因为该患者血肌酐已超过264μmol/L，所以目前不适宜选用的治疗药物是血管紧张素转化酶抑制药（ACEI）类。4. C。病情稳定后，为明确诊断，最重要的检查是肾穿刺活检。眼底检查只能了解高血压眼底损害的情况；肾动态显像只能了解肾功能情况；双肾B超检查只能了解其形态学改变。

5.（2013年A型题）急性非ST段抬高心肌梗死治疗时不宜采用溶栓疗法的主要原因是

A. 冠状动脉内主要是白色血栓

B. 冠状动脉阻塞不完全

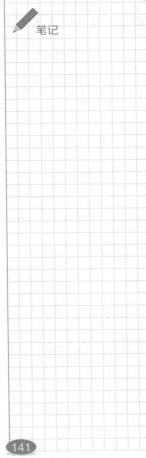

笔记

C．冠状动脉痉挛是发病的主要因素　　D．病情危急程度较轻

【答案与解析】 5．A。急性非ST段抬高心肌梗死（NSTEMI）的主要发病机制是由于血管内不稳定斑块破裂，诱发血小板激活，在局部聚集，形成白色血栓。溶栓溶解的是纤维蛋白而不是血小板，故溶栓疗法不适宜，且会激活凝血机制，使病情恶化。斑块破裂致使血管内皮下的多种活性物质释放亦可导致冠状动脉痉挛，但冠状动脉痉挛与冠状动脉阻塞不完全与溶栓疗法的适应证不符。病情危急程度也不是采用溶栓治疗与否的指征。

（6、7题共用选项）（2013年B型题）

　　A．血管紧张素转换酶抑制药　　　　B．钙通道阻滞药

　　C．β受体阻断药　　　　　　　　　　D．噻嗪类利尿药

　　6．原发性高血压并发2型糖尿病患者首选的药物是

　　7．变异型心绞痛并发高血压患者禁用的药物是

【答案与解析】 6．A。ACEI可增加肾小球滤过率和肾血浆流量，降低高血压伴糖尿病肾病患者的微量蛋白尿，并具有改善胰岛素抵抗和减少尿蛋白的作用，故为此类患者的首选药物。7．C。变异型心绞痛的发病机制是冠状动脉痉挛，β受体阻断药具有使动脉血管痉挛的不良反应，故不适于治疗变异型心绞痛。

　　8．（2014年A型题）判断患者是否在1周前左右发生急性心肌梗死，最有价值的检查是

　　A．超声心动图　　　　　　　　　　B．冠状动脉造影

C．肌钙蛋白测定 D．心肌放射性核素成像

【答案与解析】 8．C。血清心肌损伤标志物是诊断心肌梗死最有价值的检查。其中肌钙蛋白T及肌钙蛋白I对诊断急性心肌梗死特异性最高，其次为肌酸激酶同工酶，作用时间见表5-1。

表5-1　血清心肌损伤标志物的作用时间

| 心肌损伤标志物 | 开始升高 | 达高峰 | 恢复正常 | 特　点 |
|---|---|---|---|---|
| 血清肌红蛋白 | 2小时 | 12小时 | 24～48小时 | 最早出现 |
| 肌钙蛋白 | 3～4小时 | 24～48小时 | 10～14天 | 特异性高 |
| 肌酸激酶同工酶 | 4小时内 | 16～24小时 | 3～4天 | 反映梗死范围；溶栓是否成功 |

9．（2015年A型题）男性，56岁。近1个月来反复出现发作性胸部压抑感，向咽喉部放射，持续10分钟左右后自行缓解。既往有高血压、糖尿病病史，吸烟35年。为明确诊断，不宜进行的检查是

A．24小时动态心电图 B．心电图负荷试验

C．冠状动脉CT D．冠状动脉造影

【答案与解析】 9．B。该患者为老年男性，有高血压、糖尿病和吸烟史，近1个月来胸部压抑感，10分钟后可自行缓解，此为典型稳定性心绞痛的临床表现。心电图负荷试验最常用的是运动负荷试验，运动负荷试验阳性标准：运动中出现典型心绞痛、运动

中心电图改变为ST段水平型或下斜型压低≥0.1mV，持续2分钟。但本试验有一定比例的假阳性和假阴性，单纯运动试验阳性或阴性结果不能作为确诊依据。

10．（2015年A型题）我国高血压人群的个体特点是

A．盐敏感　　　　B．高肾素　　　　C．高血糖　　　　D．高血脂

【答案与解析】　10．A。高肾素、高血糖和高血脂与个体间血压水平呈正相关，但同一地区人群中个体间血压水平与摄盐量并不相关，摄盐过多导致血压升高主要见于对盐敏感的人群。我国高血压患者的个体特点是盐敏感。

11．（2015年X型题）对急性胸痛患者，鉴别急性心肌梗死与主动脉夹层有意义的临床表现有

A．疼痛持续时间　　　　　　　　B．合并消化道症状

C．血清心肌损伤标志物　　　　　D．主动脉瓣区杂音

【答案与解析】　11．CD。主动脉夹层胸痛程度起病后即达高峰，两上肢的血压和脉搏可有明显差别，可有主动脉瓣关闭不全的表现，但无血清心肌损伤标志物升高。心肌损伤标志物升高是急性心肌梗死的特异性检查，但急性心肌梗死无主动脉瓣区杂音。急性心肌梗死与主动脉夹层疼痛持续时间都较长，都可伴有胃肠道症状。

12．（2016年A型题）有关高血压急症治疗原则，不正确的是

A．使用静脉制剂快速降压

B．60分钟内降压幅度不超过25%

C．2～6小时内将血压降至正常水平

D．无临床症状及靶器官损害证据者，可采取口服抗高血压药治疗

【答案与解析】 12．C。高血压急症治疗原则：①及时降低血压。静脉滴注给药，同时监测血压。如果情况允许，及早开始口服抗高血压药治疗。②控制性降压。初始阶段（数分钟到1小时内）血压控制的目标为平均动脉压的降低幅度不超过治疗前水平的25%；在随后的2～6小时内将血压降至160/100mmHg左右；如果可耐受且临床情况稳定，在随后24～48小时逐步降至正常水平。③合理选择降压药。硝普钠往往是首选的药物。

13．（2017年A型题）男性，56岁。1个月来发生3次在夜间睡眠中因突发心前区痛而惊醒，伴出汗、咽部发紧、呼吸不畅，持续10分钟左右自行缓解，白天活动正常。既往发现高血压1年，未治疗，吸烟20年。查体：脉搏（P）60次/分，血压（BP）160/80mmHg，双肺正常，心律齐，心音正常，双下肢不肿。该患者应首选的降压治疗药物是

A．血管紧张素转换酶抑制药　　　　　B．血管紧张素Ⅱ受体阻断药

C．钙通道阻滞药　　　　　　　　　　D．β受体阻断药

【答案与解析】 13．C。该患者为老年男性，有1年高血压史，1个月来夜间睡觉中突发心前区疼痛、持续10分钟后自行缓解，判断为不稳定型心绞痛。是否存在血管痉挛未知。钙通道阻滞药降压疗效和幅度较强，疗效个体差异性小，对老年患者有较好的降压效果，长期治疗有抗动脉粥样硬化作用，为血管痉挛性心绞痛的首选药物，能有效降低心绞痛的发生率。血管紧张素转换酶抑制药和血管紧张素Ⅱ受体阻断药为高血压合并心力衰竭、心肌梗死、糖尿病肾病的首选治疗药物。β受体阻断药对心律较快的中青年或合并心绞痛和慢性心力衰竭的患者疗效较好，对老年高血压疗效相对较差，且禁用

于痉挛性心绞痛。

14.（2017年A型题）男性，72岁。1周前因急性前壁心肌梗死，行急诊经皮冠状动脉介入治疗（PCI），于左前降支植入药物洗脱支架1枚，应继续采取的治疗是

　　A．溶栓治疗　　　　B．介入取栓治疗　　　C．抗凝治疗　　　　D．抗血小板治疗

【答案与解析】　14．D。患者为老年男性，1周前急性前壁心肌梗死，并植入药物洗脱支架，应选用双联抗血小板治疗。

15.（2018年A型题）女性，48岁。发现高血压8年，最高达180/100mmHg，坚持口服吲达帕胺，血压基本正常。1周前患急性胃肠炎，后感发作性心悸、胸闷，明显乏力，查BP 140/85mmHg。心电图：心率82次/分，频发室性期前收缩，二联律。该患者1周来病情变化最可能的原因是

　　A．并发急性心肌炎　　　　　　　　B．并发低钾血症

　　C．冠状动脉缺血　　　　　　　　　D．血压控制不满意

【答案与解析】　15．B。该患者为中年女性，高血压8年，口服噻嗪类利尿药（吲达帕胺）控制血压，长期使用不良反应是低血钾，1周前由于急性肠胃炎后感心悸发作、胸闷、乏力，查血压140/85mmHg，心率82次/分，频发室性期前收缩、二联律，均为低血钾的临床表现。

16.（2019年A型题）男性，58岁。因活动后心悸、胸闷及气促半年入院，15年前发现血压高，从未诊治。吸烟30年。父亲40岁死于心肌梗死。查体：P 82次/分，BP 150/70mmHg，双肺（－），心界向左下扩大，心尖部可闻及3/6级收缩期吹风样杂音。

超声心动图：左心房增大、左室壁增厚、二尖瓣瓣尖稍增厚、室壁运动正常。该患者应首先考虑的诊断是

    A．扩张型心肌病            B．风湿性心脏病

    C．高血压心脏损害        D．冠状动脉粥样硬化性心脏病

【答案与解析】 16．C。该患者为老年男性，高血压病史15年，属于1级高血压。根据查体结果考虑为高血压心脏病。心脏和血管是高血压损害的主要靶器官，早期可无明显病理改变，长期高血压引起的心脏改变，主要是左心室肥厚和扩大。查体可见心界向左下扩大，心尖抬举样搏动，心尖区可闻及收缩期吹风样杂音，是由于左心室扩大导致相对性二尖瓣关闭不全或二尖瓣乳头功能失调，可有第四心音。扩张型心肌病（DCM）主要表现为心界两侧扩大，听诊心音减弱，常可闻及第三或第四心音，超声心动图示室壁活动普遍减弱，心肌收缩功能下降，可见二尖瓣反流和三尖瓣反流。风湿性心脏病往往有链球菌感染史，病变主要累及二尖瓣，可在心尖区闻及杂音，超声心动图表现为瓣叶结构增厚，瓣环扩大，室壁矛盾运动。冠状动脉弱样硬化性心脏病（简称冠心病）多表现为心前区突然疼痛，无心界改变，且冠心病患者心尖部可闻及3/6级收缩期吹风样杂音是由于乳头肌功能失调或断裂，与该患者超声心动图描述不符。

（17～19题共用题干）（2019年A型题）

    女性，49岁，2个月来无诱因出现心前区憋闷、气促，持续10分钟至半小时不等，发作时伴乏力、四肢麻木、手心出汗，活动不受限。1小时前症状再发并持续不缓解，步行来院。既往有高血脂，无其他病史。其父患心脏病猝死。查体：P 80次/分，呼吸（R）16次/分，BP 130/70mmHg。肥胖体型，双肺（－），心界不大，心律齐，心尖部可

闻及2/6级收缩期杂音，$A_2 = P_2$，腹部（－），左下肢水肿（±）。心电图：Ⅲ、aVF、$V_5$ 导联T波低平。

17. 根据目前资料，患者最不可能患有的疾病是

A. 心血管神经症

B. 急性心肌梗死

C. 不稳定型心绞痛

D. 肺栓塞

18. 此时给予患者最正确的处理是

A. 对症处理，临床观察

B. 保证氧供，急诊溶栓

C. 积极抗凝，抗血小板

D. 血运重建，急诊介入

19. 患者症状缓解后2周再次来院，为明确诊断，此时应首选的检查是

A. 超声心动图

B. 冠状动脉造影

C. 运动负荷试验

D. 放射性核素肺通气/血流灌注显像

【答案与解析】 17. B。该患者为中年女性，持续1小时心前区憋闷，如果考虑急性心肌梗死，此时应处于超急性期，症状上表现为剧烈胸痛，伴濒死感，需要被迫停止活动来减少心肌耗氧，心电图上出现明显的T波高尖。本例患者无上述表现，且症状持续1小时仍可步行来院，不考虑急性心肌梗死可能。患者为中年女性，2个月来无诱因出现心前区憋闷、气促持续10分钟至半小时不等，考虑为不稳定型心绞痛；发作时四肢麻木、手心出汗，但活动不受限制，有心脏神经官能症的可能，但须除外心脏器质性病变方考虑本病。查体单侧下肢水肿可疑阳性，有下肢血栓可能，再结合喘憋、气促、肺动脉高压表现，尚须除外小面积肺栓塞可能。18. A。该患者目前尚不能确定引发症

状的具体病因，应给予患者对症处理、临床观察，再根据临床观察结果制定进一步的诊疗方案。19．C。为明确该患者是否为冠心病，可行运动负荷试验。超声心动图的目的在于了解心室壁的运动和左心室的功能。冠状动脉造影为有创性检查手段，不作为首选检查。放射性核素肺通气/血流灌注显像是诊断肺栓塞的重要方法。

20．（2020年A型题）男性，60岁。突发左胸持续压榨性疼痛伴大汗3小时，自含速效救心丸无效，急送来院。查体：P 85次/分，BP 80/50mmHg，神清，四肢皮肤发凉，双肺未闻及啰音，心律不齐，心音低钝。心电图：窦性心律，偶发房性期前收缩， I 、aVL、$V_1 \sim V_5$导联ST段抬高，T波倒置。下列急诊处理正确的是

A．积极静脉输液扩容 　　　　　　　　B．静脉推注利多卡因

C．静脉滴注硝酸甘油 　　　　　　　　D．行主动脉内球囊反搏

【答案与解析】 20．D。该患者为老年男性，左胸部压榨性疼痛伴大汗3小时，自含速效救心丸无效，血压低，结合心电图检查，考虑为急性广泛前壁和侧壁心肌梗死。急性心肌梗死的首要治疗就是再灌注治疗。主动脉内球囊反搏（IABP）是急性心肌梗死合并心源性休克常用的辅助治疗，提倡在休克发生的早期及时使用。IABP可以增高舒张压而不增加左心室收缩期负荷，并有助于增加冠状动脉灌流，为ST段抬高型心肌梗死（STEMI）合并心源性休克患者接受冠状动脉造影和机械性再灌注提供重要的过渡和机会。患者为左心心肌梗死。补液治疗会增加左心前负荷，增加做功及耗氧量。利多卡因主要用于室性心律失常。硝酸甘油因其扩张血管作用可降低血压，低血压禁用。

21．（2020年X型题）男性，65岁。6年前患心肌梗死，为评估患者目前的心脏功能，

可选用

　　A．动态心电图　　　　　　　　　　B．超声心动图

　　C．放射性核素心脏检查　　　　　　D．冠状动脉造影

【答案与解析】　21．BC。放射性核素心脏检查可定量分析心肌灌注、心肌存活和心脏功能。超声心动图也有助于了解心室壁的运动和左心室功能，诊断室壁瘤和乳头肌功能失调，检测心包积液及室间隔穿孔等并发症。动态心电图又称Holter监测，可连续记录24～72小时心脏电信号，可提高对非持续性心律失常及短暂心肌缺血发作的检出率。选择性冠状动脉造影是目前诊断冠心病的"金标准"，可以动态观察冠状动脉血流及解剖情况，了解冠状动脉病变的性质、部位、范围、程度等，但无法判断心功能。

22．（2021年A型题）男性，60岁，高血压病20余年，最高血压190/100mmHg，无自觉不适，未规律治疗，来院体检。查体：P 62次/分，血压180/100mmHg，心肺（－）。尿液检查：尿蛋白（＋）。血液检查：血清总胆固醇（TC）6.4mmol/L，高密度脂蛋白胆固醇（HDL-C）0.98mmol/L，低密度脂蛋白胆固醇（LDL-C）4.96mmol/L，葡萄糖（Glu）8.6mmol/L，血肌酐122μmol/L，尿酸365μmol/L，该患者首选降压药物为

　　A．培哚普利　　　　B．氨氯地平　　　　C．吲达帕胺　　　　D．比索洛尔

【答案与解析】　22．A。该患者为老年男性，长期3级高血压，伴蛋白尿、高血脂、糖尿病，血肌酐不高，首选ACEI，如培哚普利。

23．（2021年A型题）男性，60岁，2小时前（凌晨5：00）在睡眠中突发心前区疼痛伴大汗，自服速效救心丸无效，急诊入院（晨7：00）。心电图：Ⅱ、Ⅲ、avF导联ST

段抬高 0.2 ～ 0.4mV，采血检查，下列指标最可能升高的是

A．肌钙蛋白 T

B．肌酸激酶同工酶 CK-MB

C．谷草转氨酶

D．肌红蛋白

【答案与解析】 23．D。该患者为老年男性，根据症状和心电图表现，诊断为急性心肌梗死。由于该患者起病 2 小时，心肌酶中最可能升高的是肌红蛋白。

（24 ～ 26 题共用题干）（2022 年 A 型题）

男性，65 岁，1 年来快跑时感心前区闷痛，持续 3 ～ 5 分钟，休息后可缓解。近 1 个月来快步走或登 2 层楼后即感胸痛，疼痛较前加重，可持续 10 分钟，伴出汗。1 天前再次发作，口服硝酸甘油后可缓解，胸痛发作时心电图可见 ST-T 改变，诊断为冠心病。

24．该患者冠心病的分型是

A．稳定型心绞痛

B．不稳定型心绞痛

C．非 ST 段抬高型心肌梗死

D．急性 ST 段抬高型心肌梗死

25．根据加拿大心血管病学会（CCS）分级该患者的严重程度分度是

A．Ⅰ级

B．Ⅱ级

C．Ⅲ级

D．Ⅳ级

26．该患者最佳的治疗选择是

A．溶栓治疗

B．戊四硝酯口服

C．经皮冠状动脉介入（PCI）治疗

D．加用 β 受体阻断药

【答案与解析】 24．A。稳定型心绞痛是指疼痛发作的程度、频率、性质及诱发因素 1 个月内无明显变化。不稳定型心绞痛有 3 种临床表现：①静息型心绞痛。发作于休

息时，持续时间通常＞20分钟。②初发型心绞痛。通常在首发症状1～2个月内、很轻的体力活动可诱发（程度至少达CCS Ⅲ级）。③恶化型心绞痛。在相对稳定的劳力性心绞痛基础上心绞痛逐渐增强（疼痛更剧烈、时间更长或更频繁，按CCS分级至少增加Ⅰ级水平，程度至少CCS Ⅲ级）。该患者胸痛性质2个月无明显改变，同时含服硝酸甘油可缓解，胸痛发作时心电图可见ST-T改变，无肌钙蛋白升高的实验室检查证据，因此诊断为稳定型心绞痛。25．B。加拿大心血管病学会将心绞痛严重度分为4级，患者近1个月来快步走或上2层楼后即感胸痛，符合Ⅱ级心绞痛的表现（一般体力活动轻度受限，一般情况下平地步行200m以上或登楼1层以上引起心绞痛）。26．C。针对稳定型心绞痛患者，有"药物保守治疗"和"血运重建治疗"两种治疗策略，根据患者目前的临床表现，最佳治疗应选择PCI。

（27、28题共用选项）（2022年B型题）

A．替格瑞洛　　　　B．伊伐布雷定　　　　C．左西孟旦　　　　D．比伐卢定

27．冠心病支架植入术后患者存在氯吡格雷抵抗，可选的药物是

28．冠心病患者合并左心衰竭，血压正常，可选用

【答案与解析】 27．A。通常冠心病支架植入术后需要二联抗血小板治疗至少12个月，如果存在氯吡格雷抵抗，可选用同属于二磷酸腺苷（ADP）受体阻断药替格瑞洛。
28．C。伊伐布雷定可以选择性特异性抑制窦房结 $I_f$ 电流，减慢窦性心律，延长舒张期，改善左心室功能；比伐卢定是凝血酶直接抑制药，通过直接并特异性抑制Ⅱa因子活性，能使活化凝血酶时间明显延长而发挥抗凝作用；左西孟旦通过结合于心肌细胞上的肌钙蛋白C增强心肌收缩，并通过介导腺苷三磷酸敏感的钾通道，扩张冠状动脉和外周

笔记

血管，适用于无显著低血压或低血压倾向的急性左心衰竭患者。

## 二、知识点总结

本周知识点考点频率统计见表5-2

**表5-2　动脉粥样硬化和冠心病、高血压考点频率统计表（2012—2022年）**

| 年　份 | 动脉粥样硬化和冠心病 | | | | | 高血压 | | | | |
| --- | --- | --- | --- | --- | --- | --- | --- | --- | --- | --- |
| | 病因与发病机制 | 临床表现 | 辅助检查 | 诊断 | 治疗 | 病因与发病机制 | 临床表现 | 辅助检查 | 诊断 | 治疗及并发症 |
| 2022 | | √ | √ | √ | √ | | | | | |
| 2021 | | √ | √ | √ | | | √ | √ | √ | √ |
| 2020 | | √ | | √ | | | | | | |
| 2019 | | √ | √ | √ | √ | | √ | √ | √ | |
| 2018 | | | | | | | | | | √ |
| 2017 | | √ | | | √ | | | | | √ |
| 2016 | | | | | | | | | | √ |
| 2015 | | √ | √ | √ | | √ | | | | |
| 2014 | | | √ | | | | | | | |
| 2013 | | | | | √ | | | | | √ |
| 2012 | | | | | | | | | | √ |

## （一）动脉粥样硬化

### 1. 动脉粥样硬化常见危险因素　见表5-3。

表5-3　动脉粥样硬化常见危险因素

| 不可改变 | 年龄 | | 多见于40岁以上中老年人，49岁后进展较快 |
|---|---|---|---|
| | 性别 | | 发病率：男性＝绝经后女性＞绝经前女性 |
| 可改变 | 三高 | 高血脂 | 为致病性危险因素，胆固醇为"罪魁祸首"，治疗主要靶目标为低密度脂蛋白胆醇（LDL-C） |
| | | 高血糖 | "帮凶"，包括糖尿病、糖耐量异常 |
| | | 高血压 | "帮凶" |
| | 吸烟 | | "帮凶" |
| | 肥胖 | | "帮凶"，$BMI^* > 24kg/m^2$为肥胖，男性腹围≥90cm，女性≥85cm为向心性肥胖（目标腹围：男性＜85cm，女性＜80cm） |
| | 家族史 | | 早发冠心病家族史：一级亲属男性＜55岁，女性＜65岁发生冠心病 |
| | 其他 | | A型人格（争强好胜）、长期口服避孕药、不良饮食习惯、慢性肾功能不全、风湿免疫性疾病等 |

注：*体重指数（BMI）＝体重（kg）/［身高（m）］$^2$，《内科学》（第9版）将肥胖界定为$BMI > 24kg/m^2$，临床上依据指南将$BMI > 24kg/m^2$定义为超重，≥$28kg/m^2$（国外为$30kg/m^2$）定义为肥胖。

### 2. 防治措施

（1）控制可改变的危险因素。

（2）药物治疗：主要是缓解症状、减少急性缺血事件和因急性缺血事件带来的细胞

笔记

坏死，以及改善预后。常用于防治冠状动脉粥样硬化的药物见表5-4。

**表5-4　防治冠状动脉粥样硬化的药物**

| 缓解症状药物<br>（抗心绞痛） | 急性事件（斑块破裂）<br>下稳定斑块、改善血流 | 改善预后药物 |
| --- | --- | --- |
| （B）β受体阻断药 | （A）抗栓药物：抗血小板药<br>抗凝血药（肝素、低分子肝素）<br>纤维蛋白溶解药（SK、阿替普酶） | （A）抗血小板药：阿司匹林、氯吡格雷和替格瑞洛 |
| （N）硝酸酯类 | | （A）ACEI/ARB：普利类/沙坦类 |
| （C）钙通道阻滞药 | | （B）β受体阻滞药 |
| | | （C）降胆固醇：他汀类 |

注：ACEI，血管紧张素转换酶抑制药；ARB，血管紧张素Ⅱ受体阻断药；SK，链激酶。

（3）机械解除血管狭窄问题：介入（如球囊扩张、支架植入）或外科手术（血管搭桥）。

**（二）冠状动脉粥样硬化性心脏病**

1. **分型**　根据发病特点和治疗原则不同分为两大类：慢性冠脉疾病（CAD）和急性冠状动脉综合征（ACS）。前者也称慢性心肌缺血综合征（CIS），包括稳定型心绞痛、缺血性心肌病和隐匿性冠心病等。后者是一组由急性心肌缺血引起的临床综合征，包括不稳定型心绞痛（UA）、非ST段抬高型心肌梗死（NSTEMI）和ST段抬高型心肌梗死（STEMI），也有将冠心病猝死包括在内。动脉粥样硬化不稳定斑块破裂或糜烂导致冠状动脉内急性血栓形成，被认为是大多数ACS发病的主要病理基础，血小板激活在其发病过程中起着非常重要的作用。

**2. 稳定型心绞痛** 也称劳力性心绞痛。疼痛发作的程度、频度、持续时间、性质及诱发因素等在数个月内无明显变化。

（1）临床表现：发作性胸痛为主要临床表现。疼痛具有以下特点：①发作常由体力劳动或情绪激动所诱发，饱食、寒冷、吸烟、心动过速、休克等亦可诱发。②疼痛部位主要在胸骨体之后，可波及心前区，手掌大小范围，也可横贯前胸，界限不清。常放射至左肩、左臂内侧达环指和小指，或至颈、咽或下颌部。③胸痛常为压迫、发闷或紧缩性，也可有烧灼感，但不像针刺或刀扎样锐性痛，偶伴濒死感。有些患者仅觉胸闷不适而非胸痛。发作时患者往往被迫停止正在进行的活动，直至症状缓解。④持续时间多为3～5分钟，一般不超过半小时。⑤停止原来诱发症状的活动后即可缓解，舌下含用硝酸甘油等硝酸酯类药物也能在几分钟内缓解。⑥平时一般无异常体征。心绞痛发作时常见心率增快、血压升高、表情焦虑、皮肤冷或出汗，有时出现第四或第三心音奔马律。可有暂时性心尖部收缩期杂音，是乳头肌缺血以致功能失调引起二尖瓣关闭不全所致。

（2）检查：①心肌损伤标志物均正常。②发作时心电图可见ST压低≥0.1mv。③心电图负荷试验中最常用的是运动负荷试验，阳性标准是运动中出现典型心绞痛、ST段水平型或下斜型压低≥0.1mV（J点后60～80毫秒）持续2分钟（除了稳定型心绞痛，其余心绞痛均不能做运动负荷试验）。④冠脉造影是有创检查，是诊断冠心病的"金标准"。

（3）分级：加拿大心血管病学会（CCS）把心绞痛严重度分为如下4级。Ⅰ级：一般体力活动（如步行和登楼）不受限，仅在强、快或持续用力时发生心绞痛。Ⅱ级：一般体力活动轻度受限。快步、饭后、寒冷或刮风中、精神应激或醒后数小时内发作心绞痛。一般情况下平地步行200m以上或登楼1层以上受限。Ⅲ级：一般体力活动明显受限，平地步行200m内或登楼1层引起心绞痛。Ⅳ级：轻微活动或休息时即可发生心绞痛。

（4）治疗：①发作时舌下含服硝酸甘油或硝酸异山梨酯。②缓解期采用冠心病二级预防方案治疗（表5-5），这是所有类型冠心病患者长期治疗方案。

表5-5　冠心病二级预防方案

| A | B | C | D | E |
|---|---|---|---|---|
| 抗血小板药（Anti-）<br>ACEI/ARB<br>抗心绞痛（Anti-） | β受体阻断药<br>控制血压（BP） | 戒烟（Cigarette）<br>控制血脂（Cholesterol） | 合理饮食（Diet）<br>控制糖尿病（Diabetes） | 运动（Exercise）<br>教育（Education） |

### 3. 不稳定型心绞痛和非ST段抬高型心肌梗死

UA与NSTEMI同属非ST段抬高型ACS，两者的病因和临床表现相似但程度不同，主要区别在于是否导致心肌损害。

（1）UA分类：①静息型心绞痛。于休息时发作，持续时间通常＞20分钟。②初发型心绞痛。通常在首发症状1～2个月内，很轻的体力活动可诱发（程度至少达CCS Ⅲ级）。③恶化型心绞痛。在相对稳定的劳力性心绞痛基础上心绞痛逐渐增强（疼痛更剧烈、时间更长或更频繁，按CCS分级至少增加Ⅰ级水平，程度至少CCS Ⅱ级。④继发性不稳定型心绞痛。少数不稳定型心绞痛患者发作有明显的诱发因素，如增加心肌氧耗

（感染、甲状腺功能亢进症、心律失常），减少冠状动脉血流（如低血压），血液携氧能力下降（如贫血、低氧血症）。⑤变异型心绞痛。特征为静息心绞痛，表现为一过性ST段动态改变，发病机制为冠状动脉痉挛。

（2）发病机制：由冠状动脉痉挛引起，多发生在已有冠状动脉狭窄（病变冠状动脉）的基础上，但其临床表现与冠状动脉狭窄程度不成正比，少数患者冠脉造影可正常（正常冠状动脉）。

（3）临床表现：静息心绞痛，无明显诱因，历时数十秒至数十分钟，无特异性体征。

（4）心电图（ECG）：发作时有一过性ST段（抬高或压低）和T波（低平或倒置）改变，其中ST段的动态改变（≥0.1mV的抬高或压低）是严重冠状动脉疾病的表现，可能会发生急性心肌梗死（AMI）或猝死。若ECG改变持续12小时以上，则提示NSTEMI的可能。若患者具有稳定型心绞痛的典型病史或冠心病诊断明确（既往有心肌梗死，冠状动脉造影提示狭窄或非侵入性试验阳性），即使没有ECG改变，也可以根据临床表现作出UA的诊断。

（5）治疗：首选二氢吡啶类钙通道阻滞药（硝苯地平）。不能选用β受体阻断药，因其可阻断β受体，导致冠状动脉收缩加重病情。

### 4．ST段抬高型心肌梗死

（1）临床表现：①先兆。新发生心绞痛，或原有心绞痛加重。②疼痛部位和性质。与心绞痛相似，是最先出现的症状，含服硝酸甘油多不缓解，劳力、情绪激动、受寒、饱食等诱因多不明显且发生于安静时，疼痛时限持续较长（数小时或1～2天）。③心律失常。见于75%～95%的患者，多发生在起病1～2天，而以24小时内最多见，可伴乏力、头晕、昏厥等症状。以室性心律失常最多，尤其是室早二联律，前壁心肌梗死常易引起快速型心律失常（室性心动过速，心室颤动），下壁心肌梗死易引起缓慢型心律失常（容易引起房室传导阻滞），伴有迷走神经张力增高。④低血压和休克。⑤全身症状。⑥心力衰竭。主要是急性左心衰竭。⑦心脏体征。心浊音界增大，心率增快，第一心音减弱，可出现第四心音；起病2～3天闻及心包摩擦音，为反应性纤维性心包炎所致；心尖区收缩期杂音或伴中晚期喀喇音，为二尖瓣乳头肌功能失调所致，胸骨左缘3～4肋间收缩期杂音伴震颤，为室间隔穿孔所致。

（2）心电图：①特征性改变。ST段抬高呈弓背向上型＋病理性Q波＋T波倒置。背向梗死区的导联则出现相反的改变，即R波增高、ST段压低和T波直立并增高。②动态性改变。ST段抬高型心肌梗死（MI）。起病数小时内冠状T波，为超急性期；数小时后ST段弓背向上抬高，数小时至2日内病理性Q波，为急性期；数日至2周左右ST段可回基线，T波则变为平坦或倒置，为亚急性期；数周至数个月后T波呈V形倒置，病理性Q波可持续存在，为慢性期。

（3）血清心肌损伤标志物：①肌红蛋白起病后2小时内升高，12小时内达高峰，24～48小时内恢复正常。②肌钙蛋白I（cTnI）或肌钙蛋白T（cTnT）起病3～4小时后升高，cTnI于11～24小时达高峰，7～10天降至正常，cTnT于24～48小时达高峰，10～14天降至正常。这些心肌结构蛋白含量的增高是诊断MI的敏感指标。③肌酸激酶同工酶CK-MB升高，在起病后4小时内升高，16～24小时达高峰，3～4天恢复正常，其升高的程度能较准确地反映梗死的范围，其高峰出现时间是否提前有助于判断溶栓治疗是否成功。

肌红蛋白在AMI后出现最早，也十分敏感，但特异性不很强；cTnT和cTnI出现稍延迟，而特异性很高，在症状出现后6小时内测定为阴性则6小时后应再复查，其缺点是持续时间可长达10～14天，对在此期间判断是否有新的梗死不利。CK-MB虽不如cTnT、cTnI敏感，但对早期（＜4小时）AMI的诊断有较重要价值。

（4）并发症：乳头肌功能失调或断裂、心脏破裂、栓塞、心室壁瘤、心肌梗死后综合征。

（5）治疗：及早发现，及早住院。治疗原则是尽快恢复心肌的血液灌注（到达医院后30分钟内溶栓或90分钟内介入治疗）。具体治疗如下。

1）监护和一般治疗。

2）解除疼痛：①哌替啶肌内注射或吗啡静脉注射，必要时可重复应用，注意呼吸功能的抑制。②硝酸酯类药物通过扩张冠状动脉，增加冠状动脉血流量及静脉容量，降低心室前负荷。大多数AMI患者有应用硝酸酯类药物的指征，但对于下壁心肌梗死、可疑右室心肌梗死或明显低血压的患者（收缩压＜90mmHg），不宜使用。③β受体阻断药在患者无禁忌证的情况下应在发病24小时内尽早常规应用。无以下情况者可常规使用β受体阻断药。①心力衰竭。②低心输出量状态。③心源性休克危险性增高，如年龄＞70岁、收缩压＜120mmHg、窦性心动过速＞110次/分或心率＜60次/分，以及距发生STEMI的时间增加。④其他情况，如PR间期＞0.24秒、二度或三度房室传导阻滞、哮喘发作期或反应性气道疾病。口服从小剂量开始逐渐递增，使静息心率降至55～60次/分。

3）经皮冠状动脉介入治疗（PCI）：①直接PCI的适应证为症状发作12小时以内并且有持续新发的ST段抬高或新发左束支传导阻滞；12～48小时内仍有心肌缺血证据

（仍然有胸痛和ECG变化）。②溶栓治疗后仍有明显胸痛，抬高的ST段无明显降低者，宜立即施行补救性PCI。③溶栓治疗再通者的PCI：溶栓成功后稳定的患者，实施血管造影的最佳时机是2～24小时，必要时行PCI，可缓解重度残余狭窄导致的心肌缺血，降低发生再梗死的可能性。

4）溶栓治疗：症状发作120分钟内无条件PCI者首选溶栓，力争在10分钟给予患者溶栓药物。禁忌证：①既往发生过出血性脑卒中，6个月内发生过缺血性脑卒中或脑血管事件。②中枢神经系统受损、颅内肿瘤或畸形。③近期（2～4周）有活动性内脏出血。④未排除主动脉夹层。⑤入院时有严重且未控制的高血压（＞180/110mmHg）或慢性严重高血压病史。⑥目前正在使用治疗剂量的抗凝血药或已知有出血倾向。⑦近期（2～4周）创伤史，包括头部外伤、创伤性心肺复苏或较长时间（＞10分钟）的心肺复苏。⑧近期（＜3周）外科大手术。⑨近期（＜2周）曾有在不能压迫部位的大血管行穿刺术。溶栓治疗的常用药物有尿激酶（UK）、链激酶（SK）、重组组织型纤溶酶原激活物（rt-PA）。溶栓再通的判断标准可根据冠状动脉造影观察血管再通情况直接判断，也可根据如下几条间接判断。抬高的ST段于2小时内回降＞50%；胸痛2小时内基本消失；2小时内出现再灌注性心律失常，如短暂的加速性室性自主节律，房室或束支传导阻滞突然消失或下后壁心肌梗死的患者出现一过性窦性心动过缓、窦房传导阻滞或低血压状态；血清CK-MB峰值提前出现（14小时内）。

**（三）高血压**

**1. 原发性高血压**

（1）定义及血压水平分类：高血压的定义为未使用降压药物的情况下非同日3次测

得的血压值均≥140mmHg和/或90mmHg。根据血压升高水平，进一步将高血压分为1～3级，见表5-6，当收缩压和舒张压分属于不同分级时，以较高的级别作为标准。

表5-6　血压水平分类

| 分　类 | 血压（mmHg） | | |
|---|---|---|---|
| 正常血压 | 收缩压＜120 | 和 | 舒张压＜80 |
| 正常高值血压 | 收缩压120～139 | 和/或 | 舒张压80～89 |
| 高血压1级（轻度） | 收缩压140～159 | 和/或 | 舒张压90～99 |
| 高血压2级（中度） | 收缩压160～179 | 和/或 | 舒张压100～109 |
| 高血压3级（重度） | 收缩压≥180 | 和/或 | 舒张压≥110 |
| 单纯收缩期高血压 | 收缩压≥140 | 和 | 舒张压＜90 |

（2）我国人群高血压的特点：高钠、低钾膳食是我国大多数高血压患者发病的主要危险因素，即盐敏感。

（3）靶器官损害：高血压的主要靶器官包括血管、心脏、脑、肾脏和视网膜。高血压最常见的并发症是心脑血管意外。高血压可致肾小动脉硬化、肾纤维化、肾衰竭。眼底改变可反映高血压的严重程度，随着严重程度加重，视网膜小动脉可从痉挛进展到硬化，血压急骤升高可引起视网膜渗出和出血。

（4）临床表现：①常见症状有头晕、头痛、颈项板紧、疲劳、心悸等；器官受累时可出现胸闷、气短、心绞痛、多尿等症状。典型的高血压头痛在血压下降后即可消失。

笔记

②体征有周围血管搏动、血管杂音、心脏杂音等。腰部肿块提示多囊肾或嗜铬细胞瘤；股动脉搏动延迟或缺如、下肢血压明显低于上肢提示主动脉缩窄；向心性肥胖、紫纹、多毛，提示皮质醇增多症。

（5）并发症：脑血管病，包括脑出血、脑血栓形成、腔隙性脑梗死和短暂性脑缺血发作，还可引起心力衰竭和冠心病、慢性肾衰竭、主动脉夹层。

（6）影响预后的因素：见表5-7。

#### 表5-7 影响高血压患者预后的重要因素

| 项 目 | 危险因素 |
|---|---|
| 心血管危险因素 | ①高血压：1～3级。②年龄：男＞55岁，女＞65岁。③吸烟。④糖耐量受损和/或空腹血糖受损。⑤血脂异常：总胆固醇（TC）≥5.7mmol/L，低密度脂蛋白胆固醇（LDL-C）＞3.3mmol/L或高密度脂蛋白胆固醇（HDL-C）＜1.0mmol/L。⑥早发心血管病家族史：一级亲属发病年龄男＜55岁，女＜65岁。⑦腹型肥胖：男性腰围≥90cm、女性≥85cm，或体重指数（BMI）≥28kg/m²。⑧血同型半胱氨酸升高≥10μmol/L |
| 靶器官损害 | ①心电图或超声心动图可见左室肥厚。②颈动脉超声示动脉粥样斑块或内膜中层厚度（IMT）≥0.9mm。③股动脉搏波传导速度（PWV）＞12m/s。④踝臂指数（ABI）＜0.9。⑤血肌酐轻度升高（男115～133μmol/L、女107～124μmol/L）；尿微量白蛋白30～300mg/24h，或尿白蛋白/肌酐≥30mg/g |
| 伴随临床疾病 | ①脑血管病：脑出血、缺血性脑卒中、短暂性脑缺血发作。②心脏疾病：心肌梗死、心绞痛、冠状动脉血运重建、慢性心力衰竭。③肾脏疾病：糖尿病肾病、肾功能不全（血肌酐男≥133μmol/L，女≥124μmol/L，尿蛋白≥300mg/24h）。④周围血管病。⑤视网膜病变：出血、渗出、视盘水肿。⑥糖尿病 |

（7）危险分层：见表5-8。

表5-8　高血压患者心血管危险分层标准

| 其他危险因素和病史 | 高血压1级 | 高血压2级 | 高血压3级 |
|---|---|---|---|
| 无其他危险因素 | 低危 | 中危 | 高危 |
| 1～2个其他危险因素 | 中危 | 中危 | 很高危 |
| >3个其他危险因素或靶器官损害 | 高危 | 高危 | 很高危 |
| 临床并发症和糖尿病 | 很高危 | 很高危 | 很高危 |

　　（8）治疗：①目的。减少高血压患者心、脑血管病的发生率和死亡率。②治疗性生活方式干预。③降压药物治疗对象：高血压2级或以上患者（血压≥160/100mmHg）；高血压合并糖尿病，或者有心、脑、肾靶器官损害或并发症患者；凡血压持续性升高，改善生活行为后血压仍未获得有效控制者；高危和很高危患者必须使用药物强化治疗。④血压控制目标值：一般主张目标值应＜140/90mmHg；糖尿病、慢性肾脏病、心力衰竭、病情稳定的冠心病合并高血压患者，血压控制目标值＜130/80mmHg；老年收缩期高血压患者，收缩压控制在150mmHg以下，如能耐受可降至140mmHg以下。⑤用药原则。小剂量开始、优先选择长效制剂、联合用药（2级以上高血压常需联合治疗，表5-9）、个体化用药（表5-10、表5-11）。

笔记

**表5-9　高血压常用联合治疗方案**

| 推荐等级 | 具体方案 |
|---|---|
| 主要推荐 | ACEI/ARB＋二氢吡啶类钙通道阻滞药（CCB）；ARB/AECI＋噻嗪类利尿药；二氢吡啶类CCB＋噻嗪类利尿药；二氢吡啶类CCB＋β受体阻断药 |
| 次要推荐 | 利尿药＋β受体阻断药；α受体阻断药＋β受体阻断药；二氢吡啶类CCB＋保钾利尿药；噻嗪类利尿药＋保钾利尿药 |

注：三种降压药联合治疗一般必须包含利尿药。

**表5-10　常用降压药物的种类及特点**

| 项　目 | A：ACEI＋血管紧张素Ⅱ受体阻断药（ARB） | | B：β受体阻断药 | C：CCB | D：利尿药 |
|---|---|---|---|---|---|
| 种类 | ACEI | ARB | 选择性/非选择性/兼有α受体拮抗 | 二氢吡啶类/非二氢吡啶类 | 噻嗪类/袢利尿药/保钾利尿药 |
| 降压机制 | 主要：抑制循环和组织血管紧张素转换酶（ACE），使血管紧张素（AT）Ⅱ生成减少　次要：抑制激肽酶使缓激肽降解减少 | 阻滞组织ATⅡ受体，阻断其血管收缩、水钠潴留与重构作用 | 抑制中枢和周围肾素-血管紧张素-醛固酮系统（RASS），抑制心肌收缩力，减慢心率，从而发挥降压作用 | 阻滞钙通道，减少细胞外$Ca^{2+}$进入血管平滑肌，减少兴奋-收缩耦联，降低阻力血管的收缩反应 | 排钠，减少细胞外容量，降低外周血管阻力 |
| 降压特点 | 起效缓慢，3～4周达最大作用 | 降压缓慢，6～8周达最大作用 | 起效较强，而且迅速 | 起效迅速，降压疗效和幅度较强 | 起效平稳缓慢，2～3周达高峰 |

续　表

| 项　目 | A：ACEI＋血管紧张素Ⅱ受体阻断药（ARB） | | B：β受体阻断药 | C：CCB | D：利尿药 |
|---|---|---|---|---|---|
| 代谢影响 | 改善胰岛素抵抗<br>减少尿蛋白<br>对血脂无影响 | 减少尿蛋白<br>扩张出球小动脉<br>对血脂无影响 | 增加胰岛素抵抗<br>使血脂增加 | 对血脂、血糖无明显影响 | 增高血脂、血糖、血尿酸 |
| 适应证 | 高血压合并心力衰竭、心肌梗死、心房颤动、蛋白尿、糖尿病肾病 | 同ACEI | 不同程度的高血压，尤其心率较快的中、青年患者或合并心绞痛、慢性心力衰竭者 | 合并冠心病、糖尿病、外周血管病患者；老年收缩期高血压患者 | 轻、中度高血压、单纯收缩期高血压、合并肥胖、糖尿病或心力衰竭 |
| 不良反应 | 刺激性干咳<br>血管性水肿 | 无刺激性干咳<br>不良反应少见 | 抑制心肌收缩力，房室传导阻滞，支气管痉挛，诱发高尿酸 | 面部潮红、头痛、下肢水肿、心率加快（尤其在使用短效制剂时） | 低钾血症<br>影响血脂、血糖、血尿酸 |
| 禁忌证 | 血钾＞5.5mmol/L、妊娠妇女、双侧肾动脉狭窄、肾功能严重受损（血肌酐＞265μmol/L） | ACEI发生干咳可改用ARB，其余同ACEI | 房室传导阻滞、急性心力衰竭、病态窦房结综合征、支气管哮喘、周围血管疾病 | 非二氢吡啶类不宜用于心力衰竭、窦房结功能低下、心脏传导阻滞 | 高脂血症、痛风、肾功能不全（噻嗪类和保钾利尿药不宜应用，袢利尿药可用） |

笔记

表5-11　高血压合并其他危险因素时抗高血压药的选择

| 合并的其他危险<br>因素或疾病 | 首选的抗<br>高血压药 | 合并的其他危险因素或疾病 | 禁用的抗高血压药 |
|---|---|---|---|
| 2型糖尿病伴有蛋白尿 | ACEI | 房室传导阻滞、病态窦房结综合征 | β受体阻断药、钙通道阻滞药 |
| 陈旧性心肌梗死 | β受体阻断药 | 哮喘、周围血管病、急性心力衰竭、<br>变异性心绞痛（冠脉痉挛所致） | β受体阻断药 |
| 急性心肌梗死 | ACEI | 妊娠、高血钾、双侧肾动脉狭窄、严<br>重肾功能受损（血肌酐＞265μmol/L） | ACEI和ARB |
| 心绞痛 | 钙通道阻断药 | 急、慢性心力衰竭 | 钙通道阻滞药 |
| 高血压急症 | 硝普钠 | 痛风、高脂血症 | 利尿药 |

（9）特殊类型高血压：见表5-12。

表5-12　特殊类型高血压及其处理

| 类　型 | 特　点 | 处　理 |
|---|---|---|
| 老年人<br>高血压 | ①收缩压增高、舒张压下降，脉压增大。②血压波动性大，容易出现直立性低血压及餐后低血压。③血压昼夜节律异常。④白大衣高血压和假性高血压相对常见 | ①老年高血压应降至150/90mmHg以下，如能耐受可降至140/90mmHg以下，80岁以上的高龄老年人高血压降压目标值为＜150/90mmHg。②强调收缩压达标同时应避免过度降低血压。③在能耐受降压治疗的前提下逐步降压达标，应避免过快降压。④CCB、ACEI、ARB、利尿药均可选用 |

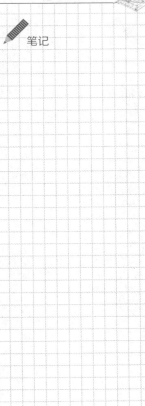

续　表

| 类　型 | 特　点 | 处　理 |
|---|---|---|
| 儿童青少年高血压 | ①儿童青少年高血压以原发性高血压为主，左心室肥厚是最常见的靶器官受累。②儿童青少年血压明显升高者，多为继发性高血压。以肾性高血压最多见 | ①绝大多数患者通过非药物治疗即可达到血压控制目标。②生活方式治疗无效，出现高血压症状、靶器官损害合并糖尿病、继发性高血压等应考虑药物治疗。③ACEI、ARB、CCB为首选的儿科抗高血压药 |
| 顽固性高血压 | 是指尽管使用了3种以上合适剂量的抗高血压药联合治疗（其中包括利尿药）血压仍未能达到目标水平或使用了4种抗高血压药才达标 | 针对具体原因治疗。①假性难治性高血压（血压测量错误、白大衣现象、治疗依从性差等）。②生活方式未获得有效改善。③降压治疗方案不合理。④其他药物干扰降压作用。⑤容量超负荷。⑥胰岛素抵抗。⑦继发性高血压 |
| 高血压急症 | 指原发性或继发性高血压患者，在某些诱因作用下血压突然明显升高（一般超过180/120mmHg）伴有进行性心、脑、肾等重要靶器官功能不全的表现 | ①及时降压。静滴给药，若情况允许应及早开始口服抗高血压药治疗。②控制性降压。初始阶段（数分钟～1小时）：平均动脉压的降幅不超过25%。随后2～6小时：血压降至安全水平（160/100mmHg）。随后24～48小时：可耐受前提下逐步降至正常水平。③合理选择抗高血压药。起效迅速、达峰时间短、持续时间短，停药后作用消失较快；不良反应较小。大多数情况下首选硝普钠。④避免使用的药物。利血平（蓄积效应），强力利尿药（交感和RASS过度激活，血容量减少） |

笔记

**2. 继发性高血压**　见表5-13。

表5-13　常见继发性高血压的特点及处理

| 病　名 | 发生机制 | 特　点 | 治　疗 |
|---|---|---|---|
| 肾实质高血压（最常见的继发性高血压） | 肾单位大量丢失导致水钠潴留和细胞外容量增加，以及肾脏RAAS激活与排钠减少。高血压又一进步升高肾小球囊内压力，形成恶性循环，加重肾脏病变 | 肾病出现在高血压之前；肾实质损害较重 | 严格限制钠盐摄入，每天＜3g；通常需要联合使用抗高血压药，将血压控制在＜130/80mmHg；若不存在禁忌，联合治疗方案中应包括ACEI或ARB，有利于减少蛋白尿，延迟肾功能恶化 |
| 原发性醛固酮增多症（PA） | 肾上腺皮质增生或肿瘤分泌过多醛固酮 | 长期高血压合并低血钾，（部分患者血钾正常） | 肾上腺肿瘤：首选手术切除肾上腺皮质增生：肾上腺大部切除术＋抗高血压药（醛固酮阻断药和长效钙通道阻滞药） |
| 单/双侧肾动脉狭窄 | 肾血管狭窄，肾脏缺血，激活RASS | 进展迅速/突然加重 | 根据病情和条件选择介入手术、外科手术、药物治疗（双肾动脉狭窄、肾功能已受损或非狭窄侧肾功能较差患者禁用ACEI/ARB） |
| 嗜铬细胞瘤 | 嗜铬组织分泌过多肾上腺素、去甲肾上腺素、多巴胺 | 阵发性高血压伴心动过速；血或尿儿茶酚胺及代谢产物（VMA）含量增加 | 手术切除；无法手术者选择α和β受体阻断药联合降压 |
| 主动脉缩窄 | 大多数是先天性的，少数大动脉炎导致；肾脏缺血，激活RASS | 上肢血压增高，下肢血压不高或降低（双上下肢血压不等） | 介入扩张支架或外科手术 |
| 皮质醇增多症 | 促肾上腺皮质激素（ACTH）分泌过多导致肾上腺皮质增生或肾上腺皮质腺瘤，糖皮质激素分泌过多 | 高血压合并皮质醇增多症 | 手术、放射、药物治疗以根治病变本身；利尿药或联合其他抗高血压药 |

# 拓展练习及参考答案

## 拓展练习

### 【填空题】

1. 根据发病特点和治疗原则，冠心病可分为慢性冠脉疾病和急性冠状动脉综合征，前者包括（    ）、（    ）、（    ），后者包括（    ）、（    ）、（    ）。

2. STEMI 的并发症包括（    ）、（    ）、（    ）、（    ）、（    ）。

3. 高血压定义为未使用抗高血压药的情况下诊室收缩压（    ）和/或舒张压（    ）。

4. 使用抗高血压药应遵循以下4项原则（    ）、（    ）、（    ）、（    ）。

5. 目前抗高血压药归为5大类，包括（    ）、（    ）、（    ）、（    ）、（    ）。

### 【判断题】

1. 冠心病是冠状动脉发生粥样硬化引起管腔狭窄或闭塞，导致心肌缺血缺氧或坏死而引起的心脏病。

2. 变异型心绞痛与活动有关，表现为一过性ST段动态改变。

3. 急性心肌梗死时肌钙蛋白变化出现最早，是早期诊断AMI的标志物之一。

4. 对于老年高血压患者而言，主要表现为舒张压增高，伴或不伴收缩压改变。

5. 长期高血压使脑血管缺血和变性，因此，腔隙性脑梗死是高血压最常见的脑血管并发症。

### 【名词解释】

1. 急性冠脉综合征

2. 稳定型心绞痛

3. 高血压急症

4. 心肌梗死后综合征

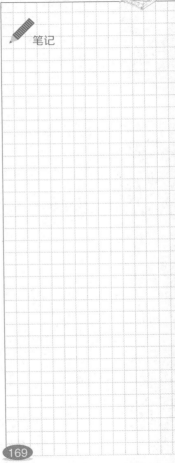

笔记

笔记

【选择题】

A型题

1. 高血压病患者伴变异型心绞痛，最佳抗高血压药为

A. 钙通道阻滞药      B. 利尿药      C. β受体阻断药

D. ACEI      E. ARB

2. 心肌梗死后24小时内避免使用

A. 洋地黄类药物      B. 罂粟碱      C. 呋塞米

D. 吗啡      E. 哌替啶

3. 恶性高血压的主要诊断依据是

A. 发病急且症状严重

B. 舒张压持续≥130mmHg，伴眼底出血渗出、视神经乳头水肿

C. 发病年龄在40岁左右，伴有大量蛋白尿

D. 舒张压明显增高，伴严重头痛，眼底检查有改变

E. 肾功能损害明显

4. 缓解心绞痛发作时疼痛，哪种药物较为合适

A. 吗啡      B. 洋地黄类药物      C. 阿司匹林

D. 硝酸甘油      E. 硝苯地平

5. 急性心肌梗死最常见的心律失常是

A. 窦性心动过速      B. 室性心律失常      C. 心房颤动

D. 房性期前收缩      E. 房室传导阻滞

6. 男性，67岁。因急性下壁心肌梗死进行溶栓治疗，以下不是溶栓治疗成功反映冠状动脉再通指标的是

A．加速性室性自主心律　　　　　　　　　　B．疼痛在2小时内基本消失

C．血清CK-MB峰值提前　　　　　　　　　　D．心电图抬高的ST段在2小时内回落＞50%

E．心电图T波倒置

7．男性，65岁，原发性高血压10年，因心前区及胸背部剧烈疼痛2小时来诊。查体：面色苍白，大汗，右手血压190/120mmHg，心率125次/分，律齐，主动脉瓣区可闻及舒张期哈气样杂音，右上肢脉搏不消。心电图：左心室肥厚，未见病理性Q波。诊断最可能的是

A．主动脉夹层分离　　　　　　　B．急性无Q波性心肌梗死　　　　　　C．高血压危象并左心衰竭

D．冠状窦瘤破裂　　　　　　　　E．瓣膜退行性变，主动脉关闭不全

B型题

（8～10题共用选项）

A．卡托普利　　　B．硝苯地平　　　C．美托洛尔　　　D．氢氯噻嗪　　　E．缬沙坦

8．可引起低钾的抗高血压药是

9．可引起反射性心动过速的抗高血压药是

10．可引起心动过缓的抗高血压药是

（11～13题共用选项）

A．劳力性心绞痛　　　　　　　　B．变异型心绞痛　　　　　　　　C．梗死后心绞痛

D．陈旧性心肌梗死　　　　　　　E．急性心肌梗死

11．男性，58岁。登4楼后胸骨后闷痛，休息10分钟后可缓解，可能性最大的诊断是

12．男性，46岁。夜间睡眠时胸骨后痛，发作时动态心电图见ST段一过性抬高，可能性最大的诊断是

13．男性，72岁。体检发现$V_1$～$V_5$导联病理性Q波伴T波倒置，可能性最大的诊断是

X型题

14. 以下属于继发性高血压的是

A．肾实质性高血压　　　　　　B．原发性醛固酮增多症　　　　　C．嗜铬细胞瘤

D．皮质醇增多症　　　　　　　E．妊娠高血压

15. 女性，65岁。突发胸骨后压榨性疼痛6小时，持续不缓解。查体：血压160/70mmHg，心率97次/分。心电图：$V_1 \sim V_6$ 导联ST段水平型压低 0.3 ～ 0.5mV。实验室检查：血清肌钙蛋白I增高。该患者可采取的治疗措施是

A．静脉滴注硝酸甘油　　　　　B．皮下注射低分子肝素　　　　　C．嚼服阿司匹林

D．吸氧　　　　　　　　　　　E．静脉注射尿激酶

16. 女性，65岁。高血压病史20年，糖尿病病史17年。血压175/85mmHg，双下肢水肿，心律85次/分，血钾5.7mmol/L，血肌酐456μmol/L，可以使用的抗高血压药是

A．祥利尿药　　　　B．卡托普利　　　　C．硝苯地平　　　　D．α受体阻断药　　　　E．美托洛尔

【问答题】

1. 简述常用抗高血压药的特点。

2. 简述溶栓疗法的禁忌证。

3. 请简述稳定型心绞痛的治疗原则。

## 参考答案

【填空题】

1. 稳定型心绞痛；缺血性心肌病；隐匿性冠心病；不稳定型心绞痛；非ST段抬高型心肌梗死；ST段抬高型心肌梗死

2. 乳头肌功能失调或断裂；心脏破裂；栓塞；心室壁瘤；心肌梗死后综合征

3. ≥140mmHg；≥90mmHg

4. 小剂量开始；优先选择长效制剂；联合用药；个体化用药

5. 利尿药；β受体阻断药；CCB；ACEI；ARB

【判断题】

1. √

2. ×　变异型心绞痛机制为冠状动脉痉挛，发作与活动无关。

3. ×　肌红蛋白在AMI后2小时内升高，出现最早，肌钙蛋白出现稍延迟，但特异性很高。

4. ×　老年高血压患者中最常见的类型是单纯收缩期高血压。

5. ×　高血压最常见的脑血管并发症是脑出血。

【名词解释】

1. 急性冠脉综合征　是一组由急性心肌缺血引起的临床综合征，主要包括不稳定型心绞痛、非ST段抬高型心肌梗死和ST段抬高型心肌梗死。动脉粥样硬化不稳定斑块破裂或糜烂导致冠状动脉内急性血栓形成是大多数ACS的主要病理基础。

2. 稳定型心绞痛　特点为阵发性的前胸压榨性疼痛或憋闷感，主要位于胸骨后部，可放射至心前区和左上肢尺侧，常发生于劳力负荷增加时，持续数分钟，休息或用硝酸酯类药物后疼痛消失。且疼痛发作的程度、频率、持续时间、性质及诱发因素在数月内无明显变化。

3. 高血压急症　是指原发性或继发性高血压患者，在某些诱因作用下，血压突然和明显升高（一般≥180/120mmHg），伴有进行性心、脑、肾等重要靶器官功能不全的表现。包括高血压脑病、颅内出血、主动脉夹层、子痫等。

4. 心肌梗死后综合征　是急性心肌梗死的常见并发症，在急性心肌梗死数周至数个月内出现，可反复发生。可表现为心包炎、胸膜炎或肺炎，有发热、胸痛等症状，发病机制可能为自身免疫反应所致。

笔记

【选择题】

A型题 1．A 2．A 3．B 4．D 5．B 6．E 7．A

B型题 8．D 9．B 10．C 11．A 12．B 13．D

X型题 14．ABCD 15．ABCD 16．ACDE

【问答题】

1．答案见表5-10。

2．答案见知识点总结（二）4（5）。

3．答案见知识点总结（二）2（4）。

# 第6周 心肌疾病、心脏瓣膜病、心包疾病、感染性心内膜炎、心搏骤停与心脏性猝死

## 一、考研真题解析

1.（2012年A型题）女性，22岁。3天来感心悸伴胸闷，活动后明显，时有阵发性胸痛，呈针刺样，体力下降。3周前有上呼吸道感染发热、咽痛史，既往体健。查体：体温（T）37.2℃，脉搏（P）120次/分，呼吸（R）18次/分，血压（BP）100/70mmHg，平卧位，颈静脉无怒张，甲状腺Ⅰ度肿大；双肺底可闻及散在湿啰音，心率120次/分，心律齐，$S_1$低钝，可闻及奔马律，肺动脉瓣听诊区第二心音大于主动脉瓣听诊区第二心音$P_2 > A_2$，肝未触及，下肢不肿。该患者最可能的诊断是：

A．甲状腺功能亢进症
B．急性心肌炎
C．急性心包炎
D．急性冠脉综合征

【答案与解析】1．B。青年女性，主诉为心悸伴胸痛，3周前有上呼吸道感染发热史，心率增快与发热程度不相称，有心悸、胸闷、胸痛症状，第一心音低钝，可闻及奔马律，可诊断为急性病毒性心肌炎。甲状腺功能亢进性心脏病常表现为高代谢症候群，但早期无心肌缺血、缺氧表现，胸痛、肺部呼吸音、奔马律少见，更不会出现"上呼吸道感染"病史、第一心音低钝。因此，可排除甲状腺功能亢进症。患者无心包摩擦音，颈

静脉怒张，脉压缩小、肝大，下肢水肿可排除急性心包炎。急性冠脉综合征好发于中老年人，病史长，无上呼吸道感染史，主要表现为心肌缺血、缺氧症状，肺部啰音少见。

（2、3题共用题干）（2012年A型题）

男性，56岁。3年来进行性加重劳动后心悸、气短，多次在夜间睡眠中出现呼吸困难，坐起后方能缓解。半年来感腹胀、食欲缺乏、尿少、下肢水肿。既往无高血压、糖尿病、高脂血症。查体：P 88次/分，BP 130/70mmHg，半卧位，颈静脉怒张，双肺底可闻及湿啰音，心前区搏动弥散，心界向两侧扩大，心率110次/分，心律不齐，心音强弱不等，$P_2 > A_2$，心尖部可闻及3/6级收缩期吹风样杂音，肝肋下2.0cm，肝颈静脉反流征（＋），下肢水肿（＋＋）。

2. 该患者应首先考虑的诊断是

A. 扩张型心肌病　　　　　　　　　　　B. 心瓣膜病

C. 心包积液　　　　　　　　　　　　　D. 冠状动脉粥样硬化性心脏病

3. 为明确诊断，最有价值的检查是

A. 动态心电图　　　B. 超声心动图　　　C. 胸部X线　　　D. 冠状动脉CT

【答案与解析】 2. A。该患者为中老年男性，3年来劳累后心悸、气短，有夜间阵发性呼吸困难、双肺底湿啰音，为左心衰竭的表现；近来有颈静脉怒张、肝大、肝颈静脉回流征（＋）、下肢水肿，为右心衰竭的表现；心界向两侧扩大，出现相对性二尖瓣关闭不全所致的心尖部收缩期杂音，但患者无高血压、糖尿病、高脂血症等冠状动脉粥样硬化性心脏病（简称冠心病）危险因素，故首先考虑为是扩张型心肌病（DCM）。心包积液可有心前区疼痛、颈静脉怒张、肝大、腹水、下肢水肿等，但一般无心脏杂音，且心音低而遥远。冠心病常表现为阵发性胸痛，但一般无心脏杂音。明确DCM的诊断，最有价值的检查是超声心动图。

笔记

4.（2013年A型题）下列疾病中，属于原发性心肌病范畴的是

A. 致心律失常型右室心肌病　　　　B. 围产期心肌病

C. 酒精性心肌病　　　　　　　　　D. 自身免疫性心肌病

【答案与解析】 4. A。心肌病是指伴有心肌功能障碍的心肌疾病。原发性心肌病分为4型即扩张型心肌病（DCM）、肥厚型心肌病（HCM）、限制型心肌病（RCM）及致心律失常型右室心肌病。围产期心肌病、酒精性心肌病、自身免疫性心肌病均属于继发性心肌病范畴。

（5～7题共用题干）（2013年A型题）

女性，48岁。5年来渐进性劳累后心悸、气短，1年来加重，曾有夜间憋醒，坐起后方缓解，既往有关节痛史。检查后发现心脏扩大，可闻及杂音，胸部X线片如下。

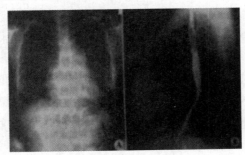

5．该患者最可能的心脏病变是

A．扩张型心肌病 　　　　　　　　　B．风湿性心脏病

C．冠心病 　　　　　　　　　　　　　D．先天性心脏病

6．该患者可能闻及的心脏杂音是

A．心尖部舒张期隆隆样杂音 　　　　　B．胸骨左缘第3肋间舒张期叹气样杂音

C．胸骨右缘第2肋间收缩期喷射样杂音　D．胸骨左缘第2肋间机器样连续性杂音

7．按美国纽约心脏病学会（NYHA）分级，该患者目前的心功能应是

A．Ⅰ级　　　　　　B．Ⅱ级　　　　　　C．Ⅲ级　　　　　　D．Ⅳ级

【答案与解析】　5．B。患者为中年女性，既往有关节炎史，体检心脏扩大，心脏有杂音，胸部X线片可见心脏外形呈梨形，心脏左缘的肺动脉及左心房段突起，上消化道钡餐造影检查显示明显左心房食管压迹，提示左心房扩大可能。故该患者最可能的心脏病变是二尖瓣狭窄。二尖瓣狭窄多见于急性风湿热后，多数患者无症状期为10年以上，故风湿性二尖瓣狭窄一般在40～50岁发病，以女性居多。先天性心脏病多在幼年发病，冠心病以突然胸痛为主要症状，DCM不会累及关节。6．A。二尖瓣狭窄的典型杂音为心尖部舒张期隆隆样杂音，最早出现的表现为呼吸困难；主动脉瓣关闭不全主要表现为周围血管征；主动脉瓣狭窄主要表现为"呼吸困难、心绞痛、晕厥"，左心室增大为主；房间隔未闭好发于少年儿童，主要表现为颈静脉怒张。全面分析患者的心脏病变为"风湿性心脏病，二尖瓣狭窄"。7．C。患者目前表现为劳累后气短（NYHA Ⅱ级）加重，曾有夜间阵发性呼吸困难（NYHA Ⅳ级），故该患者目前的心功能应属NYHA Ⅲ级。

（8～10题共用题干）（2014年A型题）

男性，60岁。3个月来自觉乏力，1个月来出现渐进性呼吸困难、气短、腹胀、尿少、下肢水肿，体重无明显变化，无胸痛、发热等。既往有慢性支气管炎病史30年，饮酒史20年。查体：T 36.5℃，P 102次/分，BP 90/80mmHg，轻度贫血貌，颈静脉怒张，双肺（－），心界明显向两侧扩大，心音低，肝肋下3.0cm，双下肢水肿（＋＋），深吸气时脉搏消失。

8. 根据患者病史及体检，导致目前临床表现的最可能原因是

A. 全心衰竭　　　B. 呼吸衰竭　　　　C. 心脏压塞　　　　D. 肝衰竭

9. 应首先考虑的疾病诊断是

A. 慢性阻塞性肺疾病（COPD）　　　B. 渗出性心包炎

C. 扩张型心肌病　　　　　　　　　　D. 酒精性心肌病

10. 为明确诊断，应选用最简便而又有价值的检查是

A. 超声心动图　　　B. 动态心电图　　　C. 胸部X线　　　　D. 胸部CT

【答案与解析】8. C。该患者为老年男性，出现低血压（90/80mmHg）、心音低弱、颈静脉怒张，即心脏压塞的贝克（Beck）三联征。且该患者为1个月来出现渐进性呼吸困难、下肢水肿、心界明显向两侧扩大、奇脉，符合心脏压塞的典型表现。全心衰竭时一般为左心衰竭后伴发右心衰竭，呼吸困难不会呈渐进性。患者查体双肺无异常，排除呼吸衰竭。肝衰竭不会导致心界明显向两侧扩大。9. B。心脏压塞最主要的原因是渗出性心包炎迅速或大量产生心包积液。10. A。心脏压塞首选超声心动图，简单易行，迅

速可靠，还可用于引导心包穿刺引流。

11.（2014年A型题）最容易并发感染性心内膜炎（IE）的瓣膜损害是

  A．二尖瓣狭窄  B．二尖瓣关闭不全  C．主动脉瓣狭窄  D．肺动脉瓣狭窄

【答案与解析】 11．B。二尖瓣关闭不全患者常并发IE，心房颤动主要见于慢性重度二尖瓣关闭不全患者。心房颤动为二尖瓣狭窄最常见的心律失常，也是相对早期的常见并发症，可能为患者就诊的首发症状。左心房压力增高致左心房扩大及房壁纤维化是心房颤动持续存在的病理基础。二尖瓣狭窄时IE较少见。10%主动脉瓣狭窄患者可发生心房颤动，但主动脉瓣狭窄不常出现IE。肺动脉瓣狭窄少见，总是合并其他瓣膜损害，本身临床表现多被掩盖。

12.（2014年A型题）女性，19岁。平素体质差，曾有一次运动后晕厥史。查体：胸骨左缘3～4肋间可闻及3/6级收缩期杂音，下蹲位时杂音减弱。应首先考虑的疾病是

  A．室间隔缺损        B．风湿性心脏病致二尖瓣关闭不全

  C．梗阻性肥厚型心肌病     D．扩张型心肌病伴心功能不全

【答案与解析】 12．C。HCM最常见的症状为劳力性呼吸困难和乏力。1/3的患者可有劳力性胸痛。伴有流出道梗阻的患者可在起立或运动时出现眩晕，胸骨左缘3～4肋间可闻及较粗糙的喷射性收缩期杂音。凡能影响心肌收缩力，改变左心室容量及射血速度的因素均可使杂音的响度有明显变化。使用β受体阻断药，取下蹲位、举腿或体力运动等，使心肌收缩力下降或使左心室容量增加，均可使杂音减轻；相反，含服硝酸甘

油片或做瓦尔萨尔瓦（Valsalva）动作，使左心室容量减少或增加心肌收缩力，均可使杂音增强。

13．（2015年A型题）男性，53岁。1个月来活动后气短、心悸，自觉体力明显下降，偶有夜间憋醒，坐起休息后可缓解。有高血压病史1年，最高血压达150/90mmHg，吸烟25年。查体：P 88次/分，BP 130/80mmHg，平卧位，颈静脉充盈，双肺底可闻及湿啰音，心界向两侧扩大，心率108次/分，心律不齐，心音强弱不等，心尖部可闻及2/6级收缩期吹风样杂音，肝肋下可及，下肢水肿（＋）。首先可以排除的疾病是

A．风湿性心脏病　　　　　　　B．心包积液

C．扩张型心肌病　　　　　　　D．冠心病

【答案与解析】　13．A。该患者为老年男性，有高血压、吸烟史，不排除有冠心病。1个月来活动后气短、心悸，有夜间阵发性呼吸困难，双肺底湿啰音，为左心衰竭的表现；颈静脉充盈，肝大，下肢水肿，为右心衰竭的表现；心界向两侧扩大，伴有心房颤动，不排除心包积液或扩张型心肌病。该患者心尖部杂音为2/6级，为相对性杂音，而风湿性心脏病导致的器质性瓣膜损害，杂音强度至少3/6级以上。

14．（2015年A型题）下列超声心动图结果描述中，不支持扩张型心肌病诊断的是

A．左心房扩大　　　　　　　　B．左心室后壁厚度变薄

C．左心室可见节段性室壁运动减弱　　　D．左心室舒张末期内径增大

【答案与解析】　14．C。超声心动图是DCM的确诊手段。本病早期即可有左心室轻度扩大，后期各心腔均扩大，左心室扩大早而显著，室壁运动普遍减弱而非节段性，

提示心肌收缩力下降。室壁多变薄，常伴有附壁血栓。

（15～17题共用题干）（2016年A型题）

男性，70岁。3个月前出现活动后胸闷伴头晕，曾晕厥1次，近1周来上1层楼后感心前区疼痛。2小时前因再次感胸痛伴短暂晕厥来院。既往有糖尿病病史12年，吸烟35年。入院查体：P 82次/分，BP 100/85mmHg，神清，颈静脉无怒张，双肺（－），心尖搏动呈抬举状，心界向左下扩大，心律齐，$S_1$低钝，胸骨右缘第2肋间可闻及3/6级收缩期吹风样杂音，粗糙，呈喷射状，向颈部放散，$A_2 < P_2$，下肢不肿。

15. 导致患者出现上述临床表现最可能的心脏疾病是

A. 梗阻性肥厚型心肌病      B. 主动脉瓣狭窄

C. 不稳定型心绞痛      D. 病态窦房结综合征

16. 对明确诊断意义最大的无创性检查是

A. 心电图      B. 24小时动态心电图

C. 冠状动脉CT      D. 超声心动图

17. 为缓解胸痛、晕厥症状，应选用的最佳治疗方法是

A. 长期口服硝酸酯类药物      B. 应用大剂量β受体阻断药

C. 冠状动脉介入治疗      D. 人工瓣膜置换术

【答案与解析】 15. B。该患者为老年男性，有糖尿病、吸烟史。3个月前出现活动后胸闷伴头晕和晕厥。查体：脉压减小，心尖搏动呈抬举样，心界向左下扩大，说明左心室肥厚，射血减少；胸骨右缘第2肋间可闻及3/6级收缩期吹风样杂音，符合主动

脉瓣狭窄。16．D。主动脉瓣狭窄确诊首选超声心动图。17．D。主动脉瓣狭窄手术主要指征为重度狭窄伴心绞痛晕厥或心力衰竭症状的患者，人工瓣膜置换术为治疗成人主动脉瓣狭窄的主要方法。

18．（2016年X型题）感染性心内膜炎患者接受人工瓣膜置换术的适应证有

A．伴发急性心肌梗死　　　　　　　　B．严重瓣膜反流致心力衰竭

C．真菌性心内膜炎　　　　　　　　　D．赘生物直径≥10mm

【答案与解析】　18．BCD。最新版教材的手术适应证详见表6-8。在当年使用的教材中IE患者接受人工瓣膜置换术的主要适应证：①由瓣膜功能衰竭所致的心力衰竭。②尽管积极抗生素治疗情况下，仍有持续败血症。③再发栓塞。次要适应证：①脓肿假性动脉瘤以及瓣叶破裂或瘘引起异常交通的征象表明局部感染扩散时。②不容易治愈（如真菌、布鲁菌和Q热病原体）或对心脏结构破坏力大的病原微生物感染时。③抗生素治疗后仍病原不明。④伴有心力衰竭的左侧急性金黄色葡萄球菌性IE。⑤血培养阴性，足够抗生素治疗，持续发热10天以上的再发。如果二尖瓣赘生物＞10mm或抗生素治疗下赘生物体积增大或赘生物位于二尖瓣闭合的边缘时应考虑尽早手术治疗。

19．（2017年X型题）扩张型心肌病患者辅助检查可出现的异常结果有

A．心电图可见病理Q波

B．超声心动图可呈现二尖瓣反流

C．心肌放射性核素成像可有左室射血分数降低

D．心室造影可出现室壁矛盾运动

【**答案与解析**】 19．ABC。DCM的心电图可为R波递增不良、室内传导阻滞及左束支传导阻滞。QRS波群增宽常提示预后不良。严重的左心室纤维化还可出现病理性Q波，需除外心肌梗死。故A正确。超声心动图是诊断及评估DCM最常用的重要检查手段，可见室壁运动普遍减弱，心肌收缩功能下降，左心室射血分数显著降低。多普勒彩色超声可显示二尖瓣反流。故B正确。心肌放射性核素成像左室射血分数降低。故C正确。心室造影在疾病早期大致正常，在出现心力衰竭时可见左、右心室舒张末期压，左心房压和肺毛细血管楔压增高，心输出量、心脏指数降低。但无室壁矛盾运动。故D不符合题义。

（20～22题共用题干）（2017年A型题）

男性，46岁。2个月来渐进性乏力、活动后呼吸困难，2周来上感后不能平卧、下肢水肿。既往有肺结核病史，吸烟25年。查体：T 37.6℃，P 104次/分，R 18次/分，BP 95/85mmHg，半卧位，口唇轻度发绀，颈静脉怒张，双肺未闻及干、湿啰音，心界向两侧扩大，心律齐，脉搏随呼吸强弱不等，肝肋下2cm，双下肢凹陷性水肿（＋＋）。

20．该患者应首先考虑的诊断是

A．心力衰竭　　　　B．扩张型心肌病　　　C．心包积液　　　　D．急性心肌炎

21．为明确诊断，最有价值的检查是

A．胸部X线　　　　　　　　　　　　　B．心电图

C．超声心动图　　　　　　　　　　　　D．心肌损伤标志物

22．对该患者应采取的最关键治疗措施是

A．应用正性肌力药      B．静脉应用血管扩张药

C．静脉应用心肌营养药      D．心包穿刺引流

【答案与解析】 20．C。该患者为中年男性，2个月来逐渐出现左心衰竭和右心衰竭的症状，心界向两侧扩大，脉搏随呼吸强弱不等，即奇脉，考虑为心包积液。21．C。超声心动图诊断心包积液简单易行，迅速可靠。22．D。心包穿刺引流是解除心包积液最简单有效的手段，同时可以对血流动力学稳定的心包积液患者明确病因。

（23～25题共用题干）（2018年A型题）

男性，55岁。外院诊断心力衰竭3年来院。既往有吸烟史。查体：BP 110/70mmHg，口唇稍绀，颈静脉充盈，双肺底均可闻及湿啰音，心界向两侧扩大，心率96次/分，心律齐，心前区可闻及3/6级收缩期吹风样杂音，双下肢水肿（＋＋）。心电图：窦性心律、完全性左束支传导阻滞。超声心动图：左房、左室、右室扩大，左室壁变薄伴弥漫性运动减弱及运动不协调，左室射血分数（LVEF）32%；N末端脑钠肽前体（NT-proBNP）7015pg/ml（正常值＜190pg/ml）。

23．该患者应首先考虑的诊断是

A．扩张型心肌病      B．冠心病

C．肺源性心脏病      D．风湿性心脏病

24．上述病情资料中，对判断病因诊断最有价值的检查结果是

A．心电图示窦性心律、完全性左束支传导阻滞

B．NT-proBNP 7015pg/ml

笔记

C. 超声心动图示心腔扩大、室壁薄、弥漫性运动减弱

D. LVEF 32%

25. 在患者目前的治疗中，不宜选用的药物是

A. 比索洛尔 B. 托拉塞米

C. 螺内酯 D. 单硝酸异山梨酯

【答案与解析】 23．A。该患者为中老年男性，心力衰竭3年。双肺底湿啰音，室壁运动弥漫性减弱，LVEF 32%，为左心衰竭的特点；颈静脉充盈，双下肺水肿，为右心衰竭的表现；心界向两侧扩大，出现相对性二尖瓣关闭不全所致的心尖部收缩期杂音，故首先考虑为DCM。冠心病常表现为阵发性胸痛，一般无心界两侧扩大。肺源性心脏病患者应表现为COPD合并右心功能不全的症状。24．C。明确DCM的诊断，最有价值的检查是超声心动图。25．A。该患者全心衰竭，不宜使用β受体阻断药。

26. （2019年X型题）在冠心病易患年龄之前（＜35岁），导致心脏猝死的病因有

A. Brugada综合征 B. 梗阻性肥厚型心肌病

C. 长QT间期综合征 D. X综合征

【答案与解析】 26．ABC。各种心肌病引起的心脏性猝死占5%～15%，是冠心病易患年龄前（＜35岁）心脏性猝死的主要原因，如HCM、致心律失常型右心室心肌病。此外，有离子通道病如长QT间期综合征、Brugada综合征等。Brugada综合征是编码心肌离子通道的基因突变引起离子通道功能异常而导致的综合征。X综合征又称微血管性

心绞痛，是指具有劳力性心绞痛或心绞痛样不适的症状，活动平板运动试验有ST段压低等心肌缺血的证据，而冠状动脉造影示冠状动脉正常或无阻塞性病变的一组临床综合征。

27.（2019年A型题）女性,36岁。4周来发热、乏力、关节痛、食欲缺乏、腰背酸痛。有二尖瓣脱垂史。查体：T 38.1℃，轻度贫血貌，球结膜下有出血点，心率105次/分，心律齐，心尖部可闻及3/6级收缩期吹风样杂音，肝脾肋下均可触及。血液检查：Hb 88g/L，WBC $13.2×10^9$/L。尿液检查：蛋白（＋），沉渣镜检RBC 5～8个/高倍视野。该患者最可能的诊断是

A．急性肾小球肾炎 　　　　　　 B．风湿热

C．亚急性感染性心内膜炎 　　　 D．系统性红斑狼疮

【答案与解析】 27．C。该患者为青年女性，有二尖瓣脱垂病史，根据患者临床表现及检查结果考虑为亚急性感染性心内膜炎。急性肾小球肾炎临床表现为血尿、蛋白尿、水肿和高血压。风湿热临床表现为关节炎、心脏病、舞蹈病、皮下结节及环形红斑，较少累及肾脏。系统性红斑狼疮表现为多系统受累，不会引起心脏杂音改变。

28．（2020年A型题）在慢性心脏瓣膜病中，最容易引起心房颤动的瓣膜损害是

A．二尖瓣关闭不全 　　　　　　 B．二尖瓣狭窄

C．主动脉瓣关闭不全 　　　　　 D．主动脉瓣狭窄

【答案与解析】 28．B。心房颤动为二尖瓣狭窄最常见的心律失常，也是相对早期的常见并发症，可能为患者就诊的首发症状。

笔记

（29～31题共用题干）（2020年A型题）

女性，28岁。来院查体，既往有反复扁桃体炎史。查体：T 36.2℃，P 78次/分，R 16次/分，BP 120/70mmHg。双侧扁桃体Ⅱ度肿大，双肺（－），心尖搏动位于左侧第5肋间锁骨中线上，心律齐，心尖部可闻及舒张期隆隆样杂音，左侧卧位时杂音更明显。

29．该患者应首先考虑的诊断是

A．二尖瓣狭窄　　　B．肺动脉瓣狭窄　　　C．三尖瓣狭窄　　　D．主动脉瓣狭窄

30．该患者听诊还可能出现的体征是

A．心尖部第一心音减弱　　　　　　　　B．心尖部第一心音增强

C．心底部第二心音减弱　　　　　　　　D．心底部第二心音逆分裂

31．患者突发心悸。查体：P85次/分，BP 110/70mmHg，双肺（－），心率102次/分，心律不齐。此时该患者心尖部杂音听诊结果是

A．无改变　　　　　　　　　　　　　　B．舒张早期增强

C．舒张晚期减弱　　　　　　　　　　　D．舒张早期消失

【答案与解析】　29．A。该患者为年轻女性，既往有反复扁桃炎病史，查体示双侧扁桃体Ⅱ度肿大，心尖搏动在左侧第5肋间锁骨中线上缘表明心尖无移位，心尖区可闻及舒张期隆隆样杂音，左侧卧位杂音明显。根据该患者的病史及临床表现，最可能的诊断是二尖瓣狭窄。三尖瓣狭窄是胸骨左缘第4、5肋间舒张期杂音，杂音时间短且在吸气时增强。肺动脉瓣狭窄典型的心脏杂音为胸骨左缘第2肋间收缩期喷射样杂音。主动脉瓣狭窄典型的心脏杂音为胸骨右缘第2肋间或左缘第3肋间收缩期杂音。30．B。二尖

瓣狭窄时，在心尖区多可闻及第一心音增强，并可闻及开瓣音。31．C。二尖瓣狭窄的患者出现心律不齐、脉搏短绌，考虑出现了心房颤动。心房颤动时，心房无法将剩余血液快速排出，心房收缩力亦减弱，故舒张晚期杂音减弱。

32．（2021年A型题）女性，46岁。因活动后心前区疼痛2个月，自行含服硝酸甘油无效来诊。既往有高血压病，关节炎病史。查体：P 80次/分，BP 160/85mmHg，甲状腺无肿大，双肺（－），心界向左扩大，心律齐，心尖部$S_1$减弱，可闻及舒张早中期隆隆样杂音，胸骨左缘第3肋间可闻及舒张期叹气样杂音，双下肢水肿（＋/－）。导致该患者心前区疼痛的最主要病因是

A．冠心病，高血压      B．肥厚型心肌病

C．二尖瓣狭窄      D．主动脉瓣关闭不全

【答案与解析】 32．D。该患者为中年女性，既往有高血压、关节炎病史（考虑为风湿性关节炎），现出现脉压增大、$S_1$减弱、心尖区闻及舒张期杂音，胸骨左缘第3肋间舒张期杂音，诊断为主动脉瓣关闭不全。

33．（2021年A型题）一般不会出现在急性心肌炎患者的临床表现是

A．心脏压塞      B．猝死

C．急性肺水肿      D．酷似心肌梗死的临床表现

【答案与解析】 33．A。多数病毒性心肌炎患者发病前1～3周有病毒感染前驱症状，如发热、全身倦怠感和肌肉酸痛，或恶心、呕吐等消化道症状，随后可以有心悸、胸痛、呼吸困难、水肿，甚至晕厥、猝死。心脏压塞主要见于渗出性心包炎。

（34～36题共用题干）（2021年A型题）

男性，66岁。半年来劳累后心悸、气短。1周来发热、咳嗽，心悸、气短症状明显加重，夜间不能平卧，尿少，下肢水肿。既往有高血压，心脏扩大病史。查体：38.1℃，P 88次/分，R 18次/分，BP 110/70mmHg。半卧位，颈静脉充盈，双肺均可闻及湿啰音，心界向左扩大，心率118次/分，心律绝对不齐，心尖部可闻及3/6级收缩期吹风样杂音，双下肢凹陷性水肿（＋＋）。超声心动图：左心房、左心室扩大，左心室壁弥漫性运动障碍，LVEF 40%。

34．该患者应首先考虑的诊断是

A．心脏瓣膜病　　　B．原发性高血压　　　C．扩张型心肌病　　　D．冠心病

35．该患者即刻选择的治疗药物，不正确的是

A．利尿药　　　　　　　　　　　　　　B．β受体阻断药

C．抗凝血药　　　　　　　　　　　　　D．血管紧张素转换酶抑制药（ACEI）

36．对该患者在长期治疗心功能不全的方案中，不正确的是

A．坚持服用ACEI或血管紧张素Ⅱ受体阻断药（ARB）类药物

B．选用β受体阻断药

C．选用醛固酮受体阻断药

D．选用钙通道阻滞药

【答案与解析】　34．C。该患者为老年男性，半年来出现左心衰竭和右心衰竭表现，心律不齐，脉搏短绌，双下肢凹陷性水肿（＋＋）。超声心动图显示左心房、左心室扩

大，左心室壁弥漫性收缩运动障碍，左室射血分数过低（LVEF 40%），诊断为DCM。

35．B。该患者双下肢凹陷性水肿（＋＋），为严重的水钠潴留，不宜使用β受体阻断药。

36．D。该患者心肌收缩功能障碍，故不宜应用钙通道阻滞药。

37．（2022年A型题）下列不符合扩张型心肌病并发心力衰竭的超声心动图表现是

A．LVEF＜40%　　　　　　　　　　B．二尖瓣反流

C．左室壁节段性运动减弱　　　　　　D．左室舒张末期内径增大

【答案与解析】　37．C。扩张型心肌病早期可仅表现为左心室轻度扩大，后期各心腔均扩大，以左心室扩大为著。室壁运动普遍减弱，心肌收缩功能下降，左室射血分数（LVEF）显著降低。二尖瓣、三尖瓣本身虽无病变，但由于心腔明显扩大，导致瓣膜在收缩期不能退至瓣环水平而关闭不全。左心室壁节段性运动减弱往往见于心肌梗死后。

38．（2022年A型题）男性，20岁。渐进性心悸、乏力、消瘦6个月，腹胀、下肢水肿2个月，查体：T 37.2℃，P 106次/分，BP 90/75mmHg，半卧位，颈静脉怒张，双肺（－），心界向两侧扩大，心律齐，心音遥远，心尖部可闻及2/6级收缩期吹风样杂音，脉搏减弱，肝颈静脉回流征阳性，双下肢凹陷性水肿（＋），该患者最可能的诊断是

A．心包积液　　　B．风湿性心脏病　　　C．扩张型心肌病　　　D．病毒性心肌炎

【答案与解析】　38．A。该患者为20岁年轻男性，心悸、乏力和消瘦，伴有腹胀及下肢水肿的体循环淤血症状，查体示心界向两侧扩大，心音遥远，同时有颈静脉怒张，肝颈静脉回流征阳性及双下肢凹陷性水肿的体循环淤血体征，最可能诊断为心包积液。风湿性心脏病主要表现为瓣膜损害，往往有上呼吸道链球菌感染的前驱症状，其中以

笔记

二尖瓣受累最为常见，可闻及明显病变瓣膜杂音，同时可能存在关节炎等风湿热表现。DCM是以左心室或双心室扩大伴收缩功能障碍为特征的心肌病，以活动时呼吸困难和活动耐力下降为主要临床表现，存在全心衰竭的体征。病毒性心肌炎发病前1～3周有病毒感染的前驱症状，往往以心律失常为首发症状，听诊可闻及第三、第四心音或奔马律。

39.（2022年X型题）属于肥厚型心肌病猝死风险评估的因素是

A. 不明原因晕厥　　　　　　　　　B. 运动时出现高血压

C. 反复非持续性室性心动过速　　　D. 左心室壁厚度≥30mm

【答案与解析】 39. ACD。HCM猝死风险评估的因素：曾经发生过心搏骤停，一级亲属中有1个或多个发生HCM猝死，左心室严重肥厚（≥30mm），左室流出道高压力阶差，动态心电图（Holter）检查发现反复非持续性室性心动过速，运动时出现低血压，不明原因晕厥（尤其是发生在运动时）。

## 二、知识点总结

本周知识点考点频率统计见表6-1。

笔记

表6-1　心肌疾病、心脏瓣膜病、心包疾病、感染性心内膜炎
和心搏骤停与心脏性猝死考点频率统计表（2012—2022年）

| 年　份 | 心肌病 | 心肌炎 | 心脏瓣膜病 | 心包疾病 | 感染性心内膜炎 | 心搏骤停与心脏性猝死 |
|---|---|---|---|---|---|---|
| 2022 | √ |  |  | √ |  |  |
| 2021 | √ | √ | √ |  |  |  |
| 2020 |  |  | √ |  |  |  |
| 2019 |  |  |  |  | √ | √ |
| 2018 | √ |  |  |  |  |  |
| 2017 | √ |  |  | √ |  |  |
| 2016 | √ |  | √ |  | √ |  |
| 2015 | √ |  | √ |  |  |  |
| 2014 |  |  | √ | √ | √ |  |
| 2013 | √ |  | √ |  |  |  |
| 2012 | √ | √ |  |  |  |  |

## （一）心肌病

2007年，我国制定的心肌病诊断及治疗建议将原发性心肌病分为扩张型心肌病（DCM）、肥厚型心肌病（HCM）、致心律失常性右室心肌病、限制型心肌病（RCM）和未定型心肌病5类。3种常见心肌病的比较见表6-2。

笔记

表6-2　3种常见心肌病的比较

| 鉴别点 | 扩张型心肌病 | 肥厚型心肌病 | 限制型心肌病 |
|---|---|---|---|
| 特征 | 左心室或双心室扩大伴收缩功能障碍 | 心室非对称性肥厚 | 心室壁僵硬度增加、舒张功能降低、充盈受限 |
| 病因 | 感染、非感染的炎症，中毒（包括酒精等），内分泌和代谢紊乱，遗传，精神创伤 | 常染色体显性遗传，有遗传异质性 | 50%特发性，50%病因清楚（以淀粉样变最多见） |
| 病理 | 心腔扩大为主，肉眼可见心室扩张，室壁多变薄，纤维瘢痕形成，常伴有附壁血栓 | 心室肥厚，尤其是室间隔肥厚，心肌细胞排列紊乱、小血管病变、瘢痕形成 | 心肌纤维化、炎症细胞浸润和心内膜面瘢痕形成 |
| 症状 | 活动时呼吸困难和活动耐量下降，可合并心律失常和栓塞事件 | 劳力性呼吸困难和乏力最常见，1/3的患者可有劳力性胸痛。最常见的持续性心律失常是心房颤动。部分患者有运动诱发的晕厥 | 活动耐量下降、乏力、呼吸困难；右心衰竭较重为本病临床特点 |
| 体征 | 心界扩大，常可闻及第三或第四心音，心率快时呈奔马律，有时可于心尖部闻及收缩期杂音 | 心脏轻度增大，可闻及第四心音。流出道梗阻的患者可于胸骨左缘第3～4肋间闻及较粗糙的喷射性收缩期杂音；心尖部也常可闻及收缩期杂音<br>杂音增强：心肌收缩力增强、后负荷减轻、含服硝酸甘油、应用强心药、取站位、瓦尔萨尔瓦（Valsalva）动作<br>杂音减弱：心肌收缩力减弱、后负荷增强、使用β受体阻断药、取卧位或下蹲位 | 右心衰竭体征：奔马律、颈静脉怒张、肝大、移动性浊音阳性、下肢可见凹性水肿 |

续　表

| 鉴别点 | 扩张型心肌病 | 肥厚型心肌病 | 限制型心肌病 |
|---|---|---|---|
| 胸部X线 | 心影增大，心胸比＞50% | 心影可以正常大小或左心室增大 | 可见心包钙化 |
| 心电图 | 可有传导阻滞等多种心律失常，严重左心室纤维化可出现病理性Q波 | QRS波群左心室高电压、倒置T波和异常Q波 | 心肌淀粉样变患者常常为低电压 |
| 超声心动图 | 心腔扩大（以左心室扩大为著）、室壁运动普遍减弱、二尖瓣及三尖瓣相对关闭不全 | 不对称肥厚而无心室腔增大为其特征。舒张期室间隔厚度达15mm，二尖瓣前叶收缩期前移（SAM） | 双心房扩大和心室肥厚；心肌磨玻璃样改变提示心肌淀粉样变；心包增厚和室间隔抖动征提示缩窄性心包炎 |
| 心脏磁共振 | 对于心肌病诊断、鉴别诊断及预后评估均有很高价值 | 心室壁局限性（室间隔多见）或普遍性增厚，同位素延迟增强扫描可见心肌呈片状强化 | 心肌淀粉样变：心肌内呈颗粒样轧延迟成像 |
| 血液 | 脑利尿钠肽（BNP）或N末端脑钠肽前体（NT-proBNP）增高，有助于鉴别呼吸困难的原因 | — | |

续　表

| 鉴别点 | 扩张型心肌病 | 肥厚型心肌病 | 限制型心肌病 |
|---|---|---|---|
| 治疗 | ①诱因及病因的治疗。②针对治疗心力衰竭的药物有β受体阻断药、ACEI或ARB，脑啡肽酶抑制药、醛固酮受体阻断药等。③心力衰竭的心脏再同步化治疗。④抗凝治疗（心房颤动、附壁血栓形成、血栓栓塞病史）。⑤植入型心律转复除颤器（ICD）预防心脏猝死的发生 | ①β受体阻断药和非二氢吡啶类钙通道阻断药（CCB）。②对心房颤动患者需要抗凝治疗。③室间隔切除术用于药物治疗无效、NYHA Ⅲ～Ⅳ级、严重流出道梗阻静息或运动时流出道压力阶差大于50mmHg。④酒精室间隔消融术可减轻左心室流出道梗阻及二尖瓣反流，改善心力衰竭症状。⑤ICD能有效预防猝死的发生<br>猝死风险评估的因素：曾经发生过心搏骤停，一级亲属中有1个或多个发生HCM猝死，左心室严重肥厚（≥30mm），左室流出道高压力阶差，Holter检查发现反复非持续性室性心动过速，运动时出现低血压，不明原因晕厥（尤其是发生在运动时） | 原发性RCM无特异性治疗手段。继发性RCM中的部分疾病有针对病因的特异性治疗 |

## （二）心肌炎

**1. 病因**　①感染性心肌炎。最常见病因为病毒感染，其中柯萨奇病毒B组是最为常见的致病原因。②非感染性心肌炎。常见病因包括药物、毒物、放射、结缔组织病、血管炎、巨细胞心肌炎及结节病等。

**2. 临床表现**　①症状。发病前1～3周有病毒感染前驱症状，临床诊断的病毒性心肌炎绝大部分是以心律失常为主诉或首见症状，其中少数可因此发生晕厥或阿-斯综合征。②体征。常有心律失常，以房性与室性期前收缩及房室传导阻滞最为多见。心率可增快且与体温不相称。听诊可闻及第三、第四心音或奔马律，部分患者可于心尖部闻及收缩期吹风样杂音。

**3. 辅助检查** ①胸部X线检查可见心影扩大，有心包积液时可呈烧瓶样改变。②心电图可见：ST段轻度移位和T波倒置，合并急性心包炎的患者可有除aVR导联外ST段广泛抬高，少数可出现病理性Q波，可出现各型心律失常。③超声心动图检查可正常，也可显示左心室增大，室壁运动减低，左心室收缩功能减低，附壁血栓等。④心脏磁共振对心肌炎诊断有较大价值。典型表现为T1和T2信号强度增加，提示水肿，心肌早期包增强，提示心肌充血，可见心外膜下或心肌中层片状延迟强化。⑤病毒血清学检测仅对病因有提示作用，不能作为诊断依据。⑥心内膜心肌活检可用于确诊。

**4. 治疗** 病毒性心肌炎尚无特异性治疗方法，应该以针对左心功能不全的支持治疗为主。患者应避免劳累，适当休息。出现心力衰竭时酌情使用利尿药、血管扩张药、ACEI等。出现快速型心律失常者，可采用抗心律失常药。

**（三）心脏瓣膜病**

主要指二尖瓣、主动脉瓣病变，常见心脏瓣膜病的鉴别见表6-3。

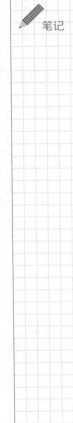
笔记

表6-3　常见心脏瓣膜病的鉴别

| 鉴别点 | 二尖瓣狭窄（MS） | 二尖瓣关闭不全（MI） | 主动脉瓣狭窄（AS） | 主动脉瓣关闭不全（AI） |
|---|---|---|---|---|
| 病因 | 风湿热最常见 | 风湿热、腱索断裂 | 单纯AS因老年退行性变、儿童先天性畸形引起；合并AI及二尖瓣病变以风湿热多见 | 风湿热、IE；主动脉根部扩张，如主动脉夹层、马方（Marfan）综合征、梅毒性主动脉炎 |
| 症状 | 呼吸困难（最常见、最早期症状）＋咳嗽咯血＋血栓栓塞＋右心衰竭 | 急性＝劳力性呼吸困难＋急性左心衰竭<br>慢性＝低心输出量（乏力、活动耐量下降，合并冠状动脉疾病者可出现心绞痛）＋肺淤血（呼吸困难）<br>晚期可发生右心衰竭 | 呼吸困难＋心绞痛（最早出现、最常见症状）＋晕厥 | 急性＝低心输出量＋肺淤血<br>慢性＝无症状期较长（左心室可长期代偿，左心室舒张末压不高），有心输出量增大症状（心悸、头颈部强烈动脉搏动感），晚期左心衰竭 |

笔记

| 鉴别点 | | 二尖瓣狭窄（MS） | 二尖瓣关闭不全（MI） | 主动脉瓣狭窄（AS） | 主动脉瓣关闭不全（AI） |
|---|---|---|---|---|---|
| 体征 | 大体 | 二尖瓣面容、发绀 | — | 收缩压降低 | 面色苍白，头随心搏摆动，周围血管征 |
| | 心界 | 向左扩大 | 向左下扩大 | 正常/向左扩大 | 向左下扩大 |
| | 心音 | 可出现$S_1$亢进（瓣膜弹性良好），$P_2$亢进与分裂（肺动脉高压） | 急性：肺动脉瓣区$S_2$分裂（肺动脉压力增大，肺动脉瓣延后关闭）、$S_4$（左心房强收缩音）<br>慢性：$S_1$减弱（二尖瓣位置高）、$S_2$分裂（射血期缩短，主动脉瓣提前关闭） | $S_1$逆分裂（主动脉瓣关闭延迟），$S_4$（左房收缩音） | 急性：$S_1$减弱或消失（二尖瓣提前关闭）、$P_2$亢进（肺动脉高压）、$S_3$、$S_4$<br>慢性：$S_1$减弱（二尖瓣位置高）、主动脉瓣区$S_2$减弱或消失、$S_3$（左心室快速充盈增加） |
| | 杂音 | 心尖区舒张中晚期隆隆样杂音为递增型，呼气增强，格雷厄姆·斯蒂尔（Graham-Steel）杂音为肺动脉瓣相对关闭不全，右心扩大表现为三尖瓣听诊区全收缩期吹风样相对性关闭不全杂音 | 心尖区全收缩期吹风样杂音，强度≥3/6级，可向左后（提示前叶损害）、心底部（提示后叶损害）传导腱索断裂时杂音似海鸥鸣或乐音性严重反流时可出现相对MS杂音 | 主动脉瓣区粗糙响亮的喷射性杂音，>3/6级，递增-递减型，向颈部传导 | 慢性：主动脉瓣区舒张期高调递减型叹气样杂音严重反流时可出现相对性MS杂音、奥斯汀·弗林特（Austin-Flint）杂音 |

笔记

**续　表**

| 鉴别点 | | 二尖瓣狭窄（MS） | 二尖瓣关闭不全（MI） | 主动脉瓣狭窄（AS） | 主动脉瓣关闭不全（AI） |
|---|---|---|---|---|---|
| 辅助检查 | 胸部X线 | "梨形心"<br>肺淤血：克利（Kerley）B线、肺门蝶翼状<br>双房影、侧位见左心房压迫食管 | 侧位片可见增大左心房压迫食管，可见肺淤血征象 | 心影一般不大，升主动脉可扩张 | "靴形心" |
| | 心电图 | 二尖瓣P波、电轴右偏（右心室肥厚）、心房颤动 | 可见二尖瓣P波、心房颤动 | QRS波群电压增高（左心室肥厚） | 左心室肥厚伴劳损、电轴左偏 |
| | 超声心动图 | M型超声："城墙样"改变狭窄程度分级如下。①轻：瓣口面积＞1.5cm$^2$。②中：1.0～1.5cm$^2$（症状出现）。③重：＜1cm$^2$ | 轻：反流局限于二尖瓣环附近。中：反流达到左心房中部。重：反流直达心房顶部 | 狭窄程度的判断同MS，但重度才有症状出现 | — |
| 并发症 | | 左房扩大：心房颤动（致心力衰竭加重、栓塞）、血栓栓塞（脑栓塞最常见，因脑血供最多）<br>肺淤血：急性肺水肿、肺部感染<br>肺高压：右心衰竭<br>IE：不多见 | 心房颤动<br>栓塞较MS少见<br>IE较MS多见（瓣膜处血流速度偏慢，赘生物易附着） | 心律失常，如心房颤动、房室传导阻滞、室性心律失常，以及心脏性猝死、心力衰竭、IE（不常见）、体循环栓塞（瓣膜钙化） | IE（较常见）、室性心律失常、心力衰竭 |

续 表

笔记

| 鉴别点 | | 二尖瓣狭窄（MS） | 二尖瓣关闭不全（MI） | 主动脉瓣狭窄（AS） | 主动脉瓣关闭不全（AI） |
|---|---|---|---|---|---|
| 治疗 | 内科治疗 | 一般治疗：预防性抗风湿热可用青霉素；控制心率，心率快则舒张期缩短，致左心房内压增大、肺淤血加重，窦性心律不用洋地黄类药物等<br>大咯血：坐位防窒息，降低肺循环压力可用利尿药、镇静药<br>急性肺水肿：减轻心脏前负荷可用硝酸酯类药，除心房颤动伴快心室率用洋地黄类药以降低心室率外不用正性肌力药 | 急性：减少反流量为降低左心室后负荷，可用动脉扩张药、主动脉内球囊反搏治疗<br>慢性：有症状者可用ACEI，合并心房颤动者可用抗凝血药 | 对症支持治疗，出现心房颤动者尽早电转复 | 急性：术前过渡（降低肺静脉压、增加心输出量、稳定血流动力学）<br>慢性：对症支持治疗 |
| | 手术治疗 | 中重度狭窄、症状进行性加重、存在肺动脉高压者考虑介入或外科手术<br>单纯MS首选经皮球囊二尖瓣成形术 | 急性：药物治疗为基础，紧急或择期手术<br>慢性：评估适应证，手术方法有二尖瓣修补术、二尖瓣置换术 | 出现症状者均手术治疗：人工瓣膜置换术（主要方法）、经皮主动脉瓣球囊成形术、经皮主动脉瓣置换术（应用局限） | 急性：尽早外科手术<br>慢性：至少存在症状明显、左心功能不全其中之一者考虑手术<br>原发性：主动脉瓣置换术<br>继发性：主动脉瓣成形术<br>瓣叶穿孔：瓣膜修复术 |

### （四）心包疾病

**1. 心包炎的分类** 见表6-4。

表6-4 心包炎的常见分类

| 按病因 | | 按病程 | | |
|---|---|---|---|---|
| 感染性 | 非感染性 | 急性 | 亚急性 | 慢性 |
| 病毒性、细菌性、真菌性等 | 急性心肌梗死、尿毒症、肿瘤、外伤、主动脉夹层、放射性、创伤性等 | 病程<6周纤维素性；渗出性 | 病程6周～3个月渗出-缩窄性；缩窄性 | 病程>3个月缩窄性；渗出性；粘连性 |

**2. 急性心包炎** 见表6-5。

表6-5 急性心包炎的常考知识点

| 定义 | | 心包脏层和壁层急性炎症性疾病 |
|---|---|---|
| 病因 | | 最常见原因为病毒感染 |
| 临床表现 | 症状 | 胸骨后、心前区疼痛（特征），与呼吸运动相关，可因咳嗽、深呼吸、变换体位、吞咽而加重（纤维蛋白渗出期）。随病程进展可出现呼吸困难（渗出期）。感染性心包炎可出现发热、乏力 |
| | 体征 | 心包摩擦音在胸骨左缘第3～4肋间、胸骨下端、剑突区明显，身体坐位前倾、深吸气或将听诊器胸件加压后摩擦音增强。心包积液增多时，心包摩擦音消失，心音低而遥远 |
| 辅助检查 | ECG | 除aVR和$V_1$导联外所有常规导联ST段弓背向下抬高，aVR和$V_1$导联ST段压低 |
| | 胸部X线 | 心包积液较多时可见心影增大。成人<250ml、儿童<150ml难以检出 |
| | 超声心动图 | 可确诊有无心包积液及判断积液量 |
| | 心包穿刺 | 主要指征是心脏压塞，也可辅助诊断积液性质及病因 |

续　表

| 诊断 | 超声心动图确诊 |
| --- | --- |
| 治疗 | 病因治疗 |
| | 解除心脏压塞：①糖皮质激素促进心包积液吸收。②急性心脏压塞时立即行心包穿刺引流。③顽固复发性心包炎可考虑心包切除术 |
| | 对症支持：卧床至胸痛和发热消失 |

### 3. 缩窄性心包炎　见表6-6。

**表6-6　缩窄性心包炎的常考知识点**

| 定义 | | 指心脏被致密增厚的纤维化或钙化心包所包围，使心室舒张期充盈受限而产生一系列循环障碍的疾病 |
| --- | --- | --- |
| 病因 | | 我国以结核性最为常见 |
| 临床表现 | 症状 | 心悸、劳力性呼吸困难、活动耐量下降、疲乏等 |
| | 体征 | 颈静脉压升高、脉压减小，心尖搏动减弱或消失（收缩期负性搏动）；胸骨左缘第3～4肋间闻及心包叩击音；库斯莫尔（Kussmaul）征：吸气时颈静脉充盈更加明显；体循环淤血 |
| 辅助检查 | 胸部X线 | 可见心影增大呈三角形或球形，左右心缘变直 |
| | 超声心动图 | 典型表现是心包增厚、粘连，室壁活动减弱，室间隔舒张期矛盾运动（室间隔抖动征） |
| | 心脏CT和MRI | 用于评价心包受累的范围和程度、心包厚度和心包钙化等 |
| | 右心导管检查 | 肺毛细血管压力、肺动脉舒张压力、右心室舒张末期压力、右心房压力和腔静脉压力均显著升高并趋于同一水平 |
| 诊断 | | 典型临床表现及辅助检查 |
| 治疗 | 短期/可逆性心包缩窄 | 抗炎治疗2～3个月 |
| | 慢性缩窄性心包炎 | 心包切除术* |

注：*对于结核性心包炎推荐抗结核治疗延缓心包缩窄进展，术后继续抗结核治疗1年。

**4. 心包积液及心脏压塞** 见表6-7。

### 表6-7 心包积液和心脏压塞的常考知识点

| 病因 | | | 心包积液的常见病因是肿瘤、特发性心包炎和感染性心包炎。短期内出现大量心包积液可引起心脏压塞 |
|------|------|------|------|
| 临床表现 | 症状 | | 压迫肺、大血管、支气管出现呼吸困难（最突出），严重时呈端坐呼吸；压迫气管、食管可出现干咳、吞咽困难；还可出现上腹部疼痛、肝大、全身水肿等 |
| | 体征 | 心脏检查 | 心尖搏动减弱，心界向两侧扩大，心音低而遥远 |
| | | 尤尔特（Ewart）征 | 即心包积液征，指积液量大时，可于左肩胛骨下出现叩浊音，听诊闻及支气管呼吸音，是肺组织受压所致 |
| | | 脉压 | 大量心包积液可使收缩压降低，舒张压变化不大，脉压减小 |
| | | 奇脉 | 指桡动脉搏动呈吸气性显著减弱或消失、呼气时恢复的现象血压测量可见吸气时动脉收缩压较吸气前下降≥10mmHg |
| | | 体循环淤血 | 大量心包积液时，心脏舒张受限，静脉血回流受限，静脉压显著增高，可出现颈静脉怒张、肝大、肝颈静脉回流征、腹水、下肢水肿 |
| | 心脏压塞 | 急性 | 短期大量心包积液表现为窦性心动过速（心率加快）、血压下降、脉压变小和静脉压明显升高；若心输出量显著下降表现为急性循环衰竭和休克 |
| | | 亚急性/慢性 | 液体积聚较慢产生体循环静脉淤血征象，表现为颈静脉怒张＋Kussmaul征＋奇脉 |
| | | 临床特征 | Beck三联征：低血压、心音低弱、颈静脉怒张 |

续　表

| 辅助检查 | X线 | 心影增大呈烧瓶状，心脏搏动减弱，肺野清晰而心影显著增大 |
| | ECG | QRS波群低电压，大量积液时可见P波、QRS波群、T波电交替 |
| | 超声心动图 | 首选的确诊检查，表现为舒张末期右心房塌陷及舒张早期右心室游离壁塌陷 |
| | 心包穿刺 | 迅速缓解症状，可行相关检查 |
| 治疗 | 心包穿刺引流 | |

## （五）感染性心内膜炎

根据病程，感染性心内膜炎（IE）可分为急性IE和亚急性IE；根据受累瓣膜材质又可分为自体瓣膜心内膜炎和人工瓣膜心内膜炎。自体瓣膜心内膜炎的常考知识点总结见表6-8。

表6-8　自体瓣膜急性、亚急性心内膜炎知识点总结

| 鉴别点 | 急性自体瓣膜心内膜炎 | 亚急性自体瓣膜心内膜炎 |
|---|---|---|
| 发病率 | 少见（1/3） | 多见（2/3） |
| 病程 | 进展迅速，数天至数周 | 数周至数月 |
| 感染迁移 | 多见 | 少见 |
| 病原体 | 金黄色葡萄球菌（侵袭性、黏附性强） | 甲型溶血性链球菌（入血频繁，黏附性强） |

续　表

| 鉴别点 | | 急性自体瓣膜心内膜炎 | 亚急性自体瓣膜心内膜炎 |
|---|---|---|---|
| 基础疾病 | | 患者多瓣膜正常，主动脉瓣常受累 | 患者多具有器质性心脏病且病变两侧存在较大压力差，最常见于心脏瓣膜病（MI、AI），其次为先天性心脏病，如室间隔缺损、动脉导管未闭、法洛四联症、主动脉瓣缩窄 |
| 临床表现 | 发热 | 高热、寒战 | 有 |
| | 新心脏杂音 | 易出现（瓣膜关闭不全多见） | 可出现 |
| | 周围体征 | 詹韦（Janeway）损害表现为手掌与足底无痛性出血红斑 | 瘀点、指和趾甲下线状出血、杵状指，以及罗特（Roth）斑，表现为视网膜卵圆形出血斑，还有奥斯勒（Osler）结节，表现为指和趾垫痛性结节 |
| | 其他 | 动脉栓塞多见 | 脾大、贫血多见（病程长者多见） |
| 并发症 | 心脏 | 心力衰竭（主动脉瓣受损最常见）；心肌脓肿（可出现传导阻滞）；心肌梗死（主动脉瓣感染时多见）；急化脓性心包炎 | 少见 |
| | 其他 | 迁移性脓肿多见 | 细菌性动脉瘤、脑出血（细菌性动脉瘤破裂）、肾小球肾炎多见 |
| 检查 | 超声心动图 | 经食管超声心动图（TEE）较经胸超声心动图（TTE）检出率高 | |
| | 类风湿因子 | 少见 | 多见（多在病程6周以上出现） |

续 表

| 鉴别点 | | | 急性自体瓣膜心内膜炎 | 亚急性自体瓣膜心内膜炎 |
|---|---|---|---|---|
| 治疗 | 抗生素 | 经验用药 | 万古霉素/达托霉素＋庆大霉素＋利福平 | 青霉素、阿莫西林或氨苄西林联合庆大霉素 |
| | | 病原已知 | 葡萄球菌<br>药敏未知：耐酶青霉素（苯唑西林）＋氨基糖苷类<br>MSS：苯唑西林（首选）/头孢唑林，或万古霉素联合利福平<br>MRS：万古霉素/达托霉素＋利福平<br>MRSA：万古霉素/达托霉素 | 链球菌<br>敏感株：青霉素<br>耐药株：大剂量青霉素，或头孢曲松联合庆大霉素 |
| | | 疗程 | 4～6周 | |
| | 手术 | 24小时内手术 | 适应证：难治性肺水肿、心源性休克 | |
| | | 7天内手术 | 适应证：①主动脉瓣或二尖瓣急性重度反流、阻塞致心力衰竭或超声提示血流动力学异常。②局灶性感染灶未能控制。③脓肿、假性动脉瘤、瘘、不断增大的赘生物。④病原菌为真菌或多重耐药菌。⑤规范治疗下仍存在血培养阳性。⑥规范抗感染下出现≥1次栓塞事件且赘生物＞10mm。⑦瓣膜赘生物＞10mm，严重瓣膜狭窄或反流。⑧瓣膜单个赘生物＞30mm。⑨瓣膜单个赘生物＞15mm可考虑外科手术 | |
| | | 右心系统IE | 适应证：难治性病原体感染，菌血症（规范药物治疗下持续＞7天），复发肺动脉栓塞后三尖瓣赘生物＞20mm，继发右心衰竭 | |

注：MSS，甲氧西林敏感葡萄球菌；MRS，耐甲氧西林葡萄球菌；MRSA，耐甲氧西林金黄色葡萄球菌。

笔记

### （六）心搏骤停与心脏性猝死

心脏搏停是指心脏射血功能突然终止，造成全身血液循环中断、呼吸停止和意识丧失。心脏性猝死是指急性症状发作后1小时内发生的以意识突然丧失为特征的，由心脏原因引起的自然死亡。

绝大多数心脏性猝死发生在有器质性心脏病的患者，最主要的病因是冠心病及其并发症。各种心肌病引起的心脏性猝死是冠心病易患年龄前（＜35岁）心脏性猝死的主要原因，如HCM、致心律失常型右心室心肌病。还有离子通道病，如长QT间期综合征、Brugada综合征等。

## 拓展练习及参考答案

### ✎ 拓展练习

【填空题】

1. 肥厚型心肌病以（　　）为解剖特点，最常见的症状是（　　）和（　　），最重要的诊断手段是（　　）。

2. 急性心包炎为心包脏层和壁层的急性炎症性疾病，以（　　）、（　　）、（　　）、（　　）为特征。

【判断题】

1. 梗阻性肥厚型心肌病可于胸骨左缘第3、4肋间闻及较粗糙的收缩期喷射性杂音。

2. 心肌炎的最常见病因是病毒感染，以人类疱疹病毒6型最为常见。

3. 心电图是诊断二尖瓣狭窄最为敏感的方法，在窦性心律者可见"二尖瓣型P波"。

4. Janeway损害为手掌、足底处直径1～4mm的无痛性出血红斑，主要见于亚急性患者。

【名词解释】

1. Kussmaul征
2. 感染性心内膜炎

【选择题】

A型题

1. 哪种疾病的表现与缩窄性心包炎最相似

A. 限制型心肌病　　　　　　B. 扩张型心肌病　　　　　　C. 肥厚型心脏病

D. 风湿性心脏病　　　　　　E. 冠心病

2. 诊断心脏瓣膜病最有效的辅助检查方法为

A. 心电图　　　　　　　　　B. 胸部X线　　　　　　　　C. 超声心动图

D. 心脏磁共振　　　　　　　E. 心导管检查

3. 风湿性心脏病二尖瓣狭窄时，早期出现大咯血的原因是

A. 肺水肿　　　　　　　　　B. 肺部感染　　　　　　　　C. 支气管黏膜血管破裂

D. 肺梗死　　　　　　　　　E. 侧支循环支气管静脉曲张破裂

4. 二尖瓣轻度狭窄的瓣口面积是

A. $4 \sim 6 \ cm^2$　　　　　　B. $< 2 \ cm^2$　　　　　　C. $1.5 \sim 2.0 \ cm^2$

D. $1.0 \sim 1.5 \ cm^2$　　　E. $< 1 \ cm^2$

5. 我国缩窄性心包炎最常见的病因为

A. 非特异性心包炎　　　　　B. 结核性心包炎　　　　　　C. 化脓性心包炎

D. 创伤性心包炎　　　　　　E. 放射性心包炎

6. 感染性心内膜炎并发症中最常见的是

A. 心力衰竭　　　B. 细菌性动脉瘤　　　C. 动脉栓塞　　　D. 心肌脓肿　　　E. 急性心肌梗死

笔记

7. 心搏骤停的最重要诊断依据是

A. 心音消失        B. 呼之不应        C. 桡动脉搏动消失

D. 呼吸断续        E. 瞳孔散大

8. 女性，22岁。3天来感心悸伴胸闷，活动后明显，时有阵发性胸痛，呈针刺样，体力下降。3周前有上呼吸道感染、发热、咽痛史，既往体健。查体：T 37.2℃，P 120次/分，BP 100/70mmHg，平卧位时颈静脉无怒张，甲状腺轻度肿大，双肺底可闻及散在湿啰音，心律齐，第一心音低钝，可闻及奔马律，肝未触及，双下肢不肿，最可能的诊断是

A. 限制型心肌病        B. 急性心肌炎        C. 甲状腺功能亢进症

D. 急性心包炎        E. 冠心病

9. 男性，56岁。3年来进行性加重劳累后心悸、气短，多次出现夜间睡眠中呼吸困难，需坐起后才能缓解。半年来感腹胀、食欲缺乏、尿少、下肢水肿。既往无高血压、糖尿病、高脂血症。查体：P 88次/分，BP 130/70mmHg，半卧位时颈静脉怒张，双肺底可闻及湿啰音，心前区搏动弥散，心界向两侧扩大，心率110次/分，心律不齐，心音强弱不等，$P_2 > A_2$，心尖部可闻及3/6级收缩期吹风样杂音，肝肋下2.0cm，肝颈静脉反流征（＋），下肢水肿（＋＋）。该患者最可能的诊断是

A. 扩张型心肌病    B. 心脏瓣膜病    C. 心包积液      D. 心肌炎        E. 急性心肌梗死

10. 男性，35岁。2个月前因风湿性心脏病引起的主动脉瓣狭窄并关闭不全行主动脉瓣膜置换术，术后30天出现发热，体温波动于38～39℃。查体：主动脉瓣听诊区可闻及舒张期杂音，脾大，两次血培养均（＋）。该患者最可能的诊断是

A. 术后吸收热        B. 结核病        C. 感染性心内膜炎

D. 心肌炎        E. 急性心肌梗死

B型题

（11、12题共用选项）

A．二尖瓣狭窄        B．二尖瓣关闭不全       C．主动脉狭窄

D．肺动脉狭窄        E．主动脉关闭不全

11．最容易并发感染性心内膜炎的瓣膜损害是

12．最容易并发心房颤动的瓣膜损害是

（13、14题共用选项）

A．Osler结节      B．Ewart征      C．肝扩张性搏动      D．杜氏双重杂音      E．Beck三联征

13．渗出性心包炎可出现

14．亚急性感染性心内膜炎可出现

X型题

15．病毒性心肌炎的常见病原体有

A．柯萨奇病毒        B．埃可病毒       C．人类疱疹病毒6型

D．EB病毒        E．巨细胞病毒

16．感染性心内膜炎抗生素经验治疗原则包括

A．杀菌剂        B．联合应用       C．大剂量

D．口服给药        E．长疗程

【问答题】

1．简述扩张型心肌病的治疗原则。

2．简述影响肥厚型心肌病杂音强度的因素。

## ✍ 参考答案

【填空题】

1. 心室非对称性肥厚；劳力性呼吸困难；乏力；超声心动图
2. 胸痛；心包摩擦音；心电图改变；心包渗出后心包积液

【判断题】

1. √

2. ×　柯萨奇病毒B组最为常见。

3. ×　最可靠方法是超声心动图。

4. ×　Janeway损害主要见于急性患者。

【名词解释】

1. Kussmaul征　因缩窄性心包炎或心脏压塞导致体循环静脉淤血，颈静脉怒张，吸气时颈静脉充盈更加明显。

2. 感染性心内膜炎　心脏内膜表面的微生物感染，一般因细菌、真菌或其他微生物经血行途径直接感染心脏瓣膜、心室壁内膜或邻近大动脉内膜，伴赘生物形成。

【选择题】

A型题　1．A　2．C　3．E　4．C　5．B　6．A　7．A　8．B　9．A　10．C

B型题　11．B　12．A　13．B　14．A

X型题　15．ABC　16．ABCE

【问答题】

1. 答案见表6-2。
2. 答案见表6-2。

# 第三篇

# 消化系统疾病

## 第7周　胃食管反流病、胃炎、消化性溃疡、肠结核和结核性腹膜炎、炎症性肠病、功能性胃肠病

### 一、考研真题解析

1.（2012年X型题）下列属于慢性胃炎发病原因的有

A. 幽门螺杆菌（Hp）感染　　　　B. 自身免疫

C. 精神刺激　　　　　　　　　　D. 十二指肠液反流入胃

【答案与解析】　1. ABD。慢性胃炎的病因有Hp感染、十二指肠液反流入胃、自身免疫、年龄和胃黏膜营养因子缺乏。

2.（2013年A型题）与幽门螺杆菌感染无关的疾病是

A. 胃炎　　　　　　　　　　　　B. 胃溃疡

C. 十二指肠溃疡　　　　　　　　D. 胃食管反流病

【答案与解析】 2．D。Hp感染与胃炎、胃溃疡、十二指肠溃疡和胃癌等疾病的发病常有明显的关系，而胃食管反流病是机体抗反流防御机制减弱和反流物对食管黏膜攻击共同作用的结果，与Hp感染无关。

3．（2013年A型题）男性，23岁。间断上腹痛2年，2天来解柏油样便6次，今晨呕咖啡样物200ml，无肝病史。静脉输液后下一步诊治措施首选

A．急诊胃镜及镜下止血　　　　　　　B．急诊上消化道造影

C．腹部B超　　　　　　　　　　　　D．外科手术

【答案与解析】 3．A。该青年男性患者有长期慢性上腹痛病史，现有呕血和柏油样便，无肝病史，最可能是消化性溃疡出血。静脉输液纠正血容量不足后，下一步诊治措施首选急诊胃镜及镜下止血，既可以明确诊断，又可以治疗出血。正在活动性出血的情况下不宜行上消化道造影；腹部B超对诊断和止血治疗均无帮助；在未充分内科保守治疗和诊断尚不太明确的情况下也不宜首选外科手术。

（4～6题共用题干）（2013年A型题）

男性，50岁。胃溃疡病史10年，近2个月患者腹痛加重，失去规律，经多种药物治疗无效，体重下降。查体：浅表淋巴结无肿大，腹平软，上腹部有压痛。

4．就目前资料考虑，最可能的诊断是

A．胃溃疡复发　　　B．胃溃疡癌变　　　C．合并胃泌素瘤　　　D．复合性溃疡

5．为明确诊断，最有意义的检查是

A．粪便隐血试验　　　　　　　　　　B．血清促胃液素测定

C．上消化道钡餐造影检查　　　　D．胃镜检查

6．根据诊断，最佳的处理方法是

A．胃黏膜保护药治疗　　　　B．质子泵抑制药治疗

C．根除幽门螺杆菌　　　　D．手术治疗

【答案与解析】　4．B。该中年男性患者有长期慢性胃溃疡病史，近来腹痛加重，失去规律，经多种药物治疗无效，体重下降，最可能的诊断是胃溃疡癌变。5．D。为明确诊断，最有意义的检查是胃镜检查，既可以观察胃部病变情况，又可以取胃黏膜组织行活体组织检查（简称活检）。6．D。胃溃疡癌变最佳的处理方法是手术治疗，而胃黏膜保护药、质子泵抑制药和根除Hp治疗只是针对胃溃疡复发或复合性溃疡的治疗。

（7、8题共用选项）（2013年B型题）

A．肠穿孔　　　　B．肠出血　　　　C．肠梗阻　　　　D．中毒性巨结肠

7．克罗恩病患者最常见的并发症是

8．暴发型或重型溃疡性结肠炎患者最易发生的并发症是

【答案与解析】　7、8．C、D。炎症性肠病易并发肠穿孔、肠出血、肠梗阻、中毒性巨结肠，其中肠梗阻是克罗恩病患者最常见的并发症。中毒性巨结肠是暴发型或重型溃疡性结肠炎患者最易发生的并发症。

9．（2014年A型题）男性，32岁。3个多月来低热、乏力、大便稀、右下腹痛、体重减轻。查体：体温（T）37.6℃，脉搏（P）84次/分，血压（BP）110/70mmHg，心肺检查未见异常，腹软，右下腹轻压痛，肝脾肋下未触及，肠鸣音活跃。血常规：Hb 125g/L，

笔记

WBC $5.4×10^9/L$，PLT $252×10^9/L$。粪便常规：偶见 WBC。结肠镜检查：回盲部肠黏膜充血水肿，横行溃疡形成，肠腔狭窄，可见大小及形态各异的炎性息肉。最可能的诊断是

　A．克罗恩病　　　B．阿米巴肉芽肿　　　C．结肠癌　　　　　D．肠结核

【答案与解析】　9．D。该患者为青年男性，3个多月来低热、乏力、腹泻、右下腹痛、体重减轻，无肝脾大，肠鸣音活跃。结肠镜检查示回盲部肠黏膜充血水肿，横行溃疡形成，即溃疡长轴与肠的长轴垂直，可见炎性息肉，符合肠结核的特点。克罗恩病为纵行溃疡。阿米巴肉芽肿粪便常规常检出阿米巴滋养体。结肠癌发病年龄较大，且结肠镜及活检易确诊。

　（10、11题共用选项）（2014年B型题）

　A．血清学检查　　　　　　　　　　　B．$^{13}$C 尿素呼气试验

　C．胃黏膜活检　　　　　　　　　　　D．快速尿素酶试验

　10．侵入性检查幽门螺杆菌的首选方法是

　11．当幽门螺杆菌根除治疗后复查疗效时，首选的检查方法是

【答案与解析】　10、11．D、B。Hp检测方法分为侵入性和非侵入性两大类。前者需通过胃镜检查取胃黏膜活组织进行检测，主要包括快速尿素酶试验、胃黏膜活检和Hp培养；后者主要有$^{13}$C或$^{14}$C尿素呼气试验、粪便Hp抗原检测及血清学检查（定性检测血清抗Hp IgG抗体）。快速尿素酶试验是侵入性检查的首选方法，操作简便、费用低。胃黏膜活检可直接观察Hp，与快速尿素酶试验结合，可提高诊断准确率。$^{13}$C或$^{14}$C尿素呼气试验检测Hp敏感性及特异性高而无须胃镜检查，可作为根除治疗后复查疗效的首选方法。

（12、13题共用选项）（2015年B型题）

12．消化性溃疡患者最常见的并发症是

13．十二指肠溃疡患者不易发生的并发症是

A．穿孔　　　　　B．出血　　　　　C．幽门梗阻　　　　D．癌变

【答案与解析】　12、13．B、D。消化性溃疡患者最常见的并发症是上消化道出血。胃溃疡有可能癌变，十二指肠溃疡一般不发生癌变。

14．（2015年）根除胃幽门螺杆菌治疗时常用的药物包括

A．雷尼替丁　　　B．奥美拉唑　　　C．硫糖铝　　　　D．克拉霉素

【答案与解析】　14．BD。具有杀灭和抑制Hp作用的药物主要包括：抗生素，如克拉霉素、替硝唑、甲硝唑、呋喃唑酮；质子泵抑制药（PPI），如奥美拉唑；胶体铋剂，如枸橼酸铋钾、果胶铋、碱式碳酸铋。雷尼替丁是$H_2$受体阻断药，主要作用是减少胃酸分泌；硫糖铝属于胃黏膜保护药。二者均不能根除Hp。

（15～17题共用题干）（2016年A型题）

女性，26岁。腹胀、腹痛伴低热、盗汗3个月。查体：腹部移动性浊音阳性。化验血HBsAg（＋）。腹水常规：比重1.023，蛋白定量38g/L，白细胞计数$610×10^6$/L，其中单个核细胞占比0.8。

15．该患者最可能的诊断是

A．肝硬化合并自发性腹膜炎　　　　B．结核性腹膜炎

C．肝炎后肝硬化失代偿期　　　　　D．肝癌腹膜转移

16．下列检查结果支持上述诊断的是

A．腹水腺苷脱氨酶（ADA）79.5U/L

B．血清－腹水白蛋白梯度（SAAG）12g/L

C．腹水细胞学检查见到癌细胞

D．腹水普通细菌培养见到来自肠道的革兰阴性菌

17．该患者最宜选用的治疗是

A．对症支持治疗　　　　　　　　B．应用广谱抗生素

C．抗结核治疗　　　　　　　　　D．全身联合肿瘤化疗

【答案与解析】 15．B。该患者为青年女性，3个月来腹胀、腹痛伴低热、盗汗，腹部移动性浊音阳性，腹水为渗出液，考虑为结核性腹膜炎。肝硬化合并自发性腹膜炎应伴有肝硬化症状及高热。肝癌好发于老年人，有肝区持续疼痛和血性腹水。16．A。结核性腹膜炎的腹水为渗出液，腺苷脱氨酶活性常增高，腹水普通细菌培养结果为阴性，结核分枝杆菌培养的阳性率很低。腹水细胞学检查目的是排除癌性腹水。17．C。结核性腹膜炎治疗的关键是全程规范抗结核治疗。

18．（2016年A型题）诊断胃食管反流病最准确的方法是

A．上消化道钡餐造影检查　　　　B．24小时食管pH监测

C．食管测压　　　　　　　　　　D．胃镜检查

【答案与解析】 18．D。胃镜检查是诊断胃食管反流病最准确的方法。上消化道钡餐造影检查对诊断胃食管反流病敏感性不高，对不愿接受或不能耐受胃镜检查者，上消化道钡餐造影检查有助于排除食管癌等其他食管疾病。食管测压可测定食管下括约肌

（LES）的压力，显示频繁的一过性食管下括约肌松弛和评价食管体部的功能。24小时食管pH监测能提供食管是否存在过度酸反流的客观证据，是诊断胃食管反流病的重要方法。

19．（2016年A型题）临床上服用下列药物时，不影响对幽门螺杆菌病原检测的是

A．奥美拉唑　　　B．枸橼酸铋钾　　　C．米索前列醇　　　D．呋喃唑酮

【答案与解析】　19．C。参见考研真题解析第15题解析。

20．（2017年A型题）阿司匹林引起非甾体抗炎药（NSAID）溃疡的最主要致溃疡机制是

A．抑制环氧合酶-1（COX-1）　　　　B．抑制环氧合酶-2（COX-2）

C．同时抑制COX-1和COX-2　　　　D．局部作用

【答案与解析】　20．A。非甾体抗炎药如阿司匹林，致胃黏膜病变的主要机制是药物通过小肠吸收后，抑制黏膜COX-1，导致维持黏膜正常再生的前列腺素不足，黏膜修复障碍，出现糜烂和出血。

（21～23题共用题干）（2017年A型题）

男性，54岁。2个月来反酸、胃灼热，多于餐后明显，平卧位时易出现，近5天来加重，有时伴胸骨后疼痛，心电图（ECG）未见明显异常，胃镜检查见食管黏膜破损融合。

21．该患者最可能的诊断是

A．胃食管反流病　　B．心绞痛　　　　C．食管憩室炎　　　D．食管癌

22．选用的最佳治疗是

A．口服氢氧化铝　　B．含服硝酸甘油　　C．口服奥美拉唑　　D．手术治疗

23．若需维持治疗，选用的最佳药物是

A．雷尼替丁　　　　　　　　　　　B．奥美拉唑

C．硝酸异山梨酯　　　　　　　　　D．顺铂和 5- 氟尿嘧啶

【答案与解析】 21．A。该患者为老年男性，有反酸、胃灼热，多于餐后明显，平卧时易出现，结合胃镜检查食管黏膜破损有融合，诊断为胃食管反流病。心绞痛的疼痛一般与体位无关且该患者 ECG 未见明显异常。胃镜检查结果无局限性膨出，不符合食管憩室炎的诊断。食管癌应具有进行性吞咽困难的症状。22．C。胃食管反流病的最佳治疗药物是奥美拉唑，这类药物抑酸作用强，疗效优于 $H_2$ 受体阻断药（雷尼替丁），特别适用于症状重、有严重食管炎的患者。23．B。胃食管反流病具有慢性复发倾向，为减少症状复发，可给予 PPI，如奥美拉唑等维持治疗。

24．（2017年X型题）溃疡性结肠炎的并发症可有

A．中毒性巨结肠　　B．癌变　　　　　C．肠出血　　　　　D．肠穿孔

【答案与解析】 24．ABCD。溃疡性结肠炎最常见的并发症为中毒性巨结肠，其他还有直肠和结肠癌变、结肠大出血、肠穿孔、肠梗阻。

25．（2018年A型题）多灶萎缩性胃窦炎最主要的病因是

A．胆汁反流　　　　　　　　　　　B．口服非甾体抗炎药

C．幽门螺杆菌感染　　　　　　　　D．自身免疫性抗体

【答案与解析】 25．C。慢性多灶性萎缩性胃窦炎多由 Hp 感染引起，部分患者炎症

笔记

可波及胃体。慢性胃体胃炎多与自身免疫有关，病变主要累及胃体和胃底。

26．（2018年A型题）球后溃疡的临床特点是

A．上腹痛常无典型的节律性　　　　　B．午夜痛和背部放射痛多见

C．对药物治疗反应较好　　　　　　　D．不易并发出血

【答案与解析】　26．B。球后溃疡是指发生于十二指肠降部、水平部的溃疡，多发生于十二指肠降部初始部和乳头附近。夜间疼痛和背部放射痛更多见，抑制胃酸分泌药反应性差，易出血，严重的炎症反应可导致胆总管引流障碍，出现梗阻性黄疸或引发急性胰腺炎。

（27～29题共用题干）（2018年A型题）

男性，32岁。间断发作下腹痛、腹胀伴腹泻或便秘3年余，下腹痛不重，多于排便后缓解，粪便常有黏液，无脓血。3周来再次出现下腹痛伴腹泻，大便2～4次/日，粪便性状同前。查体：除下腹部有轻度压痛外，其余未见异常。粪便常规、隐血试验及培养均未发现明显异常。

27．患者最可能的诊断是

A．肠结核　　　　B．克罗恩病　　　　C．肠易激综合征　　　D．溃疡性结肠炎

28．为确定诊断，最有意义的检查是

A．结核菌素试验　　B．腹部B超　　　　C．结肠钡灌肠　　　D．结肠镜

29．可选择的治疗是

A．口服抗结核药　　　　　　　　　　B．口服柳氮磺吡啶

C．口服匹维溴铵　　　　　　　　　　D．口服布地奈德

【答案与解析】　27．C。该患者为青年男性，3年来腹胀伴腹泻或便秘，3周来腹泻伴黏液，但无脓血，诊断为肠易激综合征。肠结核多伴有结核中毒症状，右下腹痛，与进食有关，无黏液脓血，无里急后重。克罗恩病为右下腹痛，与进食有关，常伴瘘管形成和肠外表现。溃疡性结肠炎表现为左下腹痛，多伴有黏液脓血便和里急后重。28．D。结肠镜可直接观察肠道病变，且可配合活检，排除肠道其他疾病，故为确诊的首选检查。29．C。匹维溴铵为选择性作用于胃肠道平滑肌的钙离子拮抗药，对腹痛亦有一定疗效且不良反应少。柳氮磺吡啶是治疗溃疡性结肠炎的常用药物。布地奈德适用于氨基水杨酸制剂疗效不佳的轻中度炎症性肠病患者，特别适用于重度及急性暴发型炎症性肠病患者。

30．（2019年A型题）下列引起胃食管反流病的病因中，不属于抗反流屏障结构与功能异常的是

A．贲门失弛缓症手术后　　　　　　　B．大量腹水
C．胃扩张　　　　　　　　　　　　　D．干燥综合征

【答案与解析】　30．D。胃食管反流病是抗反流屏障结构与功能异常导致的，最常见于贲门失弛缓症手术后、食管裂孔疝、腹内压增高（如妊娠、肥胖、腹水、胸腔积液、便秘、呕吐、负重劳动等），以及长期胃内压增高（如胃排空延迟、胃扩张等），均可使食管下括约肌（LES）结构受损。

31．（2019年A型题）幽门管溃疡的临床特点是

A．空腹腹痛　　　　　　　　　　　　B．易发生幽门梗阻
C．不易有出血并发症　　　　　　　　D．不易有穿孔并发症

【答案与解析】 31．B。幽门管溃疡主要表现为餐后很快发生疼痛，易出现幽门梗阻、出血和穿孔等并发症。胃镜检查时应注意活检排除癌变。

（32～34题共用题干）（2019年A型题）

男性，24岁，间断下腹痛，腹胀、腹泻1年余，腹痛常于进食后加重，排便后缓解，粪便呈糊状，一般无黏液和脓血，未进行系统检查和治疗，3天来再次发作。查体：T 36.5℃。浅表淋巴结不大，心肺（－），腹平软，右下腹压痛（＋），无肌紧张和反跳痛，肝脾未触及。结肠钡灌肠检查见回盲部纵行性溃疡和鹅卵石征。

32．该患者最可能的诊断是

A．肠结核 　　　　B．肠淋巴瘤 　　　　C．克罗恩病 　　　　D．结肠癌

33．为确定诊断，最有意义的检查是

A．结核菌素试验 　　　　　　　　B．腹部B超

C．腹部CT 　　　　　　　　　　　D．结肠镜检查及活检

34．最常见的并发症是

A．肠穿孔 　　　　B．肠出血 　　　　C．肠梗阻 　　　　D．腹腔内脓肿

【答案与解析】 32．C。该患者为青年男性，结肠钡灌肠检查见回盲部纵行性溃疡和鹅卵石征，考虑为克罗恩病。33．D。克罗恩病确诊最有意义的检查是结肠镜检查及活检，可见非干酪样肉芽肿。34．C。4个选项均为克罗恩病的并发症，以肠梗阻最多见。

35．（2019年X型题）有助于诊断自身免疫性胃炎的实验室检查有

A．血清维生素$B_{12}$水平 　　　　　　B．幽门螺杆菌检测

C. 血清抗壁细胞抗体　　　　　　　　D. 血清内因子抗体

【答案与解析】 35. ACD。胃体腺壁细胞除分泌盐酸外，还分泌一种黏蛋白，称为内因子。它能与食物中的维生素$B_{12}$结合形成复合物，使之不被酶消化；到达回肠后维生素$B_{12}$得以吸收。当体内出现针对壁细胞或内因子的自身抗体时，自身免疫性炎症反应导致壁细胞总数减少、泌酸腺萎缩、胃酸分泌减少，发生自身免疫性胃炎；同时内因子减少可导致维生素$B_{12}$吸收不良，出现血清维生素$B_{12}$水平降低。因此血清抗壁细胞抗体、内因子抗体及维生素$B_{12}$水平测定，有助于诊断自身免疫性胃炎。

36. （2020年A型题）胃食管反流病的食管外症状是

A. 胸痛　　　　　B. 咳嗽　　　　　C. 吞咽困难　　　　　D. 胃灼热

【答案与解析】 36. B。胃食管反流病的食管外症状由反流物刺激或损伤食管以外的组织或器官引起，如咽喉炎、慢性咳嗽、哮喘和酸蚀症等。胸痛、吞咽困难、胃灼热属于胃食管反流病食管症状。

37. （2020年A型题）目前诊断小肠出血部位和病因的最佳辅助检查是

A. 小肠钡剂造影　　　　　　　　　　B. 胃镜和结肠镜

C. 胶囊内镜　　　　　　　　　　　　D. 腹部B超

【答案与解析】 37. C。临床上所用的消化内镜，依据其关键用途，分为上消化道内镜（食管镜、胃镜、十二指肠镜和经上消化道超声内镜）、中消化道内镜（小肠镜、胶囊内镜）和下消化道内镜（结肠镜和下消化道超声内镜）。胶囊内镜为非侵入性检查，可发现黏膜活动性出血，对出血部位进行定位，为进一步检查提供线索，对病因诊断有一定参考价值。

38.（2020年A型题）男性，30岁。反复腹泻、黏液脓血便1年余，加重3天。既往体健。查体：T 36.7℃，轻度贫血貌，心肺检查未见异常。腹软，左下腹明显压痛，无肌紧张、反跳痛，肝脾肋下未触及，肠鸣音6～8次/分。粪便培养未见病原菌，广谱抗菌药物治疗1周无效。该患者最可能的诊断是

    A．肠易激综合征　B．溃疡性结肠炎　　C．慢性细菌性痢疾　D．克罗恩病

【答案与解析】38．B。该患者为年轻男性，左下腹痛，腹泻、黏液脓血便，粪便培养阴性，广谱抗生素治疗无效，考虑为溃疡性结肠炎。肠易激综合征粪便可带有黏液，但无脓血。慢性细菌性痢疾抗生素治疗有效，粪便培养阳性。克罗恩病腹痛多位于右下腹或脐周，一般无黏液脓血便。

39.（2021年A型题）女性，41岁。腹胀、低热3个月，右侧附件结核2年，T 37.8℃，心肺未见异常，腹壁揉面感，腹部轻压痛，肝脾触诊不满意，腹部移动性浊音阳性，首选的检查是

    A．腹部B超　　　　　　　　　　　B．腹部CT

    C．腹膜腔穿刺抽液检查　　　　　　D．妇科检查

【答案与解析】39．C。该患者为中年女性，有结核病史，伴长期低热、腹痛、腹胀、腹壁揉面感、移动性浊音阳性，诊断为结核性腹膜炎，检查首选腹膜腔穿刺抽液检查。本病腹水为草黄色渗出液，比重一般超过1.018，蛋白质含量在30g/L以上，白细胞计数超过$500×10^6$/L，以淋巴细胞或单核细胞为主。结核性腹膜炎的腹水腺苷脱氢酶活性常增高，有一定特异性。本病的腹水普通细菌培养结果为阴性，结核分枝杆菌培养阳性率很低。腹水细胞学检查目的是排除癌性腹水。

40．（2021年A型题）下列不属于胃食管反流病并发症的是

A．食管狭窄　　　　　　　　　　　B．食管憩室

C．上消化道出血　　　　　　　　　D．巴雷特（Barrett）食管

【答案与解析】　40．B。胃食管反流病的并发症有上消化道出血、食管狭窄、Barrett食管，不包括食管憩室。

41．（2021年A型题）男性，25岁，2年来反复出现上腹痛。一般多发生于进餐后，1天来呕吐咖啡渣样胃内容物，伴黑便1次，既往无肝炎病史。查体：BP 100/60mmHg，心率92次/分，心律齐，上腹部轻压痛，肝脾肋下未触及。最可能的诊断是

A．胃溃疡出血　　　　　　　　　　B．十二指肠溃疡出血

C．胃癌出血　　　　　　　　　　　D．肝硬化食管－胃底静脉曲张破裂出血

【答案与解析】　41．A。该患者为青年男性，2年来反复餐后上腹痛，考虑为胃溃疡，1天来呕吐咖啡渣样胃内容物，伴黑便，考虑为胃溃疡出血。

42．（2022年A型题）下列属于胃食管反流病并发症的是

A．食管癌

B．Barret食管

C．食管憩室炎

D．食管贲门黏膜撕裂综合征（Marrory-Weiss）综合征

【答案与解析】　42．B。参见考研真题解析第41题解析。

43．（2022年A型题）慢性胃窦胃炎最常见的病因是

A．幽门螺杆菌感染　　　　　　B．十二指肠－胃反流

C．自身免疫　　　　　　　　　D．胃黏膜营养因子缺乏

【答案与解析】　43．A。幽门螺杆菌感染是慢性胃窦胃炎最常见的病因。

## 二、知识点总结

本周知识点考点频率统计见表7-1。

表7-1　胃食管反流病、胃炎、消化性溃疡、肠结核和结核性腹膜炎、炎症性肠病、
功能性胃肠病考点频率统计表（2012—2022 年）

| 年　份 | 胃食管反流病 | 慢性胃炎 | 消化性溃疡 | 肠结核和结核性腹膜炎 | 炎症性肠病 | 肠易激综合征 |
| --- | --- | --- | --- | --- | --- | --- |
| 2022 | √ | √ | | | | |
| 2021 | √ | | √ | √ | | |
| 2020 | √ | | | | √ | |
| 2019 | √ | √ | √ | | √ | |
| 2018 | | √ | √ | | | √ |
| 2017 | √ | | √ | | √ | |
| 2016 | √ | √ | | √ | | |
| 2015 | | √ | √ | | | |
| 2014 | | √ | | √ | | |
| 2013 | √ | √ | √ | | √ | |
| 2012 | | √ | | | | |

**（一）胃食管反流病（GERD）**

**1．发病机制**

（1）抗反流屏障结构与功能异常：①导致LES结构受损的因素。贲门失弛缓症手术后，食管裂孔疝、腹内压增高（如妊娠、肥胖、腹水、便秘、呕吐、负重劳动）、长期胃内压增高（如胃排空延迟、胃扩张）等均可使LES结构受损。②导致LES功能障碍的因素。某些激素（如缩胆囊素、胰高血糖素、血管活性肠肽）、食物（高脂肪、巧克力）、药物（钙通道阻滞药、地西泮）等均可引起LES功能障碍或一过性松弛延长。

（2）食管清除作用降低：常见于导致食管蠕动异常和唾液分泌减少的疾病，如干燥综合征。食管裂孔疝时，部分胃经膈食管裂孔进入胸腔，不仅改变LES结构，还可降低食管对反流物的清除作用，从而导致疾病发生。

（3）食管黏膜屏障功能降低：长期饮酒、吸烟、进食刺激性食物可使食管黏膜抵御反流物损害的功能降低。

**2．临床表现**

（1）食管症状：①典型症状。反流和胃灼热是本病最常见的典型症状，常发生于餐后1小时，卧位弯腰或腹内压增加时可加重。②非典型症状（除反流和胃灼热以外的食管症状）。胸痛、吞咽困难或胸骨后异物感。

（2）食管外症状：由反流物刺激食管以外的组织或器官引起，如咽喉炎、慢性咳嗽、哮喘和酸蚀症。部分患者诉咽部不适、异物感、堵塞感，但无真正吞咽困难，称为癔球症。

（3）并发症：见表7-2。

表 7-2　GERD 的并发症

| 并发症 | 临床特点 |
|---|---|
| 上消化道出血 | 食管黏膜糜烂及溃疡可导致呕血、黑便 |
| 食管狭窄 | 食管炎反复发作引起纤维组织增生，最终导致瘢痕狭窄 |
| Barrett 食管 | 食管贲门交界处齿状线 2cm 以上的食管鳞状上皮被柱状上皮所取代，称为 Barrett 食管<br>Barrett 食管是食管腺癌的主要癌前病变，其腺癌的发生率比正常人高 10 ~ 20 倍 |
| Barrett 溃疡 | Barrett 食管发生的消化性溃疡，称为 Barrett 溃疡 |

## 3. 辅助检查

（1）胃镜：是诊断反流性食管炎最准确的方法，并能判断反流性食管炎的严重程度和有无并发症。

（2）24 小时食管 pH 监测：是诊断 GERD 的重要方法，主要用于胃镜不能确诊的患者。

（3）上消化道钡餐造影：诊断敏感性不高，多用于排除食管癌等疾病。主要用于不愿接受胃镜检查者。

（4）食管测压：可了解食管动力状态，用于抗反流手术的术前评价。

## 4. 治疗　见表 7-3。

表7-3　GERD 的治疗

| | 治　疗 | 适应证 |
|---|---|---|
| 药物治疗 | 质子泵抑制药（PPI），如奥美拉唑、兰索拉唑、泮托拉唑 | 首选药物，疗效最好，适用于重症患者，疗程 4～8周 |
| | $H_2$ 受体阻断药，如法莫替丁、尼扎替丁、雷尼替丁 | 抑酸作用较 PPI 弱，适于轻至中症患者，疗程 8～12周 |
| | 促胃肠动力药，如多潘立酮、莫沙必利、伊托必利 | 适用于轻症患者，或作为抑制胃酸分泌药联用的辅助用药 |
| | 抗酸药，如碳酸氢钠 | 仅用于症状轻、间歇发作的患者临时缓解症状 |
| | 维持治疗，如 $H_2$ 受体阻断药、质子泵抑制药 | 质子泵抑制剂的疗效最好，为首选药物 |
| 手术治疗 | 抗反流手术 | 需长期大剂量 PPI 维持治疗的患者 |
| | 腹腔镜胃底折叠术目前最常用 | 确诊由反流引起的严重呼吸道疾病、PPI 疗效不佳者 |

## （二）慢性胃炎

### 1. 分类

（1）慢性非萎缩性（浅表性）胃炎：不伴胃黏膜萎缩，可分为胃窦胃炎、胃体胃炎和全胃炎。Hp 感染首先发生胃窦胃炎；自身免疫引起的慢性胃炎主要表现为胃体胃炎。

（2）慢性萎缩性胃炎：胃黏膜已发生萎缩性改变，分为自身免疫性胃炎（慢性萎缩性胃炎A型）和多灶萎缩性胃炎（慢性萎缩性胃炎B型）。

（3）特殊类型胃炎：较少见，如感染性胃炎、化学性胃炎、巨大肥厚性胃炎（Menetrier病）、嗜酸细胞性胃炎、充血性胃炎等。

**2. 病因和发病机制**

（1）Hp感染：是慢性胃炎最常见的病因。

（2）十二指肠-胃反流：各种原因导致长期反流，可造成胃黏膜慢性炎症。

（3）药物和毒物：服用非甾体抗炎药是反应性胃病的常见原因。酒精是损伤胃黏膜的最常见毒物。

（4）自身免疫：胃体腺壁细胞可分泌内因子促进维生素$B_{12}$的吸收。当体内出现针对壁细胞或内因子的自身抗体时，自身免疫性的炎症反应导致壁细胞总数减少，内因子分泌减少可导致维生素$B_{12}$吸收不良，出现巨幼细胞贫血（MA），称为恶性贫血。

（5）年龄因素和其他：老年人胃黏膜可出现退行性改变，加之Hp感染率较高，使胃黏膜修复再生功能降低，炎症慢性化，上皮细胞增殖异常及胃腺体萎缩。

**3. 临床表现**

（1）症状：大多数患者无明显症状，即便有症状也多为非特异性，可表现为中上腹不适、饱胀、钝痛、烧灼痛等，也可呈食欲缺乏、嗳气泛酸、恶心等消化不良症状。

（2）体征：多不明显，可有上腹部轻压痛。

**4. 辅助检查和诊断**

（1）胃镜检查及胃黏膜活检：是慢性胃炎最可靠的诊断方法。

（2）Hp检测：可在胃镜检查的同时进行快速尿素酶试验。

**5. 治疗** 大多数成人胃黏膜均有轻度非萎缩性胃炎，如Hp阴性且无糜烂、无症状，可不予药物治疗。如慢性胃炎波及黏膜全层或呈活动期，出现癌前情况，如肠上皮化生、假幽门腺化生、萎缩、异型增生，可给予治疗。

（1）对因治疗：①Hp相关胃炎。单一药物治疗不能有效根除Hp。目前推荐四联治疗，即1种PPI＋2种抗生素＋1种胶体铋剂，疗程10～14天，见表7-4。②十二指肠－胃反流。可使用胃黏膜保护药、胃肠动力药等药物。③胃黏膜营养因子缺乏。可补充复合维生素，恶性贫血者须终身静脉注射维生素$B_{12}$。

表7-4 Hp相关胃炎治疗

| 并发症 | 临床特点 |
| --- | --- |
| 抗生素 | 克拉霉素、阿莫西林（羟氨苄青霉素）、甲硝唑、替硝唑、喹诺酮类、呋喃唑酮（痢特灵）、四环素 |
| PPI | 奥美拉唑、兰索拉唑、泮托拉唑、雷贝拉唑、埃索美拉唑、艾普拉唑 |
| 胶体铋剂 | 枸橼酸铋钾、果胶铋、碱式碳酸铋 |

（2）对症治疗：抑制胃酸，缓解腹痛、反酸等症状。

（3）癌前情况的处理：①在根除Hp的前提下，适量补充复合维生素、含硒药物及某些中药等。②胃镜下行黏膜下剥离术。

### （三）消化性溃疡

**1. 病因和发病机制**

（1）胃酸和胃蛋白酶：胃溃疡在发病机制上以黏膜屏障防御功能降低为主，十二指肠溃疡以高胃酸分泌起主导作用。

（2）Hp：是消化性溃疡的重要致病因素。

（3）药物：长期服用非留体抗炎药（NSAID）、糖皮质激素、氯吡格雷、双膦酸盐、西罗莫司的患者易发生消化性溃疡。NSAID是导致消化性溃疡最常见的药物。

（4）黏膜防御与修复异常。

（5）遗传易感性。

**2. 临床表现**

（1）症状：典型症状是上腹痛，性质可有钝痛、灼痛、胀痛、剧痛、饥饿样不适。特点如下：①慢性过程。病程可达数年或十余年。②反复或周期性发作。发作期可为数周或数个月，发作有季节性，多在秋冬和冬春之交发病。③部分患者有与进餐相关的节律性上腹痛。餐后痛多见于胃溃疡，饥饿痛或夜间痛、进餐缓解多见于十二指肠溃疡。④腹痛可被抑制胃酸分泌药或抗酸药缓解。

（2）体征：发作时剑突下、上腹部或右上腹部可有局限性压痛，缓解后无明显体征。

（3）十二指肠溃疡与胃溃疡的鉴别：见表7-5。

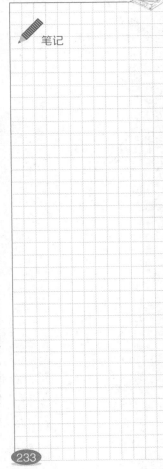

笔记

表7-5 十二指肠溃疡与胃溃疡的鉴别

| 鉴别点 | 十二指肠溃疡（DU） | 胃溃疡（GU） |
|---|---|---|
| 好发部位 | 球部（前壁较常见） | 胃角和胃窦小弯 |
| 发病年龄 | 青壮年 | 中老年 |
| 发病机制 | 主要是侵袭因素增强 | 主要是保护因素减弱 |
| 与NSAID的关系 | 5%的十二指肠溃疡与之有关 | 25%的胃溃疡与之有关 |
| Hp感染率 | 90%以上 | 60%～90% |
| 疼痛 | 餐前痛，进餐后缓解 | 餐后1小时疼痛，1～2小时逐渐缓解 |
| 癌变 | 尚未发现癌变 | 癌变率＜1% |

**3. 并发症** 见表7-6。

表7-6 消化性溃疡并发症

| 并发症 | 具体说明 |
|---|---|
| 出血 | 15%～25%的患者可并发出血。出血是消化性溃疡最常见的并发症。10%～25%的患者以消化道出血的症状为首发。十二指肠溃疡比胃溃疡更易出血 |
| 穿孔 | 穿孔率1%～5%，穿孔合并出血占10%，1/3～1/2的穿孔与服用NSAID有关，多数为老年患者。消化性溃疡发生游离性穿孔的常见部位为胃小弯和十二指肠球部前壁 |
| 梗阻 | 发生率2%～4%，主要由十二指肠溃疡或幽门管溃疡引起，常表现为上腹胀痛、呕吐宿食 |
| 癌变 | 十二指肠溃疡一般不癌变；胃溃疡癌变率＜1%。癌变常发生在溃疡边缘，故活检时应取此处组织 |

**4. 辅助检查**

（1）胃镜检查及活检：是确诊消化性溃疡的首选检查方法和金标准。

（2）上消化道钡餐造影检查：临床少用。

（3）CT检查：适用于穿透性溃疡或穿孔。

（4）Hp检测：分为侵入性检查和非侵入性检查。①侵入性检查。快速尿素酶试验（首选）、胃黏膜组织学切片镜检（Hp检查金标准）等。②非侵入性检查。$^{13}$C或$^{14}$C呼气试验（根除Hp后复查的首选方法）、血清学检查等。

（5）其他检查：胃液和胃泌素检查，粪便隐血试验。

**5. 诊断和鉴别诊断**

（1）诊断：①疑诊。慢性病程、周期性发作、节律性上腹痛、NSAID服药史是疑诊消化性溃疡的重要病史。②确诊。确诊消化性溃疡有赖胃镜检查，上消化道钡餐造影检查发现龛影也有确诊价值。

（2）胃溃疡与胃癌的鉴别：见表7-7。

表7-7　胃溃疡与胃癌鉴别

| 鉴别点 | 胃溃疡 | 胃癌 |
|---|---|---|
| 年龄 | 中青年居多 | 中年以上居多 |
| 胃酸 | 正常或偏低，无真性胃酸缺乏现象 | 真性胃酸缺乏 |
| 溃疡直径 | 常<2cm | 常>2cm |
| 上消化道钡餐造影检查 | 龛影壁光滑，位于胃腔轮廓之外；周围胃壁柔软，可呈星状集合征 | 龛影边缘不整，位于胃腔轮廓之内；龛影周围胃壁僵硬，呈结节状，向溃疡集聚的皱襞有融合中断现象 |

续 表

| 鉴别点 | 胃溃疡 | 胃 癌 |
|--------|--------|------|
| 胃镜检查 | 圆形或椭圆形,底部平滑;溃疡周围黏膜柔软,皱襞向溃疡集中 | 形状不规则,底部凹凸不平,边缘结节隆起,污秽苔;溃疡周围因癌性浸润而增厚,可有糜烂出血 |

### 6. 治疗

(1)治疗目标:去除病因、控制症状、促进溃疡愈合、预防复发、避免并发症。

(2)药物治疗:①抑制胃酸分泌药。目前常用于抑制胃酸分泌的药物有两种,即 $H_2$ 受体阻断药和PPI,PPI是治疗消化性溃疡的首选药物。②根除Hp。消化性溃疡不论活动与否,Hp阳性患者均应根除Hp。③胃黏膜保护药。常用药物为胶体铋剂,弱碱性抗酸剂临床上很少应用。

(3)患者教育:适当休息,减轻精神压力,改善进食规律,戒烟、戒酒,少饮浓茶及咖啡。停服不必要的非甾体抗炎药。

(4)内镜治疗:主要针对消化性溃疡合并出血,以及消化性溃疡合并幽门梗阻的治疗。

(5)手术治疗:需要实行手术治疗的情况如下。①并发消化道大出血且内镜治疗无效。②急性穿孔、慢性穿透溃疡。③瘢痕性幽门梗阻内镜治疗无效。④胃溃疡怀疑恶变。

**（四）肠结核与结核性腹膜炎**

**1. 肠结核**

（1）临床表现：①腹痛。多见于中青年，女性稍多，多表现为右下腹或脐周疼痛，间歇发作，餐后加重，常伴腹鸣，排便或肛门排气后缓解。②大便习惯改变。溃疡型肠结核常伴腹泻，大便呈糊样，多无脓血，不伴里急后重，有时腹泻与便秘交替；增生型肠结核以便秘为主。③腹部肿块多位于右下腹，质中、较固定、轻至中度压痛，多见于增生型肠结核。④全身症状和肠外结核表现为结核中毒症状。多见于溃疡型肠结核，为长期不规则低热、盗汗、消瘦、贫血、乏力等。⑤肠结核分为溃疡型、增生型和混合型3类。

（2）诊断：有以下情况应考虑肠结核。①中青年患者有肠外结核，主要是肺结核。②有腹痛腹泻便秘等症状；右下腹压痛、腹部肿块或原因不明的肠梗阻，伴有发热、盗汗等结核毒血症状。③结肠钡灌肠检查发现跳跃征、溃疡肠管变形和肠腔狭窄等征象。④结肠镜检查发现回盲部的炎症溃疡、炎症息肉或肠腔狭窄。⑤结核菌素试验强阳性或γ-干扰素释放试验强阳性，肠黏膜活检发现干酪性肉芽肿具有确诊意义，活组织中找到抗酸杆菌有助于诊断。⑥对高度怀疑肠结核的病例如抗结核治疗2～6周症状明显改善，2～3个月后结肠镜检查病变明显改善或好转，可作出肠结核的临床诊断。

（3）肠结核与克罗恩病的鉴别：见表7-8。

表7-8 肠结核与克罗恩病的鉴别

| 鉴别点 | 肠结核 | 克罗恩病 |
|---|---|---|
| 肠外结核 | 多见 | 一般无 |
| 病程 | 复发不多 | 病程长，缓解与复发交替 |
| 瘘管、腹腔脓肿、肛周病变 | 少见 | 可见 |
| 病变节段性分布 | 常无 | 多节段 |
| 溃疡形状 | 环行、不规则 | 纵行、裂沟状 |
| 结核菌素试验 | 强阳性 | 阴性或阳性 |
| 干酪性肉芽肿 | 可有 | 无 |

（4）治疗：①抗结核化学药物治疗。是本病治疗的关键。②对症治疗。腹痛可用抗胆碱药；摄入不足或腹泻严重者应注意纠正水、电解质与酸碱平衡紊乱；不完全性肠梗阻，须进行胃肠减压。③手术治疗指征。完全性肠梗阻或不完全性肠梗阻内科治疗无效者；急性肠穿孔，或慢性肠穿孔瘘管形成经内科治疗而未能闭合者；肠道大量出血经积极抢救不能有效止血者；诊断困难需开腹探查者。

**2. 结核性腹膜炎**

（1）病理特点可分为渗出、粘连、干酪3种类型，以前两型多见，且可混合存在。

（2）临床表现及与肠结核的鉴别要点：见表7-9。

表7-9 结核性腹膜炎与肠结核的鉴别

| 鉴别点 | 结核性腹膜炎 | 肠结核 |
|---|---|---|
| 发热、盗汗 | 低热或中等度热，呈弛张热或稽留热，可有盗汗 | 低热、弛张热、稽留热 |
| 腹痛性质 | 持续性或阵发性隐痛，偶可表现为急腹症 | 间歇发作，餐后加重，伴腹鸣，排便后、肛门排气后缓解 |
| 腹痛部位 | 脐周、下腹或全腹 | 右下腹或脐周 |
| 腹部触诊 | 腹壁揉面感（并非特征性体征） | 无特征性表现纵行、裂沟状 |
| 腹水 | 可有少量至中等量，草黄色、淡血性、乳糜性 | 一般无腹水 |
| 腹腔包块 | 多见于粘连型、干酪型，常位于脐周 | 多见于增生型肠结核 |
| 腹泻 | 3～4次/日，大便糊状。有时腹泻与便秘交替出现 | 多见于溃疡型肠结核 |
| 肠梗阻 | 多发生在粘连型 | 晚期可有，多见 |
| 肠穿孔 | 干酪型多见 | 慢性溃疡型可见穿孔 |

（3）诊断：①中青年者，有结核病史，伴有其他器官结核病证据。②长期发热原因不明，伴有腹痛、腹胀、腹水、腹壁揉面感或腹部包块。③腹水多为草黄色渗出液，比重＞1.08；蛋白质定性试验阳性，定量＞30g/L；WBC＞500×10$^6$/L，以淋巴细胞或单核细胞为主；腺苷脱氨酶（ADA）活性常增高（但需排除恶性肿瘤，如测定ADA同工酶ADA2升高则对本病的诊断有一定特异性）；普通细菌培养阴性，结核分枝杆菌培养的阳性率很低。④消化道钡剂造影检查发现肠粘连等征象及腹部平片有肠梗阻。⑤结核菌素试验或γ-干扰素释放试验呈强阳性。

（4）治疗：①抗结核化疗。对粘连型或干酪型病例，由于大量纤维增生，药物不易进入病灶达到应有浓度，病变不易控制，故应加强抗结核化疗的联合应用，并适当延长疗程。②抽液治疗。大量腹水的治疗可适当放腹水以减轻症状。③手术治疗。

**（五）炎症性肠病**

炎症性肠病是一组病因尚未阐明的慢性非特异性肠道炎症性疾病，包括溃疡性结肠炎（UC）和克罗恩病（CD）。

**1. CD与UC的鉴别**　见表7-10。

表7-10　CD与UC的鉴别

| 鉴别点 | CD | UC |
|---|---|---|
| 腹痛 | 最常见，位于右下腹或脐周 | 左下腹或下腹痛 |
| 腹痛特点 | 腹痛－进食加重－便后缓解 | 腹痛－便意－便后缓解 |
| 腹泻 | 常见 | 多见 |
| 大便性状 | 糊状，无脓血和黏液 | 黏液脓血便（活动期） |
| 里急后重 | 无（累及直肠、肛管时可有） | 可见（病变在直肠者可有） |
| 腹部包块 | 见于10%～20%的患者 | 无 |
| 腹泻 | 3～4次/日，大便糊状，有时腹泻与便秘交替出现 | 多见于溃疡型肠结核 |
| 瘘管 | 多见（为特征性临床表现） | 罕见 |
| 直肠肛管病变 | 见于部分患者 | 见于大多数患者 |

续　表

| 鉴别点 | CD | UC |
|---|---|---|
| 全身症状 | 发热、营养障碍 | 发热、消瘦、贫血 |
| 肠外表现 | 多种 | 多种 |
| 肠镜检查 | 纵行溃疡、黏膜呈鹅卵石样、病变肠管间黏膜正常 | 浅表溃疡、黏膜弥漫性充血水肿、颗粒状，脆性增加 |
| 活组织检查 | 裂隙状溃疡、非干酪性肉芽肿、黏膜下层淋巴细胞聚集 | 固有膜全层弥漫性炎症、隐窝脓肿、隐窝结构明显异常 |
| 钡剂灌肠 | 肠黏膜粗乱，纵行溃疡，鹅卵石征，假息肉，瘘管 | 黏膜粗乱，颗粒样改变，多发性浅溃疡，铅管征 |
| 并发症 | 中毒型巨结肠、癌变、结肠出血、肠穿孔，肠梗阻少见 | 肠梗阻多见，腹腔脓肿、肠穿孔、肠出血、癌变 |
| 流行病学 | 青少年多见，发病高峰年龄为18～35岁 | 任何年龄 |

## 2. 治疗

（1）控制炎症反应：①氨基水杨酸类。②糖皮质激素。③免疫抑制药。④免疫抑制药。⑤抗菌药。

（2）对症治疗：及时纠正水、电解质紊乱；严重贫血者可输血；低蛋白血症者应补充清蛋白。病情严重者应禁食，并予完全胃肠外营养。重症继发感染者应行抗感染治疗。

（3）外科治疗：针对并发症采取手术治疗。

笔记

### （六）肠易激综合征（IBS）

IBS是一种以腹痛伴排便习惯改变为特征而无器质性病变的常见功能性肠病。

**1. 诊断**

（1）必备条件：病程6个月以上且近3个月内反复腹痛发作，每周至少1次，并伴有下列特点中至少2项。①与排便有关。②症状发生伴随排便次数改变。③症状发生伴随粪便性状（外观）改变。

（2）常见症状：以下症状不是诊断所必备，但常见。①排便频率异常（每天排便＞3次或每周＜3次）。②粪便性状异常（块状、硬便或稀水样便）。③粪便排出过程异常（费力、急迫感、排便不尽感）。④黏液便。⑤胃肠胀气或腹部膨胀感。

（3）缺乏可解释症状的形态学改变和生化异常。

**2. 治疗** IBS并无器质性病变，只是一种功能性肠病。治疗目的是改善症状，提高生活质量，消除患者顾虑。

拓展练习及参考答案

✍ 拓展练习

【填空题】

1. 结核性腹膜炎病理类型为（　）、（　）、（　）、（　）。

2. 克罗恩病的主要并发症，主要以（　）多见，可有（　）形成，以及（　）出现。

3. 胃溃疡最多发的部位在（　），上消化道钡餐造影检查诊断所见主要依据是（　）。

4. 易出血的消化性溃疡有（　）、（　）、（　）。

5. 消化性溃疡的并发症有（    ）、（    ）、（    ）、（    ）。

【判断题】

1. 消化性溃疡患者中餐后痛多见于胃溃疡，饥饿痛或夜间痛、进餐缓解多见于十二指肠溃疡。

2. 克罗恩病粪便形状特点为黏液脓血便。

3. 胃食管反流病典型症状是由反流物刺激或损伤食管以外的组织或器官引起，如咽喉炎、慢性咳嗽、哮喘和酸蚀症。

4. 溃疡性结肠炎是一种病因尚不十分清楚的直肠和结肠慢性、特异性炎症性疾病。病变呈节段性或跳跃式分布。

【名词解释】

1. 癔球症

2. 炎症性肠病

【选择题】

A 型题

1. 诊断消化性溃疡急性穿孔最有价值的临床表现是

A. 溃疡病史　　　　　　B. 严重上腹疼痛　　　　　　C. 肝浊音区消失

D. 上腹部疼痛　　　　　E. 腹胀，尿少

2. 溃疡性结肠炎主要的消化道症状是

A. 营养不良　　　　　　B. 食欲缺乏、呕吐　　　　　C. 腹痛、腹部包块

D. 腹痛、便秘　　　　　E. 腹痛、黏液脓血样大便

（3～5题共用题干）

男性，35岁。反复上腹部疼痛6年，多于每年秋季发生，疼痛多出现于餐前，进餐后可缓解，近2日疼痛再发，伴反酸。体检发现剑突下压痛，HB 90g/L，粪便隐血试验（＋＋＋）。

笔记

3. 该患首先应考虑的诊断是

A. 消化性溃疡　　　　　　　B. 急性胃黏膜损害　　　　　C. 食管贲门黏膜撕裂综合征

D. 胃癌　　　　　　　　　　E. 胃黏膜脱垂

4. 进一步应先做哪项检查

A. 上消化道钡餐造影检查　　B. 胃液分析　　　　　　　　C. 胃镜检查

D. 腹部B超　　　　　　　　E. Hp检测

5. 如Hp阳性应采用哪种治疗

A. 质子泵抑制药＋克拉霉素

B. 阿莫西林＋克拉霉素＋甲硝唑

C. 质子泵抑制药＋阿莫西林＋克拉霉素

D. 胶体铋剂＋阿莫西林

E. 胶体铋剂＋质子泵抑制药＋甲硝唑

B型题

（6～8题共用选项）

A. 癌性溃疡　　　　　　　　B. 十二指肠球后溃疡　　　　C. 复合溃疡

D. 胃多发溃疡　　　　　　　E. 幽门管溃疡

6. 十二指肠和胃部均可见的溃疡是

7. 呕吐多见，易发生幽门梗阻、出血、穿孔等并发症的溃疡是

8. 夜间痛多见，可向肩背部放射的溃疡是

X型题

9. 溃疡性结肠炎结肠钡灌肠检查正确的是

A. 肠壁呈毛刺状或锯齿状

笔记

B. 呈铅管状

C. 可见圆形或卵圆形充盈缺损

D. 呈跳跃征

E. 无征象

【问答题】

1. 根除 Hp 的治疗方案。

2. 肠结核的临床表现有哪些？

## ✍ 参考答案

【填空题】

1. 渗出型；粘连型；干酪型；混合型

2. 肠梗阻；腹腔脓肿；肠穿孔

3. 胃角及胃窦小弯；见到龛影

4. 幽门管溃疡；球后溃疡；胃泌素瘤

5. 出血；穿孔；梗阻；癌变

【判断题】

1. √

2. ×　无黏液脓血便。

3. ×　食管外症状。

4. ×　非特异性炎症，病变呈现连续性分布。

【名词解释】

1. 癔球症　反流性食管炎的部分患者诉咽部不适、异物感、堵塞感，但无真正吞咽困难，称为癔球症。

2. 炎症性肠病　是一组病因尚未阐明的慢性非特异性肠道炎症性疾病，包括溃疡性结肠炎（UC）和克罗恩病（CD）。

【选择题】

A型题　1. C　2. E　3. A　4. C　5. C

B型题　6. C　7. E　8. B

X型题　9. ABC

【问答题】

1. 答案见表7-4。

2. 答案见知识点总结（四）1（1）。

# 第8周　病毒性肝炎、肝硬化、原发性肝癌、

# 胰腺炎、消化道出血

## 一、考研真题解析

1.（2012年A型题）男性，46岁。饮酒后出现中上腹部持续性疼痛24小时，呕吐2次，呕吐物为胃内容物，呕吐后腹痛不缓解，急诊入院。查体：体温（T）37.8℃，脉搏（P）106次/分，血压（BP）90/60mmHg，心肺检查未见异常，上腹中偏左有压痛、局部反跳痛和肌紧张，肝脾触诊不满意，移动性浊音阳性，肠鸣音1～2次/分，下肢无水肿。该患者入院时最不宜选用的治疗是

A. 禁食、补液　　　　　　　　　B. 静脉给予抑制胃酸分泌药

C. 静脉给予抗生素　　　　　　　D. 皮下注射吗啡类镇痛药

【答案与解析】　1. D。该患者饮酒后出现中上腹部持续性疼痛伴呕吐，呕吐后腹痛不缓解，查体示上腹中偏左有压痛，最可能的诊断是急性胰腺炎。因上腹有反跳痛和肌紧张，移动性浊音阳性，所以最可能的诊断是重症急性胰腺炎。治疗重症胰腺炎时不能使用吗啡镇痛，因为吗啡可增加奥迪（Oddi）括约肌张力使之痉挛，阻塞胆胰管共同通道，加重病情。

2.（2012年A型题）男性，58岁。黑便3天，呕血1天伴头晕、心悸被送入急诊室。

既往有"慢性胃病史",无肝病史。查体:T 36.6℃,P 96次/分,BP 108/70mmHg,意识清楚,面色苍白,巩膜无黄染,心肺检查未见异常,腹软,未见腹壁静脉曲张,肝脾肋下未触及,移动性浊音阴性,肠鸣音活跃。化验 Hb 85g/L,WBC $4.0 \times 10^9$/L,PLT $122 \times 10^9$/L。此时最重要的处理原则是

A. 补充血容量　　B. 急诊内镜　　C. 肌内注射止血药　D. 急症手术治疗

【答案与解析】 2. B。患者呕血、黑便,有慢性胃病史,肠鸣音活跃,可诊断为急性上消化道大出血,既往有慢性胃病史,以消化性溃疡并出血可能性大。该患者生命体征稳定,可行急诊胃镜检查,一方面可以尽快明确出血的病因,另一方面还可以给予相应的急诊处理。若本例心率快,血压明显降低,则应首先补充血容量,进行抗休克治疗。肌内注射止血药对消化性溃疡出血疗效有限。患者尚无急症手术治疗的指征。

3.(2013年A型题)肝硬化失代偿期患者发生大呕血后出现的体征变化,正确的是

A. 肝缩小　　　　　　　　　　　　B. 脾缩小

C. 腹水量明显减少　　　　　　　　D. 腹壁静脉曲张加重

【答案与解析】 3. B。肝硬化失代偿期患者伴有门静脉高压症,脾因充血而肿大。当患者出现大量失血后,门静脉压力下降,脾内血液外流补充全身循环血量,因而导致脾缩小,肝无明显变化,腹水量可增加,腹壁静脉曲张不会加重。

4.(2013年X型题)原发性肝癌发生的副肿瘤综合征的主要表现有

A. 自发性低血糖症　　　　　　　　B. 高钙血症

C. 高脂血症　　　　　　　　　　　D. 红细胞增多症

【答案与解析】 4. AD。副肿瘤综合征指原发性肝癌患者癌肿本身代谢异常或癌组

织对机体影响而引起内分泌或代谢异常的一组症候群，主要表现为自发性低血糖症、红细胞增多症，其他罕见表现有高钙血症、高脂血症和类癌综合征等。

5．（2014年A型题）肝硬化患者发生肝肾综合征时的特点是

A．血尿素氮（BUN）升高、血钠升高、尿钠降低

B．BUN升高、血钠降低、尿钠升高

C．BUN升高、血钠降低、尿钠降低

D．BUN降低、血钠降低、尿钠升高

【答案与解析】 5．C。肝肾综合征是由大量腹水，有效血容量减少、肾内血液重新分布所致，是一种功能性肾衰竭，早期肾脏无器质性损害，具有可逆性。其特征为自发性少尿或无尿、氮质血症、稀释性低钠血症和低尿钠。

（6～8题共用题干）（2014年A型题）

男性，26岁。排柏油便2天，加重伴头晕、心悸半天急诊入院。既往无肝病史，近期无服药史。查体：BP 70/40mmHg，心率120次/分，腹平软，无压痛，肝、脾肋下未触及，四肢末梢发凉。

6．该患者最可能的诊断是

A．急性胃炎

B．胃癌

C．十二指肠溃疡

D．肝硬化食管胃底静脉曲张破裂出血

7．首选的处理是

A．胃镜止血

B．三腔二囊管压迫止血

C. 补充血容量　　　　　　　　　　D. 急诊手术治疗

8. 为明确诊断，最重要的检查方法是

A. 稳定后急诊胃镜检查　　　　　　B. 稳定后上消化道钡餐造影检查

C. 腹部B超检查　　　　　　　　　　D. 血清癌胚抗原（CEA）测定

【答案与解析】　6. C。该患者为青年男性，2天来排柏油便，无肝脾大，诊断为十二指肠溃疡引起的上消化道出血。急性胃炎一般不伴有上消化道出血，胃癌好发于中老年人，该患者无肝病史，无肝脾大，故排除肝硬化食管胃底静脉曲张破裂出血。7. C。患者血压明显降低，心率快，四肢末梢发凉，为休克表现，应首先补充血容量，进行抗休克治疗。三腔二囊管压迫止血只在药物治疗无效时紧急使用。患者尚无急症手术治疗的指征。8. A。待患者生命体征稳定，可行急诊胃镜检查，一方面可以尽快明确出血的病因，另一方面还可以给予相应的急诊处理。

9.（2014年X型题）对原发性肝癌高危人群进行普查的主要方法有

A. 血清甲胎蛋白（AFP）测定　　　B. 腹部B超检查

C. 腹部CT检查　　　　　　　　　　D. 肝MRI检查

【答案与解析】　9. AB。AFP是诊断肝细胞癌特异性的标志物，现已广泛用于原发性肝癌的普查、诊断、判断治疗效果及预测复发。腹部B超是目前肝癌筛查的首选检查方法，对肝癌早期定位诊断有较大的价值，并有助于引导肝穿刺活组织检查（简称活检）。增强CT/MRI可以更客观及更敏感地显示肝癌，1cm左右肝癌的检出率可＞80%，是诊断及确定治疗策略的重要手段，但不能用于普查工作。

10.（2015年）在急性胰腺炎发病过程中起关键作用的酶是

    A．淀粉酶　　　　　B．弹力纤维酶　　　　　C．胰蛋白酶　　　　　D．激肽酶

【答案与解析】 10．C。在正常情况下，胰酶绝大多数是无活性的酶原。病理情况下，胰液进入十二指肠后，在肠激酶作用下，首先激活胰蛋白酶原，形成胰蛋白酶，在胰蛋白酶作用下使各种消化酶原被激活为有生物活性的消化酶，发生胰腺自身消化的连锁反应。所以，在急性胰腺炎的发病过程中起关键作用的酶是胰蛋白酶。

（11～13题共用题干）（2015年A型题）

    男性，56岁。2年来消瘦、乏力，近5天来发热、嗜睡，1天来意识障碍急诊入院，既往患乙型病毒性肝炎多年，吸烟史20年。查体：T 37.5℃,P 86次/分，呼吸（R）20次/分，BP 120/80mmHg，神志不清，巩膜轻度黄染，颈软，心肺检查未见异常，腹平软，肝肋下未及，脾肋下4cm，移动性浊音阳性。尿常规无异常，血常规Hb 110g/L，WBC 3.4×10$^9$/L，血小板92×10$^9$/L。

11．该患者最可能的诊断是

    A．肺性脑病　　　　　B．肝性脑病　　　　　C．尿毒症昏迷　　　　　D．脑血管意外

12．为明确诊断，首选的检查是

    A．肝肾功能　　　　　B．血气分析　　　　　C．头部CT　　　　　D．血氨

13．针对该患者的发病机制，应选择的治疗措施是

    A．应用有降血氨作用的药物如谷氨酸钾　　　　　B．纠正水、电解质紊乱

    C．机械通气　　　　　　　　　　　　　　　　D．降颅压治疗

【答案与解析】 11．B。该患者为老年男性，有乙型病毒性肝炎病史。查体发现该患者发热、消瘦、乏力、腹水、黄疸、脾大及三系减少，符合肝硬化的临床表现。但该患者近日出现意识障碍，提示最可能的诊断为肝性脑病。12．D。肝硬化导致的肝性脑病患者多有血氨升高，故首选检查血氨。13．A。针对该患者血氨增高，首选有降血氨作用的药物谷氨酸钾。

（14、15题共用选项）（2016年B型题）

A．病毒性肝炎后肝硬化　　　　　　B．酒精性肝硬化

C．淤血性肝硬化　　　　　　　　　D．原发性胆汁性肝硬化

14．在我国最易引起原发性肝癌的肝硬化类型是

15．肝脏明显缩小的肝硬化类型是

【答案与解析】 14．A。在我国，肝癌患者中约90%有乙型肝炎病毒（HBV）感染，HBV感染→慢性肝炎→肝硬化→肝癌是最主要的病理过程。15．A。病毒性肝硬化早期肝脏呈轻中度肿大，晚期缩小。酒精性肝硬化、淤血性肝硬化和胆汁性肝硬化肝脏常呈明显增大。

16．（2017年A型题）原发性肝癌最早的转移方式是

A．肝外血行转移　　B．肝外淋巴转移　　　C．肝外种植转移　　　D．肝内转移

【答案与解析】 16．D。原发性肝癌癌组织首先在肝内直接蔓延，肝内转移易侵犯门静脉及分支并形成癌栓，脱落后在肝内引起多发性转移灶。

17．（2017年A型题）男性，53岁。肝硬化病史8年，5天来无明显原因出现腹胀，

腹水迅速增加，脾脏进一步增大，体温正常。最可能发生的并发症是

    A．原发性肝细胞癌            B．原发性腹膜炎

    C．门静脉血栓形成            D．肝肾综合征

【答案与解析】 17．C。患者为老年男性，肝硬化病史8年，5天来突发腹胀，腹水迅速增加，脾脏进一步增大，考虑为门静脉血栓形成。门静脉血栓形成的临床表现变化较大，急性或亚急性发展时，表现为中重度腹胀或突发剧烈腹痛、脾大、顽固性腹水、肠坏死、消化道出血及肝性脑病等，腹膜腔穿刺可抽出血性腹水。原发性肝细胞癌临床表现常为肝区疼痛、肝大、黄疸、副肿瘤综合征等。原发性腹膜炎患者多表现为发热和腹膜炎体征。肝肾综合征患者临床表现多为少尿、无尿及氮质血症。

18．（2018年A型题）男性，51岁，肝硬化病史4年。发生呕血、黑便2天，半天来出现意识模糊和躁动入院。为清除该患者的肠道内积血，最宜选用的灌肠液是

    A．弱酸性液     B．弱碱性液       C．肥皂水        D．温开水

【答案与解析】 18．A。该患者为中老年男性，肝硬化出血伴意识模糊，考虑为肝性脑病。氨中毒是引起肝性脑病的重要发病机制，氨在肠道的吸收以 $NH_3$ 弥散入肠黏膜为主。当结肠内 $pH>6$ 时，$NH_4^+$ 转为 $NH_3$，大量弥散入血；$pH<6$ 时，则 $NH_4^+$ 从血液转至肠腔，随粪排泄。故弱酸性液灌肠可减少氨的吸收，并促进血液中氨转入肠腔以排出体外。

（19、20题共用题干）（2018年A型题）

男性，48岁。2小时前参加婚宴后感上腹不适、恶心，随即呕吐大量混有食物残渣的鲜血约500ml，伴头晕、心悸。近年来常感上腹不适、乏力。查体：体型消瘦，面色

晦暗，蜘蛛痣（＋），巩膜轻度黄染，肝肋下未及，移动性浊音阳性，肠鸣音活跃。

19. 患者最可能的出血病因是

A. 食管贲门黏膜撕裂出血　　　　　　　B. 胃溃疡伴出血

C. 上消化道肿瘤伴出血　　　　　　　　D. 食管胃底静脉曲张破裂出血

20. 对判断该患者是否继续存在活动性出血最有价值的体征是

A. 面色晦暗　　　　B. 巩膜轻度黄染　　　C. 移动性浊音阳性　　D. 肠鸣音亢进

【答案与解析】19．D。患者为中年男性，体型消瘦，面色晦暗，巩膜轻度黄染，蜘蛛痣（＋），提示肝功能异常，移动性浊音阳性，呕出大量鲜血，混有食物残渣，量约500ml，肝功能异常合并大出血，提示肝硬化引起门静脉高压症，导致食管胃底静脉曲张破裂出血。食管贲门黏膜撕裂、胃恶性肿瘤、上消化道溃疡伴出血都不会伴有肝功能异常的表现。20．D。有下列迹象者，应认为有继续出血或再出血：①反复呕血，或黑粪次数增多、粪质稀薄，甚至呕血转为鲜红色，黑粪变成暗红色，伴有肠鸣音亢进。②周围循环衰竭经补液输血而血容量未见明显改善，或虽暂时好转而又恶化，经快速补液输血，中心静脉压仍有波动，稍有稳定又再下降。③红细胞计数、血红蛋白含量与血细胞比容继续下降，网织红细胞计数持续增高。④补液与尿量足够的情况下，血尿素氮持续或再次增高。

21.（2019年A型题）男性，65岁。呕血、黑便3天，半天来出现躁动不安和意识模糊入院。既往有肝炎病史15年，治疗不详。患糖尿病10年，一直服用降血糖药。有高血压病史6年，一直服用抗高血压药。查体：T 36.8℃，P 95次/分，R 22次/分，BP

130/80mmHg，神志不清，前胸部可见蜘蛛痣，心肺（－），腹软，肝脾触诊不满意。该患者意识障碍应首先考虑的病因是

A．肝性脑病          B．糖尿病酮症酸中毒

C．急性肾损伤        D．急性脑血管病

【答案与解析】 21．A。该患者为老年男性，肝炎病史15年，有呕血、黑便，因出现躁动不安和意识模糊入院，有蜘蛛痣、腹水。考虑为肝硬化肝性脑病昏迷前期。糖尿病酮症酸中毒属于糖尿病急症，以高血糖、酮症和酸中毒为主要表现，呼吸有典型的酮味（烂苹果味）。急性肾损伤（AKI）主要表现为血肌酐升高、电解质紊乱。该患者虽然有高血压病史，但控制良好，故排除急性脑血管病。

22．（2020年A型题）上消化道大出血的病因中，肝硬化食管胃底曲张静脉破裂所占的比例是

A．20%～25%     B．26%～30%     C．31%～35%     D．36%～40%

【答案与解析】 22．A。胃、十二指肠溃疡引起的上消化道大出血占40%～50%。门静脉高压症引起的上消化道大出血占20%～25%。肝硬化引起门静脉高压症多伴有食管下段和胃底黏膜下层的静脉曲张。

（23～25题共用题干）（2020年A型题）

男性，45岁。右侧季肋部胀痛伴厌食、腹胀1月余。既往患乙型病毒性肝炎10余年。查体：肝右肋下3cm，质地硬，边缘及表面不规则。

23．目前最可能的诊断是

A．慢性重型肝炎　　B．原发性肝癌　　　C．细菌性肝脓肿　　　D．肝血管瘤

24．对上述诊断意义最大的实验室检查结果是

A．血谷丙转氨酶（GPT）和谷草转氨酶（GOT）升高

B．血AFP持续升高＞400ng/ml

C．血GPT、AFP和白细胞计数基本正常

D．血白细胞计数和中性粒细胞占比升高

25．最有确诊价值的辅助检查是

A．腹部B超　　　　　B．腹部CT　　　　　　C．肝穿刺活检　　　　D．肝动脉造影

【答案与解析】 23．B。该患者为中年男性，有乙型病毒性肝炎病史，右侧季肋部胀痛，伴有厌食，腹胀1月余，查体：肝大，质硬，边缘及表面不规则，根据该患者病史和临床表现，最可能的诊断是原发性肝癌。24．B。血清AFP浓度通常与肝癌呈正相关。AFP＞400ng/ml或AFP在200ng/ml以上持续8周，均考虑为肝癌。25．C。超声或CT引导下细针穿刺活检是确诊肝癌的最可靠方法。

（26～28题共用题干）（2021年A型题）

男性，55岁。发热、呕吐、腹泻1天，烦躁不安、意识障碍1小时急诊入院。查体：T 37.8℃，P 90次/分，BP 110/70mmHg，神志模糊，颈部及前胸皮肤可见蜘蛛痣，巩膜轻度黄染，心肺未见异常。腹软，肝肋下未触及，脾肋下2cm。血常规：Hb 112g/L，WBC $3.4×10^9$/L，PLT $98×10^9$/L，尿常规：尿蛋白（＋/－），尿糖（＋），尿沉渣镜检（－）。

26．最可能的诊断是

A．肝性脑病

B．糖尿病酮症酸中毒

C．脑血管病

D．尿毒症

27．对该患者诊断最有意义的检查是

A．血氨　　　　　B．血糖　　　　　C．头部CT　　　　　D．血肌酐

28．为缓解肝性脑病患者躁动首选的药物是

A．苯巴比妥　　　　B．地西泮　　　　C．水合氯醛　　　　D．异丙嗪

【答案与解析】 26．A。该患者为老年男性，颈部及胸前区可见蜘蛛痣，巩膜轻度黄染，脾大伴三系减少（脾功能亢进），考虑为肝硬化。该患者出现神志不清，考虑为肝性脑病。27．A。检查出血氨升高对诊断肝性脑病最有意义。28．D。镇静、催眠、镇痛药及麻醉药可诱发肝性脑病，在肝硬化特别是有严重肝功能减退时应尽量避免使用。当患者出现烦躁、抽搐时禁用阿片类镇痛药，以及巴比妥类、苯二氮䓬类镇静药，可试用异丙嗪、氯苯那敏（扑尔敏）等抗组胺药。

29．（2021年X型题）下列由于门静脉高压症导致的病变有

A．脾淤血肿大

B．食管胃底静脉曲张

C．蜘蛛痣

D．胃肠道淤血水肿

【答案与解析】 29．ABD。门静脉高压症的主要症状如下。①门腔侧支循环形成。如食管胃底静脉曲张、腹壁静脉曲张、痔静脉曲张、腹膜后吻合支曲张、脾肾分流等。②脾大和脾功能亢进。③腹水。蜘蛛痣与雌激素增多有关，属于肝功能减退的

**笔记**

症状。

30．（2021年X型题）可以导致上消化道出血的疾病有

　　A．食管憩室炎　　　　　　　　　　　B．消化道溃疡

　　C．胃癌　　　　　　　　　　　　　　D．慢性萎缩性胃炎

【答案与解析】　30．ABC。食管憩室并发炎症时可有出血。上消化性溃疡是消化道出血最常见原因。溃疡性胃癌出血时可引起呕血或黑便。慢性萎缩性胃炎分A、B两型，两者胃镜下形态相似，黏膜灰白变薄，皱襞变浅或消失，血管透现，偶见出血。

31．（2022年A型题）男性，42岁，患肝硬化5年，腹痛、腹胀、发热3天，表情淡漠、嗜睡1天，对该患者意识障碍的病因诊断最有意义的体征是

　　A．腹壁反射消失　　　　　　　　　　B．膝反射亢进

　　C．扑翼样震颤　　　　　　　　　　　D．巴宾斯基（Babinski）征阳性

【答案与解析】　31．C。患者有肝硬化病史5年，出现表情淡漠、嗜睡，考虑肝性脑病，最有诊断意义的体征是扑翼样震颤。

（32～34题共用题干）（2022年A型题）

男性，55岁，1天来出现上腹痛，向腰背部放射，进行性加重，曾呕吐1次，为胃内容物，呕吐后腹痛未减轻，大便2次，稍稀，无脓血便和里急后重。既往有胆囊结石病史5年。查体：T 37.4℃，血压120/80mmHg，巩膜无黄染，心肺未见异常，肝脾未及，腹平软，上腹轻压痛，移动性浊音阳性，肠鸣音4次/分。

32．该患者最可能的诊断是

A．急性胃炎　　　　B．胃溃疡　　　　　C．急性胰腺炎　　　　D．急性心肌梗死

33．确诊最有意义的检查是

A．血尿淀粉酶　　　B．胃镜　　　　　　C．腹部B超　　　　　D．心电图

34．对该患者最基本的治疗是

A．镇痛

B．禁食、补液

C．心电监护和扩张冠状动脉

D．应用抑制胃酸分泌药

【答案与解析】　32．C。该患者腹痛，向腰背部放射，呕吐后腹痛不缓解，既往有胆囊结石病史5年，查体示上腹轻压痛，移动性浊音阳性，最可能的诊断是急性胰腺炎。33．A。为明确诊断最有价值的检查是血尿淀粉酶测定。34．B。患者目前暂时生命体征平稳，无明显器官衰竭征象，应先行禁食、补液，预防休克。

35．（2022年X型题）食管胃底静脉曲张患者的一级预防有

A．对因治疗

B．应用生长抑素和垂体加压素

C．应用非选择性β受体阻断药

D．内镜结扎治疗可用于中度食管胃底静脉曲张

【答案与解析】　35．ACD。食管胃底静脉曲张患者的一级预防包括对因治疗、非选择性β受体阻断药收缩内脏血管，以及可用于中度食管胃底静脉曲张的内镜结扎治疗。

36．（2022年X型题）血清淀粉酶检测值诊断急性胰腺炎的意义，正确的有

笔记

A．淀粉酶值持续升高，不代表胰腺炎持续加重

B．淀粉酶值下降后又升高，说明病情反复

C．淀粉酶值不升高，可排除胰腺炎

D．淀粉酶值愈高，诊断正确率愈高

【答案与解析】 36．ABD。血清淀粉酶和脂肪酶的高低与病情程度无确切关联，部分患者两个胰酶可不升高，胰源性胸腔积液、腹水、胰腺假性囊肿囊液的淀粉酶和脂肪酶水平常明显升高。但血清淀粉酶和/或脂肪酶活性至少高于正常上限的3倍是诊断标准之一，血清淀粉酶值愈高，诊断正确率愈高。血清淀粉酶值下降后又升高，说明病情反复。

37．（2022年X型题）与肝细胞癌有关的肝炎病毒是

A．甲型肝炎病毒（HAV）　　　　　B．乙型肝炎病毒（HBV）

C．丙型肝炎病毒（HCV）　　　　　D．戊型肝炎病毒（HEV）

【答案与解析】 37．BC。HBV、HCV与肝癌有关。

## 二、知识点总结

本周知识点考点频率统计见表8-1。

笔记

表 8-1　病毒性肝炎、肝硬化、原发性肝癌、胰腺炎、消化道出血
考点频率统计表（2012—2022 年）

| 年　份 | 病毒性肝炎 | 肝硬化 | 原发性肝癌 | 胰腺炎 | 上消化道出血 |
|---|---|---|---|---|---|
| 2022 | √ | √ | √ | √ | √ |
| 2021 |  | √ |  |  | √ |
| 2020 |  |  | √ |  | √ |
| 2019 |  | √ |  |  |  |
| 2018 |  | √ |  |  | √ |
| 2017 |  | √ | √ |  |  |
| 2016 |  | √ |  |  |  |
| 2015 |  | √ |  | √ |  |
| 2014 |  | √ | √ |  | √ |
| 2013 |  | √ | √ |  |  |
| 2012 |  |  |  | √ | √ |

## （一）病毒性肝炎

病毒性肝炎指由肝炎病毒所引起的肝脏感染性疾病，按照病因至少分为 5 型，各型肝炎的特点见表 8-2。

表8-2 各型肝炎比较

| 鉴别点 | 甲型病毒性肝炎 | 乙型病毒性肝炎 | 丙型病毒性肝炎 | 丁型病毒性肝炎 | 戊型病毒性肝炎 |
|---|---|---|---|---|---|
| 流行病学 | 流行或暴发 | 散发 | 散发或暴发 | 散发或暴发 | 流行或暴发 |
| 地区/季节 | 农村/多秋冬 | 城市/多无季节性 | 城市/多无季节性 | 无季节性 | 雨季或洪水 |
| 年龄 | 儿童，青壮年 | 成人为主 | 成人为主 | 成人为主 | 15～39岁为主 |
| 传播途径 | 粪口途径、密切接触 | 输血及血制品、注射途径、性接触、母婴传播 | 输血及血制品、注射途径、性接触、母婴传播 | 输血及血制品、注射途径、性接触、母婴传播 | 粪口途径、密切接触 |
| 核酸 | 单链RNA | 双链DNA | 单链RNA | 单链RNA | 单链RNA |
| 疫苗 | 有 | 有 | 无 | 无 | 有 |
| 与肝癌有关 | 无 | 有 | 有 | 无 | 无 |

## （二）肝硬化

**1. 病因** 见表8-3。

表8-3 肝硬化病因

| 病　因 | 具　体 |
|---|---|
| 病毒性肝炎 | 是我国最常见的病因（占60%～80%），其中以乙型病毒性肝炎最常见，其次为丙型病毒性肝炎 |
| 慢性酒精中毒 | 是欧美国家最常见的病因（占50%～90%），在我国约占15% |
| 胆汁淤积 | 任何原因引起肝内、外胆道梗阻，持续胆汁淤积，均可发展为胆汁性肝硬化 |
| 其他 | 循环障碍、寄生虫感染、遗传代谢性疾病、原因不明 |

**2. 临床表现** 肝硬化通常起病隐匿，病程发展缓慢，临床上将肝硬化分为肝功能代偿期和失代偿期。

（1）代偿期：多数患者无症状或症状较轻，可有腹部不适、乏力、食欲缺乏、消化不良、腹泻等症状，多呈间歇性。肝是否肿大取决于肝硬化的类型。病毒性肝硬化早期肝呈轻中度肿大，晚期缩小；酒精性肝硬化、淤血性肝硬化和胆汁性肝硬化常明显增大。脾因门静脉高压症常有轻、中度肿大。肝功能正常或轻度异常。注意：①肝硬化早期一般表现为肝大，晚期表现为肝萎缩，肝体积缩小。②肝硬化无论早期还是晚期均表现为脾大。

（2）失代偿期：①肝功能减退。消化吸收不良、营养不良、黄疸、出血和贫血、低蛋白血症（水肿、腹水）、灭活减少导致雌激素增多（蜘蛛痣）、促黑色生成素增多（肝病面容）、抗利尿激素增多（腹水），而雄激素减少（雌激素增高反馈抑制垂体促性腺激素释放）、糖皮质激素减少（肾上腺皮质激素合成原料中的胆固醇酯减少）、不规则发热（对致热因子灭活减少或继发性感染所致）。②门静脉高压症。多属肝内型，门静脉高压症常导致食管胃底静脉曲张出血、腹水、脾大、脾功能亢进、肝肾综合征、肝肺综合征等，是推动肝功能减退的重要病理生理环节，是肝硬化患者的主要死因之一。主要表现有门腔侧支循环形成，脾大及脾功能亢进，脾因充血而肿大，为肝硬化门静脉高压症较早出现的体征，当患者出现大量呕血后，门静脉压力下降，脾内血液外流补充全身循环血量，可有脾缩小，此外还可有腹水的表现，是肝功能减退和门静脉高压症的共同结果，是肝功能失代偿期最突出的临床表现。

（3）并发症：①上消化道出血。重在预防，一级预防包括对因治疗、非选择性β受

笔记

体阻断药收缩内脏血管，内镜结扎可用于中度食管胃底静脉曲张。②胆石症。患病率约30%。③感染。④肝性脑病。为本病最严重的并发症，也是最常见的死亡原因，代表性体征为扑翼样震颤，患者多有血氨升高。降血氨的药物如谷氨酸钾或谷氨酸钠、精氨酸等临床应用广泛，弱酸性液灌肠可减少氨的吸收，并促进血液中氨转入肠道排出体外。出现烦躁、抽搐时禁用镇静药，可试用异丙嗪、氯苯那敏（扑尔敏）等抗组胺药。⑤门静脉血栓或海绵样变。门静脉血栓急性或亚急性发展时，表现为中重度腹胀或突发剧烈腹痛、脾大、顽固性腹水、肠坏死、消化道出血及肝性脑病等，腹膜腔穿刺可抽出血性腹水。⑥电解质和酸碱平衡紊乱。⑦肝肾综合征。大量腹水导致有效血容量减少、肾内血液重新分布，是一种功能性肾衰竭。早期肾无器质性损害，具有可逆性，其特征为自发性少尿或无尿、氮质血症、稀释性低钠血症和低尿钠。⑧肝肺综合征。⑨原发性肝细胞癌。

**（三）原发性肝癌**

**1. 病因** 病毒性肝炎是肝癌最主要的病因，我国肝癌患者约90%有HBV感染的背景，乙型病毒性肝炎、丙型病毒性肝炎与肝癌的发生有关。其他原因还有黄曲霉毒素、肝纤维化、化学毒物、寄生虫、饮用水污染、香烟等。

**2. 病理**

（1）大体病理分型：块状型（最多见，占70%）；结节型；弥漫型。

（2）组织病理分型：肝细胞肝癌（约占90%）；肝内胆管细胞癌；混合型肝癌。

（3）转移途径：见表8-4。

**表8-4　原发性肝癌转移途径**

| 转移途径 | 临床特点 |
|---|---|
| 肝内转移 | 最早、最易发生的转移是肝内血行转移。易侵犯门静脉分支引起多发性转移灶 |
| 肝外血行转移 | 最常见于肺（占50%），其他部位有脑、肾上腺、肾、骨骼等 |
| 肝外淋巴转移 | 最常见于肝门淋巴结转移，也可转移至胰、脾主动脉旁、锁骨上淋巴结 |
| 肝外种植转移 | 少见，是指从肝表面脱落的癌细胞种植在腹膜、横膈、盆腔等处，女性可有卵巢转移 |

**3. 临床表现**

（1）肝区疼痛：最常见的症状（占50%），多为右上腹持续性胀痛或钝痛。

（2）肝大：最常见的体征（占95%），多表现为肝进行性增大，质地坚硬，表面凸凹不平。

（3）黄疸：一般出现在肝癌晚期，多为阻塞性黄疸，少数为肝细胞性黄疸。

（4）肝硬化征象：腹水迅速增加且难治，腹水多为漏出液。

（5）全身性表现：进行性消瘦、发热、食欲缺乏、乏力、营养不良、恶病质等。

（6）副肿瘤综合征：是指由于癌肿本身代谢异常或肝癌患者机体内分泌/代谢异常而出现的一组综合征，表现为自发性低血糖症、红细胞增多症；其他罕见表现有高钙血症、高脂血症、类癌综合征等。

**4. 诊断**　满足下列3项中的任何1项，即可诊断为肝癌，这是国际上广泛使用的肝癌诊断标准。①具有2种典型的肝癌影像学（超声、增强CT、MRI、选择性肝动脉造影）

表现，病灶＞2cm。②典型的肝癌影像学表现，病灶＞2cm，AFP＞400μg/L。③肝穿刺活检阳性。

### 5．治疗

（1）手术治疗：早期手术切除是目前首选的、最有效的治疗方法。

（2）局部治疗：射频消融术、微波消融、肝动脉栓塞术等。

（3）肝移植：肝癌合并肝硬化且无转移者。

（4）药物治疗：应用分子靶向药多激酶抑制剂索拉非尼，以及针对程序性死亡蛋白-1（PD-1）和/或程序性死亡蛋白配体-1（PD-L1）的抗体的免疫治疗。

### （四）胰腺炎

#### 1．急性胰腺炎

（1）病因：胆道疾病（我国最常见病因，占50%）、过量饮酒（国外最常见的病因，约占60%）、暴饮暴食（最常见诱因）、代谢性疾病、十二指肠液反流、医源性因素、肿瘤、某些药物、创伤、血液循环障碍等。

（2）临床表现：①腹痛。是本病的主要症状，常于饱餐后和饮酒后突然发作，向左腰背部放射。胆源性胰腺炎的腹痛始发于右上腹，逐渐向左侧转移。②腹胀。腹胀与腹痛同时存在。腹膜后炎症越严重，腹胀越明显。腹水时可加重腹胀，患者排便排气停止。腹腔内压增高可导致腹腔间室综合征。③恶心、呕吐。早期即可出现，呕吐剧烈且频繁，呕吐物为胃十二指肠液，偶可呈咖啡色。呕吐后腹痛不缓解为急性胰腺炎的特点。④腹膜炎体征。⑤发热。轻症急性胰腺炎可不发热或有轻度发热。重症急性胰腺炎可有持续发热。⑥黄疸。胆道结石嵌顿或肿大胰头压迫胆总管可出现黄疸。⑦休克。重症急性胰腺炎可有休克。早期为低血容量所致，后期继发感染使休克原因复杂化。⑧体征。少数重症患者胰腺的出血可经腹膜后途径渗入皮下，在腰部、季肋部和下腹部皮肤出现大片青紫色瘀斑，称为格雷·特纳（Grey-Turner）征；若出现在脐周，称为卡伦（Cullen）征。⑨其他胃肠出血时，可有呕血和便血。血钙降低时，可有手足抽搐。

（3）并发症：①局部并发症。包括急性胰周液体积聚、胰腺假性囊肿、急性坏死物积聚、包裹性坏死、腹水等。②全身并发症。包括全身炎症反应综合征（SIRS）、脓毒症、多器官功能障碍综合征（MODS）、腹腔间室综合征等。

（4）辅助检查：见表8-5。

表8-5　急性胰腺炎辅助检查

| 辅助检查 | 临床意义 |
|---|---|
| 血清淀粉酶 | 发病数小时开始升高，6～8小时可测到，24小时达高峰，4～5天逐渐降至正常（正常值35～135U/L） |
| 尿淀粉酶 | 发病24小时开始升高，48小时达高峰，下降缓慢，1～2周后恢复正常。受肾功能影响，诊断价值不大 |
| 血清脂肪酶 | 发病24～72小时开始升高，持续7～10天降至正常，正常值23～300U/L，敏感性及特异性略优于淀粉酶 |

注：血清淀粉酶和脂肪酶水平的高低与病情程度无确切关联，部分患者两个胰酶可不升高，胰源性胸腔积液及腹水、胰腺假性囊肿囊液的血清淀粉酶和脂肪酶水平常明显升高。

（5）诊断：符合以下3项中的2项，即可诊断为急性胰腺炎。①与急性胰腺炎临床表现相符合的腹痛。②血清淀粉酶和/或脂肪酶活性至少高于正常上限值3倍。③符合急性胰腺炎的影像学改变。

（6）治疗：①非手术治疗见表8-6。②手术治疗。手术指征：急性腹膜炎不能排除其他急腹症时，伴胆总管下端梗阻或胆道感染者，合并肠穿孔、大出血或胰腺假性囊肿，胰腺和胰周坏死组织继发感染。

表8-6　急性胰腺炎治疗

| 治 疗 | 具 体 |
|---|---|
| 禁食、胃肠减压 | 为急性胰腺炎的基础治疗，持续胃肠减压可防止呕吐、减轻腹胀、降低腹内压 |
| 补充体液，防治休克 | 急性胰腺炎时，大量液体丢失，急性胰腺炎最常见的并发症就是休克，应大量静脉输液 |
| 镇痛解痉 | 在诊断明确的情况下，可解痉镇痛，常用的解痉药为山莨菪碱、阿托品，不用吗啡，因其可引起奥迪（Oddi）括约肌张力增高 |
| 营养支持 | 禁食期主要靠完全肠外营养（TPN），待病情稳定、肠功能恢复后可早期给予肠内营养 |
| 抑制胰腺分泌和胰酶活性 | 生长抑素、质子泵抑制药、$H_2$受体阻断药、胰蛋白酶抑制药（在急性胰腺炎的发病过程中起关键作用的酶是胰蛋白酶，在胰蛋白酶作用下使各种胰消化酶原被激活为有生物活性的消化酶，发生胰腺自身消化的连锁反应）、抑肽酶、加贝酯 |
| 抗感染 | 选用针对革兰阴性菌和厌氧菌抗生素，抗生素的选择可采用降阶梯策略 |

**2. 慢性胰腺炎**　是各种原因所致胰实质和胰管的不可逆慢性炎症损害，其特征是反复发作的上腹部疼痛伴进行性胰腺内、外分泌功能减退或丧失。

（1）临床表现：见表8-7。

**表8-7 慢性胰腺炎临床表现**

| 临床表现 | 特　点 |
|---|---|
| 腹痛 | 最常见症状（占90%），疼痛位于上腹部剑突下或偏左，放射至腰背部，呈束腰带状 |
| 胰腺内分泌功能不全 | 1/3的患者有胰岛素依赖性糖尿病 |
| 胰腺外分泌功能不全 | 食欲缺乏、恶心、呕吐、脂肪泻、消瘦，以及维生素A、维生素D、维生素E、维生素K缺乏症 |
| 慢性胰腺炎四联症 | 腹痛、体重下降、糖尿病、脂肪泻 |

（2）诊断：①典型临床表现。②粪便检查可发现脂肪滴。③B超可见胰腺局限性结节、胰管扩张、胰腺肿大或纤维化。④腹部X线检查提示胰腺钙化或胰管结石。⑤腹部CT检查提示胰管结石、胰管扩张、胰腺假性囊肿。

（3）治疗：①非手术治疗。戒烟、戒酒、镇痛、饮食疗法、补充胰酶、控制糖尿病、营养支持等。②手术治疗。包括胰管引流术、胰腺切除术、胰腺切除联合胰管引流等。

**（五）上消化道出血**

60%～70%的消化道出血源于上消化道。上消化道指近十二指肠悬韧带的消化道，包括食管、胃、十二指肠、空肠上段和胆道。上消化道出血主要表现为呕血和便血或仅有便血。若一次失血量超过全身总血量的20%（800～1200ml），并引起休克症状和体征称为上消化道大出血。

1. **病因** 见表8-8。

表8-8 上消化道出血病因

| 病 因 | 特 点 |
|---|---|
| 胃、十二指肠溃疡 | 最常见病因（占40%～50%），其中3/4是十二指肠溃疡 |
| 门静脉高压症 | 占20%～25%。肝硬化引起门静脉高压症多伴食管下段和食管胃底静脉曲张破裂出血 |
| 应激性溃疡 | 约占20%。严重烧伤可导致柯林（Curling）溃疡，脑外伤可导致库欣（Cushing）溃疡 |
| 胃癌 | 占2%～4%，多发生于进展期胃癌、晚期胃癌 |
| 胆道出血 | 肝内局限性慢性感染、肝癌、肝血管瘤、肝外伤可导致胆道出血 |
| 其他少见病因 | 贲门黏膜撕裂综合征、上消化道血管畸形、上消化道损伤、急性胃扩张、扭转、内疝 |

2. **诊断**

（1）判断是否为消化道出血：根据呕血、黑便和失血性周围循环衰竭的临床表现，呕吐物或粪便隐血试验呈强阳性，血红蛋白浓度、红细胞计数、血细胞比容下降的实验室证据，可诊断消化道出血。

（2）判断是上消化道还是下消化道出血：首选急诊胃镜检查。先排除上消化道出血，再行下消化道出血的检查。呕血和黑便多提示上消化道出血，黑便大多来自上消化道出血，血便大多来自下消化道出血。

（3）估计出血量：见表8-9。

笔记

表8-9  估计出血量

| 表　现 | 出血量 | 表　现 | 出血量 |
|---|---|---|---|
| 粪便隐血试验阳性 | 出血量＞5ml/d | 血压下降 | 出血量＞500～800ml |
| 黑便 | 出血量＞50ml/d | 中心静脉压＜5cmH$_2$O | 出血量＞1000ml |
| 开始呕血 | 胃内积血量＞250ml | 血细胞比容30%～40% | 出血量约500ml |
| 引起全身症状 | 每次出血量＞400ml | 血细胞比容＜30% | 出血量＞1000ml |
| 出现休克 | 短时间出血量＞800ml | 血红蛋白每下降1g | 出血量300～400ml |

（4）判断出血原因：见表8-10。

表8-10  判断出血原因

| 鉴别点 | 食管胃底曲张静脉破裂出血 | 胃及十二指肠球部出血 | 胆道出血 |
|---|---|---|---|
| 病史 | 多有肝炎或血吸虫病史 | 多有溃疡病史、酗酒，服用阿司匹林、吲哚美辛等 | 多有肝内感染或肝外伤史 |
| 临床表现 | 呕血为主，单纯便血少见 | 呕血为主，也可以便血为主 | 便血为主 |
| 出血量 | 量大，单次可达1000ml以上，易休克 | 每次出血量＜500ml，并发休克者少 | 每次200～300ml，很少导致休克 |
| 保守治疗 | 治疗后短期内反复呕血 | 多能止血，但日后再出血 | 多能止血，但周期性复发 |
| 出血规律 | 无周期性 | 无周期性 | 有，间隔1～2周出血1次 |
| 合并胆系症状 | 肝硬化严重时可有 | 无 | 胆道出血三联征 |

续　表

| 鉴别点 | 食管胃底曲张静脉破裂出血 | 胃及十二指肠球部出血 | 胆道出血 |
|---|---|---|---|
| 辅助检查 | 胃镜检查发现食管下段胃底静脉曲张 | 胃镜检查及上消化道钡餐造影检查提示胃或十二指肠球部溃疡 | 无特殊 |
| 体格检查 | 多有慢性肝功能不全表现 | 多无特殊体征 | 右上腹压痛、肝区叩痛 |

（5）判断是否有继续出血或再出血：①反复呕血，或黑便次数增多、粪质稀薄，甚至呕血转为鲜红色，黑便变成暗红色，伴有肠鸣音亢进。②周围循环衰竭的表现经补液输血而血容量未见明显改善，或虽暂时好转而又恶化，经快速补液输血，中心静脉压仍有波动，稍有稳定又再下降。③红细胞计数、血红蛋白测定与血细胞比容继续下降，网织红细胞计数持续增高。④补液与尿量足够的情况下，血尿素氮持续或再次增高。

### 3. 辅助检查

（1）内镜检查：是判断上消化道出血首选的检查方法。

（2）三腔二囊管：既是诊断方法，也是治疗方法。

（3）上消化道钡餐造影检查：现在已经少用。

（4）选择性腹腔动脉或肠系膜上动脉造影：可确定出血部位。

（5）放射性核素成像。

（6）B超、CT检查。

### 4. 治疗

（1）初步处理：①建立1～2条足够大的静脉通道。②补充胶体溶液及输血。③密切监测生命体征。④应用止血药。

（2）病因处理：内镜下止血、经颈静脉肝内门腔内支架分流术（TIPSS）缓解门静脉高压、三腔二囊管止血等。

## 拓展练习及参考答案

### 拓展练习

**【填空题】**

1. 门静脉高压症三大临床表现为（　）、（　）、（　）。

2. 肝硬化失代偿期主要临床表现是（　）和（　）。

3.（　）是原发性肝癌最常见的肝外转移部位。

4. 就肝癌而言，（　）仍是特异性最强的标记物和诊断肝癌的主要指标。

5. 诊断急性胰腺炎的重要标志物有（　）、（　）。

**【判断题】**

1. 乙型病毒性肝炎的遗传物质是双链DNA，主要感染途径有输血及血制品、注射途径、性接触、母婴传播等。

2. 在我国，过量饮酒是急性胰腺炎最常见的病因（约占60%）。

3. 原发性肝癌中肝内转移是最早、最易发生的转移。

**【名词解释】**

1. Grey-Turner征和Cullen征

2. 慢性胰腺炎四联症

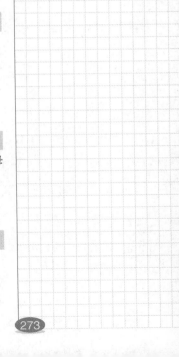

【选择题】

A型题

1. 肝硬化失代偿期突出的临床表现是

A. 食管胃底静脉曲张　　　　　B. 全血细胞计数减少　　　　　C. 腹腔内出现漏出液

D. 皮肤色泽变黑　　　　　　　E. 消瘦、贫血、营养不良

2. 男性，肝硬化腹水患者经药物治疗后，血钾为2.4mmol/L，尿钾40mmol/L，此患者低钾原因最大可能是

A. 食欲缺乏　　　　　　　　　B. 低盐饮食　　　　　　　　　C. 放腹水

D. 呕吐　　　　　　　　　　　E. 利尿药治疗

3. 男性，40岁，晚饭后上腹不适，继而恶心，呕鲜血800ml，排柏油样便2次，查体：血压139/80mmHg，脉搏102次/分，肝未触及，脾大肋下2.0cm，有乙型肝炎病毒表面抗原（HBsAg）（＋）史，在输血同时，下列哪项紧急措施最合适

A. 食管静脉硬化治疗　　　　　B. 食管静脉套扎疗　　　　　　C. 三腔双囊管压迫

D. 紧急胃镜检查　　　　　　　E. 去甲肾上腺素口服

（4～6题共用题干）

男性，49岁，既往常有剑突下疼痛，伴反酸、嗳气，自服法莫替丁可缓解。现因头晕半天，黑便3次，急诊。血压80/50mmHg，心率124次/分，面色苍白，冷汗。

4. 首先考虑

A. 急性肠炎　　　　　　　　　B. 急性胃穿孔　　　　　　　　C. 心绞痛

D. 心肌梗死　　　　　　　　　E. 消化性溃疡并出血

5. 急救措施首选

A. 抗感染及补液治疗　　　　　B. 开腹探查　　　　　　　　　C. 含服硝酸甘油

D. 溶栓治疗

E. 输血、补液、纠正休克

6. 确诊依赖

A. 消化道钡剂造影

B. 内镜

C. 腹部B超

D. 心电图

E. 心肌酶

B型题

（7、8题共用选项）

A. 胆道疾病

B. 过量饮酒

C. 暴饮暴食

D. 病毒感染

E. 肿瘤

7. 我国肝硬化最常见的病因

8. 我国胰腺炎最常见的病因

（9、10题共用选项）

A. 上消化道出血

B. 胆石症

C. 感染

D. 肝性脑病

E. 门静脉血栓或海绵样变

9. 肝硬化患者最常见的并发症

10. 肝硬化患者并发症中最常见的死亡原因

（11、12题共用选项）

A. 粪便隐血试验阳性

B. 黑便

C. 开始呕血

D. 引起全身症状

E. 出现休克

11. 出血量＞5ml/d开始出现

12. 胃内积血量＞250ml出现

X型题

13. 急性胰腺炎时局部并发症包括

A．胰腺脓肿　　　　　　　B．肺炎　　　　　　　C．消化道出血
D．假性囊肿　　　　　　　E．SIRS

【问答题】

1．肝硬化可能出现哪些并发症？

2．急性胰腺炎的临床表现有哪些？

参考答案

【填空题】

1．腹水；门腔侧支循环开放；脾功能亢进及脾大

2．肝功能减退；门静脉高压症

3．肺

4．AFP

5．血清淀粉酶；血清脂肪酶

【判断题】

1．√

2．×　发达国家。

3．√

【名词解释】

1．Grey-Turner征和Cullen征　急性胰腺炎患者中，少数重症患者胰腺的出血可经腹膜后途径渗入皮下，在腰部季肋和下腹部皮肤出现大片青紫色瘀斑，称为Grey-Turner征；若出现在脐周，称为Cullen征。

2．慢性胰腺炎四联症　腹痛、体重下降、糖尿病、脂肪泻称为慢性胰腺炎四联症。

【选择题】

A 型题　1．C　2．E　3．B　4．E　5．E　6．B

B 型题　7．D　8．A　9．A　10．D　11．A　12．C

X 型题　13．AD

【问答题】

1．答案见知识点总结（二）2（3）。

2．答案见知识点总结（五）1（2）。

# 第四篇

# 泌尿系统疾病

笔记

## 第9周　原发性肾小球疾病、继发性肾病

### 一、考研真题解析

1.（2012年A型题）IgA肾病最常见的临床表现是

A. 水肿　　　　　　B. 高血压　　　　　　C. 血尿　　　　　　D. 蛋白尿

【答案与解析】　1. C。IgA肾病可包含原发性肾小球病的各种临床表现，血尿最常见，几乎见于所有的IgA肾病患者。

（2、3题共用选项）（2012年B型题）

A. 急性肾小球肾炎　　　　　　　　　B. 肺出血肾炎综合征

C. 微小病变型肾病　　　　　　　　　D. 海曼（Heymann）肾炎

2. 属于循环免疫复合物型肾炎的是

3. 属于抗肾小球基膜型肾炎的是

【答案与解析】　2、3. A、B。急性肾小球肾炎简称急性肾炎，其病理分型为毛细

血管内增生性肾小球肾炎，又称急性弥漫增生性肾小球肾炎，其病变特点是弥漫性毛细血管内皮细胞和系膜细胞增生，伴中性粒细胞和巨噬细胞浸润，病变由免疫复合物引起，属于循环免疫复合物型肾炎。肺出血肾炎综合征属于抗肾小球基底膜抗体引起的肾炎，患者的抗肾小球基底膜抗体与肺泡基底膜发生交叉免疫反应，引起肺出血，伴有血尿、蛋白尿和高血压等肾炎症状。微小病变型肾病的肾小球内无免疫复合物沉积，Heymann肾炎属于抗肾小球足细胞型肾炎，两者同属原位免疫复合物型肾炎。

4.（2013年A型题）肾小球源性血尿最常见的病因是

A. 急性肾小球肾炎　　　　　　　B. 慢性肾小球肾炎

C. 急性肾盂肾炎　　　　　　　　D. 免疫球蛋白A（IgA）肾病

【答案与解析】 4. D。肾小球源性血尿是肾小球和肾小管病变，使红细胞变形而形成的血尿。急性肾小球肾炎、慢性肾小球肾炎、急性肾盂肾炎和IgA肾病均可引起肾小球源性血尿，但最常见的病因是IgA肾病。肾小球源性血尿也是IgA肾病最常见的临床表现。

5.（2013年A型题）男性，35岁。因蛋白尿原因待查入院，24小时尿蛋白定量3.8g，血清白蛋白30g/L，肾活体组织检查：轻度系膜增生性肾小球肾炎。该患者最不常见的并发症是

A. 水、电解质紊乱　　　　　　　B. 肾静脉血栓形成

C. 急性肾衰竭　　　　　　　　　D. 营养不良

【答案与解析】 5. A。该青年男性患者因蛋白尿原因待查入院，实验室检查有大

量蛋白尿（24小时尿蛋白定量大于3.5g）和低白蛋白血症（血清白蛋白30g/L），符合轻度系膜增生性肾小球肾炎引起的肾病综合征。肾病综合征的并发症主要有感染、血栓栓塞（肾静脉血栓形成）、急性肾衰竭和营养不良（蛋白质及脂肪代谢紊乱），而水、电解质紊乱是最不常见的并发症。

6.（2014年A型题）肾病综合征患者发生血栓并发症，最常见的部位是

A. 肾静脉　　　　B. 肺静脉　　　　C. 脾静脉　　　　D. 下肢静脉

【答案与解析】　6. A。肾病综合征（NS）患者血液浓缩及高脂血症造成血液黏稠度增加，此外，因某些蛋白质从尿中丢失及肝代偿性合成蛋白增加，引起机体凝血、抗凝作用和纤维蛋白溶解（简称纤溶）系统失衡，加之NS时血小板功能亢进、应用利尿药和糖皮质激素等均进一步加重高凝状态。因此，NS容易发生血栓、栓塞并发症，其中以肾静脉血栓最为常见。此外，肺血管血栓、栓塞，下肢静脉、下腔静脉、冠状血管血栓和脑血管血栓也不少见。

7.（2014年A型题）男性，16岁。少尿、水肿1周，气促、不能平卧伴咳粉红色泡沫样痰1天入院，既往体健。查体：体温（T）37.5℃，脉搏（P）120次/分，呼吸（R）24次/分，血压（BP）165/105mmHg，端坐呼吸，全身水肿明显，双肺底可闻及湿啰音，心律齐，无杂音。实验室检查：Hb 120g/L，尿蛋白（＋＋），尿比重1.025，血肌酐（Cr）178μmol/L。尿沉渣镜检RBC 30～40个/高倍视野，颗粒管型0～1个/高倍视野。该患者发生急性心力衰竭最可能的病因是

A. 急性肾小球肾炎　　　　　　　　B. 急进性肾小球肾炎

C. 高血压病　　　　　　　　　　　D. 肾病综合征

【答案与解析】　7．A。该患者为青少年男性，少尿、水肿1周查体伴有血尿、蛋白尿、水肿、高血压，血肌酐升高，符合急性肾小球肾炎的诊断标准。此时患者严重水、钠潴留和高血压为急性心力衰竭的重要诱因。急进性肾小球肾炎以急性肾炎综合征起病，多早期出现少尿或无尿，进行性肾功能恶化后可发展成尿毒症。高血压病多发生于中老年人，早期不会出现明显的肾脏疾病症状。肾病综合征的主要临床表现为蛋白尿、低白蛋白血症、水肿和高血脂。

（8～10题共用题干）（2014年A型题）

男性，25岁。咽痛、发热1天后出现肉眼血尿，无尿频、尿痛、尿急。尿液检查：尿蛋白阴性，尿沉渣镜检高倍镜下RBC满视野。

8．该患者最可能的诊断是

A. 急性肾小球肾炎　　　　　　　　B. 急进性肾小球肾炎

C. IgA肾病　　　　　　　　　　　D. 过敏性紫癜肾炎

9．该患者肾活检最可能的类型是

A. 系膜增生性肾小球肾炎　　　　　B. 新月体性肾小球肾炎

C. 毛细血管内增生性肾小球肾炎　　D. 系膜毛细血管性肾小球肾炎

10．若诊断确定，处理方案是

A. 对症支持治疗　　B. 给予糖皮质激素　　C. 给予免疫抑制药　　D. 血浆置换治疗

【答案与解析】　8．C。该患者为青年男性，上呼吸道感染后发病，起病急，主要临床表现为肉眼血尿，无水肿、高血压，无尿路刺激征和肾功能减退，故诊断为 IgA 肾病。急性肾小球肾炎多发生于儿童，常有 1～3 周潜伏期，患者几乎均有肾小球源性血尿，多伴蛋白尿、水肿和高血压，起病初期血清补体成分 3（C3）及总补体下降，8 周内渐恢复正常。急进性肾小球肾炎患者可有呼吸道感染前驱症状，以急性肾炎综合征起病，多早期出现少尿或无尿，进行性肾功能恶化后可发展成尿毒症。过敏性紫癜肾炎常有典型的肾外表现，多伴有全身皮肤紫癜、关节肿痛、腹痛和黑便等。9．A。IgA 肾病的主要病理类型为系膜增生性肾小球肾炎。10．A。IgA 肾病伴单纯性血尿者一般无特殊治疗，避免劳累、预防感冒和避免使用肾毒性药物。

11．（2015 年 A 型题）男性，30 岁。上呼吸道感染后 3 天出现颜面水肿。查体：血压 145/95mmHg。尿液检查：尿蛋白（＋＋），尿沉渣镜检高倍镜下 RBC 满视野，偶见颗粒管型。血液检查 Hb 100g/L，血 Cr 250μmol/L。此时对诊断最有帮助的检查是

A．血清 IgA 测定　　B．血清补体测定　　　C．肾活检　　　　　　D．肾脏 B 超检查

【答案与解析】 11．C。该患者为青年男性，3 天前感冒样症状。根据血尿、蛋白尿、高血压、水肿、贫血及血肌酐升高等临床表现，诊断为慢性肾小球肾炎。为明确诊断，最有帮助的检查是肾活检。血清 IgA 测定和血清补体测定只能作为辅助检查。肾脏 B 超检查只能了解其形态学改变。

12．（2016 年 A 型题）男性，32 岁。5 天来眼睑及下肢水肿入院。6 年前患病毒性乙型肝炎。查体：BP 140/82mmHg，双眼睑水肿，巩膜无黄染，心肺检查未见异常，腹软，肝脾触诊不满意，腹部移动性浊音阳性，双下肢凹陷性水肿（＋＋）。尿液检查：蛋白（＋＋＋＋），沉渣镜检 RBC 2～5 个/高倍视野。血清白蛋白 20g/L。

对诊断和治疗最有意义的检查是

A．24小时尿蛋白定量

B．肝功能和乙型肝炎病毒表面抗原（HBsAg）检查

C．血胆固醇测定

D．肾活检

【答案与解析】 12．D。该患者为青年男性，有乙型肝炎病史，5天来血尿、水肿、大量蛋白尿、低白蛋白血症，符合肾病综合征的诊断。肾病综合征的诊断和治疗最有意义的检查是肾活检。

（13 ～ 15题共用题干）（2016年A型题）

男性，21岁。肉眼血尿伴尿量减少6天入院，2周前曾有发热、咽痛。既往体健。查体：BP 156/95mmHg，皮肤黏膜未见出血点和紫癜，双眼睑水肿，双下肢凹陷性水肿（＋＋）。实验室检查：尿蛋白（＋＋），尿沉渣镜检RBC 50 ～ 60个/高倍视野，血肌酐156μmol/L，血尿素氮11mmol/L。

13．该患者最可能的诊断是

A．急性肾小球肾炎                B．急进性肾小球肾炎

C．IgA肾病                      D．肾病综合征

14．若行肾穿刺病理学检查，最可能的病理类型是

A．系膜增生性肾小球肾炎          B．微小病变型肾病

C．毛细血管内增生性肾小球肾炎    D．新月体性肾小球肾炎

15. 该患者目前不宜选用的治疗是

A. 限制盐的摄入      B. 利尿治疗

C. 降压治疗      D. 糖皮质激素与免疫抑制药治疗

【答案与解析】 13．A。该患者为青少年男性，起病急，2周前有上呼吸道感染，随后出现水肿、高血压、蛋白尿和镜下血尿等表现，提示急性肾小球肾炎。肾功能轻度受损，排除急进性肾小球肾炎。无大量蛋白尿和低白蛋白血症，排除肾病综合征。IgA肾病发病前数天也有感冒样症状，但多表现为单纯血尿。14．C。急性肾小球肾炎肾脏病理检查病变的类型是毛细血管内增生性肾小球肾炎。15．D。急性肾小球肾炎的治疗以休息及对症治疗为主。因为本病为自限性疾病，故不宜应用糖皮质激素及免疫抑制药。

16．（2016年X型题）下列属于中老年人继发性肾病综合征常见病因的有

A. 糖尿病肾病      B. 肾淀粉样变性

C. 过敏性紫癜肾炎      D. 狼疮肾炎

【答案与解析】 16．AB。中老年人继发性肾病综合征常见病因主要有糖尿病肾病、肾淀粉样变性、骨髓瘤性肾病和淋巴瘤或实体肿瘤性肾病。过敏性紫癜肾炎和狼疮肾炎是青少年和儿童继发性肾病综合征的病因。

17．（2017年A型题）男性，25岁。因肉眼血尿2天来诊，3天前有上呼吸道感染。既往体健。查体：BP 125/85mmHg，皮肤黏膜未见出血点和紫癜，心肺腹检查未见异常。尿常规：蛋白（＋＋），沉渣镜检RBC满视野/高倍视野，WBC 0 ～ 3个/高倍视野。血常规：Hb 105g/L，WBC $6.0×10^9$/L，PLT $210×10^9$/L。血肌酐120μmol/L。该患者最

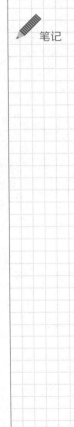

可能的诊断是

A．急性肾小球肾炎　　　　　　B．急进性肾小球肾炎

C．IgA肾病　　　　　　　　　　D．肾病综合征

【答案与解析】　17．C。该患者为青年男性，上呼吸道感染后发病，起病急，主要临床表现为肉眼血尿，无水肿、高血压和肾功能减退，故诊断为IgA肾病。急性肾小球肾炎多发生于儿童，常有1～3周潜伏期，患者几乎均有肾小球源性血尿，多伴蛋白尿、水肿和高血压，起病初期血清C3及总补体下降，8周内渐恢复正常。急进性肾小球肾炎患者可有前驱呼吸道感染，以急性肾炎综合征起病，多早期出现少尿或无尿，进行性肾功能恶化后可发展成尿毒症。肾病综合征的诊断必须包括大量蛋白尿和低白蛋白血症。

18．（2018年X型题）急性肾炎综合征应具有的临床特点包括

A．高血压　　　　　B．血尿　　　　　　C．蛋白尿　　　　　　D．肾功能不全

【答案与解析】　18．ABC。急性肾炎综合征临床特点为急性起病，患者出现血尿、蛋白尿、水肿和高血压，肾功能可轻度受损，表现为血肌酐轻度升高。

（19～21题共用题干）（2019年A型题）

男性，19岁。尿呈洗肉水样1周，每日尿量约1000ml。临床拟诊为IgA肾病。

19．对该患者诊断最有价值的病史是

A．有无上呼吸道感染后迅速发病　　　　B．有无水肿表现

C．有无血压增高　　　　　　　　　　　　D．有无肾功能减退

20．对确诊最有意义的检查是

A．尿沉渣红细胞相差显微镜检查　　　　B．24小时尿蛋白定量

C．血清IgA检查　　　　　　　　　　　D．肾活检

21．最需要鉴别的继发性IgA沉积的肾小球疾病是

A．过敏性紫癜肾炎　　　　　　　　　　B．狼疮肾炎

C．肾淀粉样变性　　　　　　　　　　　D．糖尿病肾病

【答案与解析】　19．A。该患者为青少年男性，出现无症状镜下血尿，考虑为IgA肾病，该病常有上呼吸道感染史，且潜伏期短。20．D。本病的确诊有赖于肾活检。

21．A。原发性IgA肾病主要与其他继发性系膜IgA沉积的疾病相鉴别，如过敏性紫癜性肾炎、慢性肝病肾损害等。肾淀粉样变性和糖尿病肾病多引起老年人肾病综合征，免疫荧光出现免疫球蛋白G（IgG）和C3沉积。系统性红斑狼疮可造成多种肾病类型但免疫荧光表现为"满堂亮"。

22．（2019年X型题）以血尿、蛋白尿、水肿和高血压为特点的综合征有

A．急性肾炎综合征　　　　　　　　　　B．肾病综合征

C．慢性肾炎综合征　　　　　　　　　　D．慢性肾衰竭综合征

【答案与解析】　22．AC。急性肾炎综合征临床特点为急性起病，表现为血尿、蛋白尿、水肿和高血压，可伴有一过性肾功能不全。慢性肾小球肾炎，简称慢性肾炎，以蛋白尿、血尿、高血压和水肿为基本临床表现。肾病综合征是以大量蛋白尿（＞3.5g/d）、低白蛋白血症（＜30g/L），伴有水肿和高脂血症为特征的一组疾病。慢性肾衰竭是以代谢产物潴留，水、电解质及酸碱平衡紊乱和全身各系统症状为表现的一种临床综合征。

23.（2020年A型题）男性，18岁。发热、咽痛2周后出现颜面水肿、血压升高（160/90mmHg）2天来诊。既往体检实验室检查：尿蛋白（＋＋），尿沉渣镜检红细胞20～25个/高倍视野，血清抗链球菌溶血素"O"试验1∶800，血清C3降低。治疗该患者高血压的首选药物是

A．利尿药                 B．β受体阻断药

C．钙通道阻滞药        D．血管紧张素转换酶抑制药

【答案与解析】 23．A。该患者为青少年男性，链球菌感染后1～3周发生急性肾炎综合征，伴血清C3下降，可临床诊断急性肾炎。患者血清抗链球菌溶血素"O"试验抗体滴度升高，提示近期内曾有过链球菌感染。急性肾炎以支持及对症治疗为主，患者高血压由水钠潴留引起，首选利尿药治疗。

（24～26题共用题干）（2020年A型题）

男性，15岁。颜面部、双下肢水肿10天，既往体健。查体：T 36.5 ℃，BP 120/70mmHg，眼睑水肿，心肺检查未见异常，腹平软，肝脾肋下未触及，下肢凹陷性水肿（＋＋）。实验室检查：尿蛋白（＋＋＋＋），尿沉渣镜检红细胞0～2个/高倍视野，血白蛋白25g/L，血胆固醇8mmol/L，血Cr 102mmol/L，血尿素氮（BUN）10.5mmol/L。

24．该患者最可能的临床诊断是

A．急性肾小球肾炎        B．急进性肾小球肾炎

C．肾病综合征            D．慢性肾小球肾炎急性发作

25．该患者最可能的病理诊断是

A. 毛细血管内增生性肾小球肾炎　　　　B. 新月体性肾小球肾炎

C. 系膜毛细血管性肾小球肾炎　　　　　D. 微小病变型肾病

26. 最主要的治疗药物是

A. 泼尼松　　　　　　　　　　　　　　B. 环磷酰胺

C. 泼尼松联合环磷酰胺　　　　　　　　D. 辛伐他汀

【答案与解析】 24. C。该患者为青少年男性，颜面、双下肢水肿，大量蛋白尿，低白蛋白血症，胆固醇升高，考虑诊断为肾病综合征。急性肾小球肾炎以血尿、蛋白尿、高血压和水肿为主要表现。急进性肾小球肾炎以急性肾炎综合征起病，伴急进性进展。慢性肾小球肾炎以血尿、蛋白尿、水肿和高血压为主要表现，病史＞3个月，伴有肾性贫血。25. D。儿童和青少年的肾病综合征多表现为微小病变型肾病。该类型临床上多只表现为肾病综合征，一般无血尿、高血压等其他症状。26. A。90%以上微小病变型肾病患者对糖皮质激素治疗敏感，若出现激素依赖或激素抵抗，则加用环磷酰胺。

27.（2021年A型题）男性，21岁。2周前咽喉痛，发热，最高体温38.5℃，按上呼吸道感染治疗，3天来眼睑水肿，尿少。查体：BP 150/90mmHg，双眼睑水肿，心肺腹检查未见异常，双下肢凹陷性水肿（＋＋）。尿常规：蛋白（＋＋），沉渣镜检红细胞20～25个/高倍视野，白细胞0～3个/高倍视野。该患者水肿的主要机制是

A. 醛固酮分泌增多　　　　　　　　　　B. 血浆胶体渗透压降低

C. 肾小球滤过率下降　　　　　　　　　D. 抗利尿激素分泌增加

【答案与解析】 27. C。该患者为青年男性，2周前出现感冒样症状，3天来出现血尿、

蛋白尿、高血压、水肿，考虑为急性肾小球肾炎。肾炎性水肿最主要的机制是管-球反馈机制失衡，造成肾小球滤过率下降，水、钠潴留。

28．（2021年X型题）肾病综合征的并发症

A．急性肾衰竭　　　　　　　　　B．慢性肾衰竭

C．肾静脉血栓　　　　　　　　　D．蛋白质及脂肪代谢紊乱

【答案与解析】　28．ACD。肾病综合征并发症有感染、血栓和栓塞、急性肾损伤、蛋白质和脂肪代谢紊乱。感染与大量蛋白质丢失，糖皮质激素治疗导致免疫力降低有关。血栓和栓塞与血液浓缩、高脂血症和肝代偿性合成蛋白增多，导致凝血、抗凝作用及纤维蛋白溶解系统失衡有关。急性肾损伤多为肾前性，主要是与血容量不足有关，补液后多可恢复。

29．（2022年A型题）男性，25岁，半个月前咽痛、咳嗽，1周来水肿、尿少，既往体健。实验室检查：血红蛋白浓度98g/L，白细胞计数$5.6 \times 10^9$/L，血小板计数$150 \times 10^9$/L，尿蛋白（＋＋），尿沉渣镜检红细胞15～20个/高倍视野，血肌酐442μmol/L，血尿素氮18mmol/L。腹部B超：双肾增大。该患者最可能的疾病是

A．急性肾小球肾炎　　　　　　　B．急进性肾小球肾炎

C．肾病综合征　　　　　　　　　D．慢性肾小球肾炎

【答案与解析】　29．B。该患者为青年男性，半个月前出现感冒样症状，1周来出现血尿、蛋白尿、水肿，血肌酐和血尿素氮明显上升，提示肾功能损伤，考虑为急进性肾小球肾炎。

笔记

## 二、知识点总结

本周知识点考点频率统计见表9-1。

表9-1　原发性肾小球疾病、继发性肾病考点频率统计表（2012—2022年）

| 年　份 | 急性肾小球肾炎 | 急进性肾小球肾炎 | 肾病综合征 | 慢性肾小球肾炎 | IgA肾病 | 继发性肾病 |
|---|---|---|---|---|---|---|
| 2022 | | √ | | | | |
| 2021 | √ | | √ | | | |
| 2020 | √ | | √ | | | |
| 2019 | √ | | √ | √ | √ | |
| 2018 | √ | | | | | |
| 2017 | | | | | √ | |
| 2016 | √ | √ | √ | | | √ |
| 2015 | | | | √ | | |
| 2014 | √ | | √ | | √ | |
| 2013 | | | √ | | √ | |
| 2012 | √ | | | | √ | |

## （一）急性肾小球肾炎

急性肾小球肾炎简称急性肾炎（AGN），是以急性肾炎综合征为主要临床表现的一组疾病。临床特点为急性起病，表现为血尿、蛋白尿、水肿和高血压，可伴有一过性肾功能不全。

**1. 病因和发病机制**

（1）多见于链球菌感染后。

（2）本病主要由感染所诱发的免疫反应引起，致病与循环免疫复合物沉积于肾小球或种植于肾小球的抗原与循环中的特异性抗体相结合形成原位免疫复合物有关。

（3）最常见的病理类型是毛细血管内增生性肾小球肾炎。电镜下可见肾小球上皮细胞下有驼峰状电子致密物沉积。

**2. 临床表现和实验室检查** 本病以儿童多见，常于感染后2周发病，均有肾小球源性血尿，不同程度的蛋白尿，大部分患者可出现晨起眼睑及下肢水肿，可伴有一过性高血压。少数重症患者可发生充血性心力衰竭，与水、钠潴留有关。起病初期血清C3及总补体下降，8周内恢复，血清抗链球菌溶血素"O"（ASO）试验抗体滴度升高。

**3. 治疗** 支持及对症治疗为主。急性期卧床休息，同时限盐、利尿、消肿。因为是自限性疾病所以不能使用糖皮质激素和细胞毒类药物。急性肾小球肾炎引起的一过性轻中重度高血压常与水、钠潴留有关，因此首选药物是利尿药，经利尿后血压仍高的患者可选用血管紧张素转换酶抑制药（ACEI）/血管紧张素Ⅱ受体阻断药（ARB）。

### （二）急进性肾小球肾炎

急进性肾小球肾炎即急进性肾炎，是在急性肾炎综合征基础上，肾功能减退快速进展，病理类型为新月体性肾小球肾炎的一组疾病。可分为Ⅰ型、Ⅱ型、Ⅲ型。Ⅰ型为抗肾小球基底膜（GBM）型，Ⅱ型为免疫复合物型，Ⅲ型为少免疫沉积型。

**1. 临床表现与实验室检查** 起病急，表现为血尿、蛋白尿、水肿和高血压，早期可出现少尿或无尿，肾功能减退快速进展乃至尿毒症。免疫学检查可有抗GBM抗体阳性（Ⅰ型），抗中性粒细胞胞质抗体（ANCA）阳性（Ⅲ型）。Ⅱ型患者的血液循环免疫复合物及冷球蛋白可呈阳性，并可伴血清$C_3$降低。

**2. 治疗**

（1）血浆置换治疗：适合Ⅰ型和Ⅲ型。

（2）甲泼尼龙冲击：适用Ⅱ型和Ⅲ型。须配合糖皮质激素及免疫抑制药。

（3）支持对症治疗。

### （三）IgA肾病

IgA肾病是以IgA或IgA在肾小球系膜区沉积为主的肾小球疾病，是目前世界范围内最常见的原发性肾小球疾病，多发生于青年男性。

**1. 临床表现与实验室检查** 起病数小时或数日前可有上呼吸道感染，常表现为无症状性血尿，伴或不伴蛋白尿，可出现高血压，肾功能损害。尿液检查可表现为镜下血尿或肉眼血尿，以畸形红细胞为主，可有蛋白尿，血IgA升高。

**2. 鉴别诊断** 见表9-2。

表9-2　IgA肾病与AGN的鉴别

| 鉴别点 | IgA肾病 | AGN |
|---|---|---|
| 潜伏期 | 短，数小时或数日 | 长，数周 |
| 血IgA | 升高 | 正常 |
| 补体C3以及ASO | C3正常，ASO阴性 | C3下降，ASO阳性 |
| 病理 | 系膜增生性肾小球肾炎 | 毛细血管内增生性肾小球肾炎 |

**3. 治疗**

（1）单纯镜下血尿：定期监测尿蛋白和肾功能。但需注意避免过度劳累、预防感染和避免使用肾毒性药物。

（2）反复发作性肉眼血尿：积极控制感染。

（3）伴蛋白尿：建议选用ACEI或ARB治疗并逐渐增加至可耐受的剂量，尽量将尿蛋白控制在＜0.5g/d，延缓肾功能损害。经过3～6个月优化支持治疗（包括服用ACEI/ARB和控制血压）后，如尿蛋白仍持续＞1g/d且肾小球滤过率（GFR）＞50ml/（min·1.73m$^2$）的患者，可给予糖皮质激素治疗，每日泼尼松0.6～1.0mg/kg，4～8周后逐渐减量，总疗程6～12个月。

（4）肾病综合征、急性肾衰竭、慢性肾衰竭的治疗见相应章节。

**（四）肾病综合征**

肾病综合征（NS）诊断标准：①大量蛋白尿（＞3.5g/d）。②低白蛋白血症（＜30g/L）。③水肿。④高脂血症。其中前2项为必备条件。

笔记

1. **病因** NS按病因可分为原发性和继发性两大类。

（1）原发性NS表现为不同类型的病理改变，常见的有微小病变型肾病、系膜增生性肾小球肾炎、局灶节段性肾小球硬化、膜性肾病、系膜毛细血管性肾小球肾炎。

（2）继发性NS包括过敏性紫癜肾炎、乙型肝炎病毒相关性肾炎、狼疮肾炎、糖尿病肾病、肾淀粉样变性、骨髓瘤性肾病、淋巴瘤或实体肿瘤性肾病。前三者为儿童及青少年常见病因，后面的是中老年常见病因。

2. **临床表现及其发生机制** 见表9-3。

表9-3 NS的临床表现及其发生机制

| 临床表现 | 发生机制 |
| --- | --- |
| 大量蛋白尿 | 肾小球的分子屏障及电荷屏障受损使原尿中蛋白质增加，当其明显超过近端肾小管重吸收时，形成大量蛋白尿 |
| 低白蛋白血症 | 白蛋白经肾丢失，肝脏白蛋白合成增加不足以代偿，以及胃肠黏膜水肿、蛋白质摄入不足等导致低白蛋白血症 |
| 水肿 | 低白蛋白血症引起血浆胶体渗透压降低，水分从血管腔内进入组织间隙 |
| 高脂血症 | 肝脂蛋白合成增加及外周组织利用减少 |

3. **病理类型及其特征** 微小病变型肾病和膜性肾病的鉴别见表9-4。

表9-4　微小病变型肾病和膜性肾病的鉴别

| 鉴别点 | 微小病变型肾病 | 膜性肾病 |
|---|---|---|
| 好发年龄 | 儿童 | 老年人 |
| 好发性别 | 男性 | 男性 |
| 光镜观察 | 肾小球正常，近曲小管上皮细胞脂肪变性 | 肾小球弥漫性病变，基底膜钉突形成、增厚 |
| 免疫病理 | 阴性 | IgG 和 C3 细颗粒状沿肾小球毛细血管壁沉积 |
| 临床表现 | 肾病综合征 | 肾病综合征，易发生肾静脉栓塞 |
| 治疗 | 糖皮质激素 | 糖皮质激素和免疫抑制药 |

## 4. 并发症及其特征　见表9-5。

表9-5　NS并发症及其特征

| 并发症 | 特征 |
|---|---|
| 感染 | 是复发和疗效不佳的主要原因。与蛋白质营养不良、免疫功能紊乱、应用糖皮质激素有关，常见呼吸道、泌尿道、皮肤感染 |
| 血栓和栓塞 | 是影响疗效和预后的重要因素。与血液浓缩、高脂血症、应用利尿药及糖皮质激素有关，以肾静脉血栓最为常见，肺血管、下肢静脉、下腔静脉、冠状血管和脑血管血栓也不少见 |
| 急性肾损伤 | 有效血容量不足可诱发肾前性氮质血症，微小病变型肾病可出现急性肾损伤 |
| 蛋白质及脂代谢紊乱 | 低白蛋白血症可导致营养不良、小儿生长发育迟缓等，高脂血症可促进血栓的形成 |

5. **鉴别诊断** 见表9-6。

表9-6 NS与慢性肾小球肾炎的鉴别

| 鉴别点 | 肾病综合征 | 慢性肾小球肾炎 |
| --- | --- | --- |
| 临床表现 | 蛋白尿、水肿 | 蛋白尿、血尿、高血压、水肿 |
| 尿蛋白定量 | ＞3.5g/L | 1～3g/L |
| 下肢水肿程度 | 明显水肿 | 轻度水肿 |
| 肾功能损害 | 常无 | 常有 |

6. **治疗**

（1）一般治疗：休息，预防感染，优质蛋白，低盐、低脂饮食。

（2）对症治疗：利尿消肿，使用ACEI减少蛋白尿。

（3）免疫抑制治疗：糖皮质激素（起始足量，缓慢减药，长期维持）及免疫抑制药（常用环磷酰胺）。

（4）并发症防治：抗感染、抗凝治疗、溶栓。

**（五）慢性肾小球肾炎**

1. **病因病理** 仅少数由急性肾炎发展而来。可由多种病理类型引起，病变进展至晚期肾体积缩小、肾皮质变薄，所有病理类型均可转化为程度不等的肾小球硬化，表现为硬化性肾小球肾炎，病理改变为相应肾单位的肾小管萎缩、肾间质纤维化。

2. **临床表现** 发病人群以中青年为主，男性多见，以蛋白尿、血尿、高血压、水肿为基本临床表现，可有不同程度的肾功能减退，最终发展为慢性肾衰竭。

3. **诊断**　凡尿液检查异常（蛋白尿、血尿）、伴或不伴水肿及高血压病史达3个月以上，无论有无肾功能损害，在除外继发性肾小球肾炎（狼疮、过敏性紫癜肾炎）及遗传性肾小球肾炎后，临床上可诊断为慢性肾炎。

4. **治疗**

（1）积极控制高血压和减少蛋白尿：尽量首选ACEI和ARB类药物。肾病患者的血压应较一般患者控制更严格，蛋白尿≥1.0g/24h，血压应控制在125/75mmHg；如果蛋白尿≤1.0g/24h，血压应控制在130/80mmHg。肾功能损害的患者应用ACEI或ARB要防止高血钾的发生，血肌酐＞264μmol/L时务必在严密观察下谨慎使用。

（2）限制食物中蛋白质和磷的入量，优质低蛋白饮食。

（3）避免感染、劳累及使用肾毒性药物加重肾脏的损伤。

**（六）继发性肾病**

狼疮肾炎、糖尿病肾病、血管炎肾损害、高尿酸肾损害的原发疾病、肾损害特点、肾外表现及实验室检查见表9-7。

表9-7　4种继发性肾病的原发疾病、肾损害特点、肾外表现及实验室检查

| 比　　较 | 狼疮肾炎 | 糖尿病肾病 | 血管炎肾损害 | 高尿酸肾损害 |
|---|---|---|---|---|
| 原发疾病 | 系统性红斑狼疮 | 糖尿病 | 血管炎 | 高尿酸血症 |
| 肾损害特点 | 蛋白尿 | 蛋白尿 | 活动期有血尿 | 急性少尿，慢性多尿 |

笔记

**续　表**

| 比　较 | 狼疮肾炎 | 糖尿病肾病 | 血管炎肾损害 | 高尿酸肾损害 |
|---|---|---|---|---|
| 肾外表现 | 蝶形红斑、光过敏、关节炎 | 视网膜病变、心血管疾病、糖尿病足 | 发热、疲乏、关节肌肉疼痛等非特异症状 | 痛风、痛风石 |
| 实验室检查 | 免疫病理"满堂亮" | 病理检查可见"基－威（K-W）结节" | 血清 ANCA 阳性 | 血尿酸高 |

## 拓展练习及参考答案

✎ 拓展练习

【填空题】

1. 临床上最常出现血尿的疾病是（　　）。

2. 临床中大量蛋白尿是指尿中排出蛋白超过（　　）。

3. 肾病综合征最重要临床特点是（　　）。

【判断题】

1. 临床诊断治疗及判断预后的重要依据是肾活检。

2. 急进性肾小球肾炎临床主要特征是起病急、重症血尿。

3. 卧床休息，避免过度劳累及感染是急进性肾小球肾炎的主要治疗原则。

4. 肾病综合征最常见的并发症是感染。

【名词解释】

1. 慢性肾小球肾炎

2. 肾病综合征

笔记

【选择题】

A 型题

1. 不能引起肾病综合征的疾病是

A. 过敏性紫癜肾炎
B. 糖尿病肾病
C. 急性肾盂肾炎

D. 肾淀粉样变性
E. 狼疮肾炎

2. 某患者全身高度水肿伴腹水，检查尿蛋白（＋＋＋），24小时尿蛋白＞3.5g，合并高脂血症，血清白蛋白＜30g/L，诊断为肾病综合征的主要依据是

A. 高度水肿伴腹水
B. 尿蛋白（＋＋＋）
C. 高脂血症

D. 24小时尿蛋白＞3.5g
E. 血尿

3. 关于肾病综合征治疗错误的是

A. 只要血肌酐不高，应给予正常量优质蛋白饮食

B. 限制食盐

C. 免疫抑制药与糖皮质激素可以应用

D. 可应用抗血小板药

E. 限水

4. 急性肾炎2周，血压160/100mmHg，尿红细胞散在满视野，首先应选用

A. 抗高血压药对症治疗
B. 抗菌药抗感染治疗
C. 止血药

D. 泼尼松
E. 环磷酰胺

5. 急性肾小球肾炎与急进性肾小球肾炎临床相似之处为

A. 中度贫血
B. 预后不佳
C. 急性肾炎综合征

D. 肾功能急剧恶化
E. 栓塞

笔记

B型题

（6、7题共用选项）

A．糖皮质激素　　　B．ACEI/ARB　　　C．环孢素　　　　D．他克莫司　　　　E．呋塞米

6．慢性肾小球肾炎血肌酐265mmol/L，需慎用的药物是

7．肾病综合征免疫抑制治疗首选

X型题

8．肾病综合征的常见并发症有

A．感染　　　　　　　　　　　　　B．肾静脉栓塞　　　　　　　　　　C．肾动脉栓塞

D．急性肾损伤　　　　　　　　　　E．蛋白质和脂代谢紊乱

【问答题】

1．IgA肾病与急性肾小球肾炎如何鉴别。

2．慢性肾小球肾炎与肾病综合征如何鉴别。

参考答案

【填空题】

1．IgA肾病

2．3.5g/d

3．大量蛋白尿

【判断题】

1．√

2．×　肾功能损伤。

3．×　急性肾小球肾炎。

4. √

【名词解释】

1. 慢性肾小球肾炎　是以蛋白尿、血尿、高血压和水肿为基本临床表现，病情迁延并呈缓慢进展，有不同程度的肾功能损伤的疾病。

2. 肾病综合征　是指以大量蛋白尿（＞3.5g/d）、低白蛋白血症（＜30g/L）、高脂血症和水肿为特点的肾小球疾病。其中前两项大量蛋白尿与低白蛋白血症为诊断必备条件。

【选择题】

A型题　1. C　2. D　3. A　4. A　5. C

B型题　6. B　7. A

X型题　8. ABCE

【问答题】

1. 答案见表9-2。

2. 答案见表9-6。

# 第10周 尿路感染、急性肾损伤、慢性肾衰竭

## 一、考研真题解析

1．（2012年A型题）女性，35岁。发热伴尿频、尿急、尿痛2天来急诊，测体温最高38.8℃，既往体健。实验室检查：血WBC $14.5×10^9$/L，尿蛋白（＋），尿沉渣镜检RBC20～30个/高倍视野、WBC满视野/高倍视野。该患者最可能的诊断是

A．急性膀胱炎 　　　　　　　　 B．急性肾盂肾炎

C．慢性肾盂肾炎急性发作 　　　　D．尿道综合征

【答案与解析】 1．B。本例为年轻女性，2天来有膀胱刺激征，血尿、脓尿，可判断为急性尿路感染。患者合并发热、外周血白细胞计数增多等感染中毒症状，体温最高38.8℃，白细胞尿，应诊断为急性肾盂肾类，而不是急性膀胱炎。本次病史仅2天，既往体健，不能由此诊断为慢性肾盂肾炎急性发作。尿道综合征患者虽有尿频、尿急、尿痛，但多次检查均无真性细菌尿。

2．（2012年X型题）下列支持急性肾小管坏死的尿液检查结果有

A．尿比重＜1.010 　　　　　　　 B．尿渗透压＜300mOsm/（kg·$H_2O$）

C．尿钠浓度＜20mmol/L 　　　　 D．肾衰指数＜1

【答案与解析】 2．AB。急性肾小管坏死（ATN）属于缺血性急性肾损伤（AKI），

其尿液检查见表10-1。

表10-1　肾前性氮质血症与缺血性AKI的鉴别

| 诊断指标 | 肾前性氮质血症 | 缺血性AKI |
|---|---|---|
| 尿沉渣 | 透明管型 | 棕色颗粒管型 |
| 尿比重 | ＞1.018 | ＜1.012 |
| 尿渗透压 [ mOsm/ ( kg·$H_2O$ )] | ＞500 | ＜250 |
| 尿钠浓度（mmol/L） | ＜10 | ＞20 |
| 尿肌酐/血清肌酐 | ＞40 | ＜20 |
| 肾衰指数 | ＜1 | ＞1 |
| 钠排泄分数（%） | ＜1 | ＞1 |

（3、4题共用题干）（2013年A型题）

男性，45岁。间断双下肢水肿伴蛋白尿10年，乏力、食欲缺乏、恶心1周，刷牙时牙龈出血伴皮肤碰后发青3天入院。入院时测血压150/90mmHg。血液检查：Hb 80g/L，WBC $6.4×10^9$/L，PLT $192×10^9$/L，血肌酐（Cr）707μmol/L。尿液检查：蛋白尿（＋＋），尿比重1.010，尿糖（±），偶见颗粒管型。

3. 该患者贫血最可能的原因是

A. 失血因素
B. 慢性溶血

C．红细胞生成素减少　　　　　　　　D．营养性造血原料不足

4．该患者出血倾向最可能的原因是

A．血管脆性增加　　B．血小板功能降低　　C．凝血因子缺乏　　　D．纤溶亢进

【答案与解析】　3．C。该中年男性患者有长期慢性病史，表现为水肿伴蛋白尿，最近有贫血（乏力、Hb 80g/L）和肾衰竭（食欲缺乏、恶心、血肌酐明显升高）表现，临床最可能的诊断是慢性肾小球肾炎引起慢性肾衰竭。慢性肾衰竭常有贫血，最可能的原因是红细胞生成素减少，虽然也可以有失血因素、慢性溶血和营养性造血原料不足等，但可能性均小。4．B。慢性肾衰竭常有出血，出血倾向最可能的原因是血小板功能降低。

5．（2014年X型题）下列支持慢性肾盂肾炎诊断的有

A．可无急性肾盂肾炎病史　　　　　　B．肾外形凹凸不平，双肾大小不等

C．静脉肾盂造影显示肾盂、肾盏正常　　D．持续性肾小管功能损害

【答案与解析】　5．ABD。慢性肾盂肾炎临床表现复杂，全身及泌尿系统局部表现均可不典型。一半以上患者可有急性肾盂肾炎病史，后出现程度不同的低热、间歇性尿频、排尿不适、腰部酸痛及肾小管功能受损表现，如夜尿增多、低比重尿等，病情持续可发展为慢性肾衰竭。

6．（2015年A型题）下列患无症状细菌尿的患者中，不需要治疗的是

A．学龄前儿童　　　B．老年人　　　　C．妊娠妇女　　　　D．肾移植后

【答案与解析】　6．B。无症状细菌尿是一种隐匿型尿路感染，即患者有细菌尿而无任何尿路感染症状。一般有下述情况者应予治疗：①妊娠期无症状细菌尿。②学龄前

儿童。③出现有症状感染者。④肾移植，尿路梗阻及尿路有其他复杂情况者。老年人无症状细菌尿可不予以治疗，因为治疗与否与寿命无关。

7.（2015年X型题）下列属于尿毒症肾性骨营养不良的疾病有

A．纤维囊性骨炎　　B．骨再生不良　　　C．骨软化症　　　　D．骨硬化症

【答案与解析】7．ABC。肾性骨营养不良（又称肾性骨病）相当常见，包括纤维囊性骨炎、骨软化症、骨再生不良和混合型骨病，无骨硬化症。

8.（2016年A型题）急性肾小管坏死维持期出现的实验室检查异常是

A．血尿素氮与肌酐的比值减低　　　　B．血红蛋白浓度中度以上减低

C．血钾浓度减低　　　　　　　　　　D．尿钠浓度减低

【答案与解析】8．A。急性肾小管坏死维持期又称少尿期，可有出血倾向及轻度贫血表现。此期可出现血尿素氮/血肌酐＜15、高钾血症、尿钠浓度增高＞40mmol/L。

（9～11题共用题干）（2017年A型题）

女性，26岁，妊娠30周。3天来腰痛伴尿频、尿痛，2天来发热，体温最高达38.6℃。既往体健。尿常规：蛋白（＋）。沉渣镜检：RBC 5～10个/高倍视野，WBC 20～25个/高倍视野，偶见白细胞管型。

9．该患者最可能的诊断是

A．尿道综合征　　　B．急性膀胱炎　　　　C．急性肾盂肾炎　　　D．肾结核

10．若做清洁后中段尿细菌培养，最可能的结果是

A．未见细菌生长　　B．大肠埃希菌　　　C．粪链球菌　　　　D．结核分枝杆菌

11．最宜选用的治疗是

A．多饮水及对症治疗　　　　　　　　B．静脉给予大环内酯类抗生素

C．抗结核治疗　　　　　　　　　　　D．静脉给予第三代头孢菌素类抗生素

【答案与解析】　9．C。该患者为青年孕妇，妊娠30周。3天来出现尿道综合征，体温＞38.0℃，全身症状明显，有白细胞尿和白细胞管型，考虑为急性肾盂肾炎。尿道综合征表现为尿频、尿急、尿痛等尿路刺激症状，但是多次检查均无真性细菌尿。急性膀胱炎表现为尿频、尿急、尿痛等膀胱刺激症状伴下腹疼痛，无发热等全身症状。肾结核表现为明显的膀胱刺激征，伴有食欲缺乏、消瘦、乏力、贫血等慢性消耗症状。10．B。革兰阴性杆菌为尿路感染最常见致病菌，其中以大肠埃希菌最为常见，约占全部尿路感染的85%。11．D。妊娠期尿路感染宜选用毒性小的抗菌药，如阿莫西林、呋喃妥因或头孢菌素等。孕妇急性肾盂肾炎应静脉滴注抗生素治疗，可用半合成广谱青霉素或第三代头孢菌素，疗程为2周。孕妇的急性膀胱炎治疗时间一般为3～7天。

12．（2017年X型题）重症急性肾损伤肾脏替代治疗的方法有

A．间歇性血液透析　　　　　　　　　B．连续性动脉–静脉血液滤过

C．连续性静脉–静脉血液滤过　　　　D．腹膜透析

【答案与解析】　12．ABC。AKI的肾脏替代治疗可选择腹膜透析（PD）、间歇性血液透析（IHD）或连续性肾脏替代治疗（CRRT）。CRRT包括连续性静脉–静脉血液滤过（CVVH）、连续性静脉–静脉血液透析（CVVHD）、连续性静脉–静脉血液透析滤过

（CVVHDF）等方法。腹膜透析无须抗凝且很少发生心血管并发症，适合于血流动力学不稳定的患者，但其透析效率较低，且有发生腹膜炎的危险，在重症AKI已少采用。

笔记

13．（2018年A型题）尿毒症患者以碳酸氢钠静脉滴注纠正代谢性酸中毒时，发生手足抽搐的机制是

A．血钠升高继发脑水肿　　　　　　B．血钙总量降低

C．血中游离钙降低　　　　　　　　D．血中结合钙降低

【答案与解析】　13．C。尿毒症患者以碳酸氢钠静脉滴注纠正代谢性酸中毒时，pH升高，血钙降低，可出现低钙血症，进而诱发手足抽搐。血钙的存在形式分为游离钙及结合钙，引起直接生理作用的是游离钙。

（14～16题共用题干）（2018年A型题）

女性，26岁。尿频、尿急、尿痛伴腰痛3天。既往体健。查体：体温（T）36.8℃，心肺未见异常，腹软，肝脾肋下未触及，双肾区无叩击痛。尿液检查：尿蛋白（±），硝酸盐还原试验阳性，尿沉渣镜检WBC 20～30个/高倍视野、RBC 5～10个/高倍视野。

14．患者最可能的诊断是

A．急性膀胱炎　　　B．急性肾盂肾炎　　　C．慢性肾盂肾炎　　　D．尿道综合征

15．下列尿液检查结果支持该诊断的是

A．可见白细胞管型

B．N-乙酰-β-葡萄糖苷酶（NAG）升高

C．清洁中段尿培养有大肠埃希菌

D. 尿比重和渗透压下降

16. 此时最主要的处理是

A. 对症治疗及多饮　　　　　　B. 单剂量抗生素疗法

C. 短疗程抗生素疗法　　　　　D. 10～14天抗生素疗法

【答案与解析】 14. A。急性膀胱炎主要表现为数天来尿频、尿急、尿痛，以及排尿不适、下腹部疼痛等，部分患者迅速出现排尿困难，一般无全身感染症状，少数患者出现腰痛、发热，但体温常不超过38℃。与该患者症状体征相符。急性肾盂肾炎全身症状重，体温多＞38℃，除尿频、尿急、尿痛、发热等症状外，还可出现肋脊角或输尿管点压痛和肾区叩击痛。尿道综合征常见于女性，患者有尿频、尿急、尿痛及排尿不适等尿路刺激症状，但多次检查均无真性细菌尿。15. C。急性膀胱炎致病菌多为大肠埃希菌，可做清洁中段尿培养。尿液检查见白细胞管型和NAG升高为上尿路感染的表现。慢性肾盂肾炎可有肾小管和肾小球功能异常，表现为尿比重和渗透压降低。16. C。与单剂量疗法相比，短疗程疗法更有效，耐药性并无增高，可减少复发，增加治愈率。可选用磺胺类、喹诺酮类、半合成青霉素或头孢菌素类等抗菌药，任选1种药物，连用3天，约90%的患者可治愈。

17.（2019年A型题）女性，29岁。曾患尿路感染，尿培养为大肠埃希菌，经治疗后尿培养结果转为阴性。随访尿培养再次出现真性细菌尿。下面确定该患者尿路感染为复发的依据是

A. 停药6周内，尿培养中菌株仍为大肠埃希菌

B. 停药6周内，尿培养中菌株为变形杆菌

C. 停药6周后，尿培养中菌株仍为大肠埃希菌

D. 停药6周后，尿培养中菌株为变形杆菌

【答案与解析】 17. A。在《内科学》（第8版）教材中，尿路感染治疗后症状消失，尿培养结果转为阴性后在6周内再次出现菌尿，菌种与上次相同（菌种相同且为同血清型），称为复发。而最新版教材改为尿路感染治疗后症状消失，尿培养结果转为阴性后在2周内再次出现菌尿，菌种与上次相同（菌种相同且为同血清型），称为复发。

18.（2020年X型题）急性肾损伤患者，下列情况需要紧急透析治疗的有

A. 血钾7.0mmol/L

B. 动脉血pH 7.25

C. 严重肾损伤性脑病

D. 利尿治疗无效的严重肺水肿

【答案与解析】 18. ACD。紧急透析指征包括：预计内科保守治疗无效的严重代谢性酸中毒（动脉血pH＜7.2）、高钾血症（$K^+$＞6.5mmol/L或出现严重心律失常等）、积极利尿治疗无效的严重肺水肿，以及严重尿毒症症状如脑病、心包炎、癫痫发作等。

（19～21题共用题干）（2021年A型题）

女性，24岁。2天来突然出现发热合并尿急、尿频、尿痛。既往体健。查体：T 38℃，左肾区有叩击痛。

19. 最可能是哪种诊断

A. 急性膀胱炎　　B. 急性肾盂肾炎　　C. 尿道综合征　　D. 肾结核

20. 下列检查最支持该诊断的是

笔记

A. 尿蛋白（＋/−）

B. 尿沉渣镜检红细胞20 ～ 25个/高倍视野

C. 尿沉渣镜检白细胞10 ～ 15个/高倍视野

D. 尿沉渣镜检见白细胞管型

21. 最佳的治疗方法是什么

A. 3天复方磺胺甲噁唑（SMZ-TMP）疗法

B. 10 ～ 14天喹诺酮疗法

C. 抗结核

D. 降温处理

【答案与解析】 19．B。该患者为年轻女性，2天来出现尿路感染症状，左肾区有叩击痛，考虑急性肾盂肾炎。20．D。尿沉渣镜检见白细胞管型提示肾盂肾炎。21．B。肾盂肾炎病情较轻者常用药物有喹诺酮类、半合成青霉素类（如阿莫西林）、头孢菌素类等。治疗14天后，通常90%可治愈。严重感染全身中毒症状明显者需住院治疗，应静脉给药，必要时联合用药。氨基糖苷类抗生素肾毒性大，应慎用。经过治疗若好转、可于热退后继续用药3天再改为口服抗生素，完成2周疗程。治疗72小时无好转，应按药敏试验结果更换抗生素、疗程不少于2周。

（22 ～ 24题共用题干）（2022年A型题）

女性，32岁，发热，尿频、尿急、尿痛伴腰痛3天，既往无类似病史，查体：T 38℃，血压120/80mmHg，心肺查体未见明显异常，肝脾肋下未触及，双肾区有叩击痛。血常规：Hb 132g/L，白细胞11.6×10$^9$/L，中性粒细胞占比0.8。尿常规：尿蛋白

（＋）。尿沉渣镜检：红细胞2～5个/高倍视野，白细胞30～40个/高倍视野，可见白细胞管型。

22．该患者最可能的诊断是

A．急性尿道炎　　　B．尿道综合征　　　C．急性膀胱炎　　　D．急性肾盂肾炎

23．以下不作为常用治疗药物的是

A．环丙沙星　　　B．阿莫西林　　　C．罗红霉素　　　D．头孢呋辛

24．一般治疗的疗程为

A．3～5天　　　B．6～9天　　　C．10～14天　　　D．15～20天

【答案与解析】22．D。该患者为年轻女性，3天来出现尿路感染症状，双肾区有叩击痛，考虑为急性肾盂肾炎。23．C。肾盂肾炎常用药物有喹诺酮类（环丙沙星）、半合成青霉素类（阿莫西林）、头孢菌素类（头孢呋辛）。24．C。急性肾盂肾炎疗程一般为10～14天。

## 二、知识点总结

本周知识点考点频率统计见表10-2。

笔记

表10-2　尿路感染、急性肾损伤、慢性肾衰竭考点频率统计表（2012—2022年）

| 年　份 | 尿路感染 | | | | | 急性肾损伤 | 慢性肾衰竭 |
|---|---|---|---|---|---|---|---|
| | 急性膀胱炎 | 急性肾盂肾炎 | 慢性肾盂肾炎 | 无症状细菌尿 | 尿路感染复发 | | |
| 2022 | | √ | | | | | |
| 2021 | | √ | | | | | |
| 2020 | | | | | | √ | |
| 2019 | | | | | √ | | |
| 2018 | √ | | | | | | √ |
| 2017 | | √ | | | | √ | |
| 2016 | | | | | | √ | |
| 2015 | | | | √ | | | √ |
| 2014 | | | √ | | | | |
| 2013 | | | | | | | √ |
| 2012 | √ | √ | | | | √ | |

## （一）尿路感染

### 1. 概述

（1）分类：按照患者的基础疾病可分为复杂性和非复杂性尿路感染，反复发作的感染根据病原体和停药时间可分为复发和再感染。

1）复杂性和非复杂性尿路感染：复杂性尿路感染患者尿路感染同时伴有尿路功能性或结构性异常或免疫低下；非复杂性尿路感染主要发生在无泌尿生殖系统异常的女性的尿感，多数为膀胱炎。

2）复发和再感染：复发指的是反复发生的尿路感染与上次病原体一致，多发生于停药2周内；再感染则病原体不同，多发生于停药2周后。

（2）病因和发病机制：好发人群为育龄期妇女、老年人、免疫力低下及尿路畸形者。病原菌以大肠埃希菌最常见。感染途径有上行感染、下行感染、直接感染、淋巴道感染。其中上行感染最常见，是指病原菌经由尿道上行至膀胱，甚至输尿管、肾盂引起的感染。

（3）临床表现及实验室检查：急性肾盂肾炎与急性膀胱炎的临床表现及实验室检查见表10-3。

表10-3　急性肾盂肾炎与急性膀胱炎的比较

| 鉴别点 | 急性肾盂肾炎 | 急性膀胱炎 |
|---|---|---|
| 膀胱刺激征 | 有尿频、尿急、尿痛 | 有尿频、尿急、尿痛 |
| 发热 | 有，体温常＞38℃ | 无 |
| 肾区叩击痛 | 有 | 无 |
| 耻骨上方压痛 | 有 | 有 |
| 血白细胞 | 增加 | 正常 |
| 尿白细胞管型 | 有 | 无 |

续　表

| 鉴别点 | | 急性肾盂肾炎 | 急性膀胱炎 |
|---|---|---|---|
| 尿培养 | | 阳性 | 阳性 |
| 硝酸盐还原实验 | | 阳性 | 阳性 |
| 治疗 | 疗程 | 10 ～ 14天 | 3 ～ 7天 |
| | 药物 | 喹诺酮类、半合成青霉素等 | 磺胺类、喹诺酮类等 |
| | 复查尿培养阳性继续治疗疗程 | 4 ～ 6周 | 2周 |
| | 治愈率 | 大部分可治愈 | 大部分可治愈 |

（4）诊断：有尿路感染的症状及体征，尿培养菌落数均 > $10^5$/ml。

（5）鉴别诊断：①尿道综合征。常见于女性，患者有尿频、尿急、尿痛及排尿不适的尿路刺激症状，但多次检查均为无真性细菌尿。部分可能由逼尿肌与膀胱括约肌功能不协调等引起。②肾结核。尿频、尿急、尿痛及排尿不适的尿路刺激症状明显，一般抗生素治疗无效，尿沉渣镜检可找到抗酸杆菌，尿培养结核分枝杆菌阳性。

（6）治疗：包括一般治疗和抗感染治疗。

1）一般治疗：多饮水，勤排尿。

2）抗感染治疗：原则如下。①根据尿路感染的位置是否存在复杂性尿路感染的因素，选择抗生素的种类、剂量及疗程。②选用对致病菌敏感的抗生素，无病原学结果前一般首选对革兰阴性杆菌有效的抗生素。尤其是首发尿路感染治疗3天症状无改善，应按药敏结果调整用药。③选择在尿和肾内浓度高的抗生素。④选用肾毒性小、副作用少的抗生素。⑤单一药物治疗失败、严重感染、混合感染、耐药菌株出现时，应联合用药。急性肾盂肾炎与急性膀胱炎的抗感染治疗见表10-3。

**2. 无症状细菌尿**　妇女和老年人的无症状细菌尿无须治疗。无症状细菌尿的治疗指征：①妊娠期无症状细菌尿。②学龄前儿童。③出现有症状感染者。④肾移植，尿路梗阻及尿路有其他复杂情况者。

**3. 慢性肾盂肾炎**　慢性肾盂肾炎一般存在膀胱输尿管反流、肾内反流、尿路结石、肿瘤、前列腺增生等引起尿液流动障碍的器质性病变，长期迁延不愈可引起肾脏纤维化和变形，最终影响肾功能。

（1）病理：双侧肾脏病变常不一致，肾脏体积缩小，表面不光滑，有肾盂和肾盏粘连、变形，肾乳头瘢痕形成，肾小管萎缩，以及肾间质淋巴、单核细胞浸润等慢性炎症表现。

（2）临床表现：①症状不典型。临床表现较为复杂，全身及泌尿系统局部表现可不典型，有时仅表现为无症状细菌尿。②常见表现。可有急性肾盂肾炎病史，后出现程度不同的发热、间歇性尿频、排尿不适、腰部酸痛、早期肾小管功能受损表现（尿浓缩功能减退，如夜尿增多、低比重尿）。可发展为慢性肾衰竭。③急性发作时类似急性肾盂肾炎。

（3）辅助检查：最主要的可靠确诊手段是静脉肾盂造影。

（4）治疗：常为复杂性尿路感染，其治疗的关键是积极寻找并去除易感因素。慢性肾盂肾炎一般有尿路梗阻及尿路其他复杂情况，故出现无症状细菌尿也是需要治疗的。

**（二）急性肾损伤**

急性肾损伤（AKI）是由各种病因引起短时间内肾功能快速减退而导致的临床综合

征，表现为肾小球滤过率下降，伴有氮质产物如肌酐、尿素氮等潴留，水、电解质和酸碱平衡紊乱，重者出现多系统并发症。

**1. 病因** 见表10-4。

表10-4 AKI的病因

| 分　类 | 常见病因 |
| --- | --- |
| 肾前性（最常见）AKI | 有效血容量不足 |
| | 心排血量降低 |
| | 全身血管扩张 |
| | 肾动脉收缩 |
| | 肾血流自主调节反应受损 |
| 肾性AKI | 肾缺血、肾毒性物质导致的ATN最常见 |
| | 急性间质性肾炎 |
| | 肾小球疾病 |
| | 血管疾病 |
| | 肾移植排斥反应 |
| 肾后性AKI | 双侧尿路梗阻、孤立肾单侧尿路梗阻 |
| | 腔内梗阻（双侧肾结石、膀胱癌、血凝块） |
| | 腔外梗阻（腹膜后纤维化、结肠癌、淋巴瘤） |
| | 肾小管梗阻（尿酸盐、草酸盐、阿昔洛韦、磺胺类、甲氨蝶呤、骨髓瘤轻链蛋白） |

## 2. 临床表现

（1）起始期：未发生明显肾实质损伤，及时采取有效措施AKI常可逆转。

（2）进展期和维持期（少尿期）：肾小管上皮发生明显损伤，肾小球滤过率（GFR）进行性下降。典型的为7～14天，但也可短至几天，长至4～6周。GFR维持在低水平，患者可出现少尿（＜400ml/d），但也有非少尿型AKI（此型病情轻、预后好）。无论尿量是否减少，随肾功能减退，临床上可出现尿毒症表现，如高钾、稀释性低钠、低钙、高镁、高磷血症，以及水中毒、出血倾向、代谢性酸中毒。

（3）恢复期（多尿期）：GFR逐渐升高恢复正常。少尿型患者尿量开始增多，继而出现多尿，再逐渐恢复正常。

## 3. 辅助检查　见表10-5。

表10-5　AKI的辅助检查

| 检查项目 | 结果及分析 |
|---|---|
| 血液检查 | 血清钾和磷浓度升高，血钙降低，血pH和碳酸氢根离子浓度降低，可有贫血 |
| 尿液检查 | ATN时可有少量蛋白尿，有颗粒管型，尿比重降低，尿渗透压降低 |
| 影像学检查 | 尿路超声，逆行性肾盂造影可发现尿路梗阻，CT血管造影等可了解血管病变 |
| 肾活检 | 拟诊肾性AKI但不能明确病因，有活检指征 |

## 4. 诊断　符合以下情况之一者可临床诊断AKI：①48小时内血肌酐升高≥0.3mg/dl（26.6μmol/L）。②确认或推测7天内血肌酐较基础值升高≥50%。③尿量减少＜0.5ml/（kg·h），

持续≥6小时。肾前性AKI与ATN的鉴别见表10-1。

**5. 治疗**

（1）早期病因干预治疗：起始期及时干预，尽快纠正可逆性病因和肾前性因素。

（2）营养支持治疗：优先肠内营养，限制水分、钠盐和钾盐的摄入。每日补液量为前一日尿量加500ml。

（3）并发症治疗

1）治疗高钾血症：①补充钙剂。拮抗钾离子对心肌的毒性，10%葡萄糖酸钙稀释后缓慢静注。②纠酸促移。5%碳酸氢钠静滴，既可纠正酸中毒又可促进钾移至细胞内。③代谢促移。50%或10%葡萄糖加胰岛素缓慢静注，促进糖原合成并促进钾移至细胞内。④离子交换树脂。口服聚磺苯乙烯。

2）治疗代谢性酸中毒：血清$HCO_3^-$浓度＜15mmol/L，选用5%碳酸氢钠100～250ml静脉滴注。

3）治疗感染：尽早使用抗生素，但并不提倡预防性使用抗生素。

4）治疗心力衰竭：对利尿药反应较差，洋地黄类药物性疗效差且易中毒。治疗多以扩张血管为主，减轻心脏前负荷。通过透析超滤脱水，纠正容量负荷过重，缓解心力衰竭症状最为有效。

（4）肾脏替代疗法：紧急透析指征如下。严重高钾血症（＞6.5mmol/L）、代谢性酸中毒（pH＜7.2）、容量负荷过重对利尿药治疗无效、严重肺水肿，以及严重尿毒症症状，如脑病、心包炎、癫病发作。

肾脏替代治疗包括腹膜透析、间歇性血液透析或CRRT。其中CRRT包括连续性静脉–静脉血液滤过、连续性静脉–静脉血液透析、连续性静脉–静脉血液透析滤过等。

（5）恢复期的治疗：维持水、电解质和酸碱平衡，控制氮质血症，治疗原发病和防止各种并发症。部分ATN患者多尿期持续较长，补液量应逐渐减少以缩短多尿期。AKI存活患者须长期随访治疗。

### （三）慢性肾衰竭

慢性肾衰竭（CRF）是各种慢性肾脏病（CKD）持续进展至后期的共同结局。它是以代谢产物潴留，水、电解质平衡失调和全身各系统症状为表现的一种临床综合征，可分为CKD 4～5期，分期及建议见表10-6。CKD指各种原因引起的肾脏结构和功能障碍≥3个月。

表10-6　CKD的分期及建议

| 分　期 | 特　征 | GFR［m/（min·1.73m$^2$）］ | 防治目标–措施 |
| --- | --- | --- | --- |
| 1 | GFR正常或升高 | ≥90 | CKD病因诊治，缓解症状；保护肾功能，延缓CKD进展 |
| 2 | GFR轻度降低 | 60～89 | 评估、延缓CKD进展；降低心血管病风险 |
| 3a | GFR轻到中度降低 | 45～59 | 延缓CKD进展 |
| 3b | GFR中到重度降低 | 30～44 | 评估、治疗并发症 |
| 4 | GFR重度降低 | 15～29 | 综合治疗；肾脏替代治疗准备 |
| 5 | 终末期肾脏病（ESRD） | <15或透析 | 适时肾脏替代治疗 |

**1. 病因和危险因素**

（1）CKD病因：在发达国家，糖尿病肾病、高血压肾小动脉硬化是慢性肾衰竭的主要病因。在中国等发展中国家，原发性肾小球肾炎是最常见的病因。

（2）危险因素：①渐进性发展危险因素。高血糖、高血压、蛋白尿、低蛋白血症、贫血、高脂血症、高同型半胱氨酸血症、老年、营养不良。②急性加重、恶化的危险因素。累及肾脏的原发病复发或加重、有效血容量不足、肾脏局部血供急剧减少、严重高血压未控制、肾毒性药物、泌尿道梗阻等。其中有效血容量不足或肾脏局部血供急剧减少致残余肾单位低灌注、低滤过状态，是导致肾功能急剧恶化的主要原因之一。肾毒性药物也是导致肾功能恶化的常见原因。

**2. 临床表现**　见表10-7。

CKD 1～3期可无任何症状，可仅有乏力、腰酸、夜尿增多、食欲缺乏等轻度不适。

**表10-7　CRF临床表现**

| 临床表现 | | 具 体 |
|---|---|---|
| 水、电解质及代谢紊乱 | | 代谢性酸中毒，水钠潴留，高钾、磷、镁，低钙、氯、钠，糖代谢异常，脂肪代谢紊乱，蛋白质代谢紊乱，维生素A增高、维生素$B_6$及叶酸缺乏 |
| 心血管系统 | 高血压和左心室肥厚 | 因水钠、潴留，肾素－血管紧张素增高或某些舒张血管因子产生不足所致 |
| | 心力衰竭 | 尿毒症患者最常见的死亡原因，原因多与水、钠潴留，高血压及尿毒症心肌病变有关 |
| | 尿毒症心肌病 | 可能与代谢废物的潴留及贫血有关 |
| | 心包病变 | 原因多与尿毒症毒素蓄积、低蛋白血症、心力衰竭有关 |

笔记

| 临床表现 | | 具　体 |
|---|---|---|
| 心血管系统 | 血管钙化和动脉粥样硬化 | 与高磷血症、钙分布异常和血管保护性蛋白缺乏有关 |
| 呼吸系统症状 | | 酸中毒时可出现气短、气促、呼吸深长；体液过多、心功能不全可致肺水肿或胸腔积液 |
| 胃肠道症状（最早表现） | | 食欲缺乏、恶心、呕吐、口腔有尿味。消化道出血多由于胃黏膜糜烂或溃疡所致 |
| 血液系统表现 | | 肾性贫血：主要原因是红细胞生成素（EPO）减少，也与缺铁、营养不良、胃肠道慢性出血有关 |
| | | 出血倾向：多与血小板功能降低有关 |
| | | 血栓形成倾向：透析患者凝血功能紊乱 |
| 神经肌肉系统表现 | | 反应淡漠、谵妄、惊厥、幻觉、精神异常 |
| | | 周围神经病变以感觉神经障碍为著，最常见的是肢端袜套样分布的感觉丧失 |
| 内分泌功能紊乱 | | 1,25-（OH）$_2$D$_3$、EPO不足，肾素-血管紧张素过多，继发性甲状旁腺功能亢进症［血甲状旁腺激素（PTH）过多］ |
| 骨骼病变 | 纤维囊性骨炎 | 主要由PTH过多引起，X线检查可见骨骼囊样缺损及骨质疏松的表现 |
| | 骨再生不良 | 主要与PTH浓度相对偏低、某些成骨因子不足而不能维持骨的再生有关 |
| | 骨软化症 | 主要原因是骨化三醇不足或铝中毒引起骨组织钙化障碍，导致未钙化骨组织过分堆积，成人以脊柱和骨盆表现最早且突出，可有骨骼变形 |

### 3. 诊断与鉴别诊断

（1）诊断：根据病史、肾功能检查和相关临床表现进行诊断。

（2）鉴别诊断：CRF存在贫血、低钙血症、高磷血症、血PTH增加、肾脏缩小等特点，可与AKI鉴别。

### 4. 治疗

（1）早期防治对策和措施：①对策。坚持病因治疗，避免和消除肾功能急剧恶化的危险因素，阻断或抑制肾单位损害渐进性发展的各种途径，保护健存肾单位。②血管紧张素转换酶抑制药（ACEI）和血管紧张素Ⅱ受体阻断药（ARB）的应用。

（2）营养支持治疗：限制蛋白饮食，补充维生素及叶酸，控制钾、磷的摄入。

（3）肾脏替代治疗：血液透析、腹膜透析、肾移植。

（4）其他治疗：纠正酸中毒和水、电解质紊乱，贫血的治疗，骨性营养不良的治疗，防治感染，高脂血症的治疗。

## 拓展练习及参考答案

### 🖋 拓展练习

【填空题】

1. 引起肾盂肾炎最常见的致病菌是（　　）。

2. 急性肾盂肾炎的疗程通常是（　　）。

3. 尿毒症最早期的表现为（　　）。

4. 尿毒症患者贫血的主要原因是（　　）。

5. 慢性肾功能不全时，引起继发性甲状旁腺功能亢进症的原因是（　　）。

【判断题】

1. 慢性肾盂肾炎患者经系统治疗，尿常规已正常，还应做尿培养以判断诊疗效果。

2. 反复多次出现尿频、尿急、尿痛是慢性肾盂肾炎的主要诊断依据。

3. 当出现严重高钾血症时可以进行血液透析。

4. 尿路感染复发指反复发生的尿路感染与上次病原体一致，多发生于停药2周后。

【选择题】

A型题

1. 女性，58岁，已绝经6年。1天前出现寒战、发热、尿频、尿急、尿痛及腰痛，来院就诊。尿常规：白细胞25～35个/高倍视野，红细胞5～7个/高倍视野，蛋白（±）。请问应选择下列何种治疗方法

A. 行中段尿培养后，即给予对革兰阴性杆菌有效的抗生素治疗

B. 行中段尿培养后，即给予对革兰阳性杆菌有效的抗生素治疗

C. 行中段尿培养，待检查报告后决定治疗方案

D. 行中段尿培养后，予对症治疗和碱化尿液治疗

E. 观察等待

2. 急性肾衰竭并发急性左心衰竭的原因的最常见原因是

A. 电解质紊乱　　　　　　　B. 心肌病变　　　　　　　C. 容量负荷过重

D. 感染　　　　　　　　　　E. 贫血

3. 急性肾衰竭少尿期时，最常见且有生命危险的电解质紊乱是

A. 低钠血症　　　　　　　　B. 高钾血症　　　　　　　C. 高钠血症

D. 低钾血症　　　　　　　　　　E. 低钠血症

4. 孕妇急性肾盂肾炎最宜用的抗菌药是

A. 磺胺类　　　　　　　B. 氟喹酮类　　　　　　C. 半合成青霉素

D. 氨基糖苷类　　　　　E. 莫西沙星

5. 我国慢性肾衰竭最常见病因为

A. 过敏性紫癜肾炎　　　B. 慢性肾盂肾炎　　　　C. 原发性肾小球肾炎

D. 高血压肾病　　　　　E. 糖尿病肾病

B型题

(6、7题共用选项)

A. 肾衰指数＜1　　　　　B. 透明管型　　　　　　C. 钠排泄分数＞1%

D. 尿比重＞1.018　　　　E. 白细胞管型

6. 急性肾盂肾炎可出现

7. 急性肾小管坏死可出现

X型题

8. 关于急性肾盂肾炎临床表现，正确的是

A. 常有全身感染症状(发热、白细胞计数增多)　　　B. 膀胱刺激征

C. 大量蛋白尿　　　　　D. 有脓尿或血尿　　　　E. 肾区叩击痛(＋)

【名词解释】

1. 尿道综合征

2. 慢性肾衰竭

【问答题】

1. 简述尿路感染抗生素的使用原则。

2. 试述慢性肾衰竭的临床表现。

## 参考答案

【填空题】

1. 大肠埃希菌

2. 10～14 天

3. 胃肠道症状

4. 红细胞生成素减少

5. 血磷升高、血钙降低

【判断题】

1. √

2. ×　影像学表现及病理变化。

3. √

4. ×　2 周内。

【选择题】

A 型题　1. A　2. C　3. B　4. C　5. C

B 型题　6. E　7. C

X 型题　8. ABDE

【名词解释】

1. 尿道综合征　常见于女性，患者有尿频、尿急、尿痛及排尿不适的尿路刺激症状，但多次检查均无真性细菌尿。部分可能由逼尿肌与膀胱括约肌功能不协调等引起。

2. 慢性肾衰竭　是各种慢性肾脏病持续进展至后期的共同结局。它是以代谢产物潴留，水、电解质

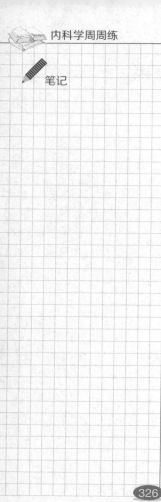

平衡失调和全身各系统症状为表现的一种临床综合征，可分为CKD 4 ～ 5期。

【问答题】

1．答案见知识点总结（一）4（2）。

2．答案见表10-7。

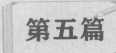

# 第五篇

# 血液系统疾病

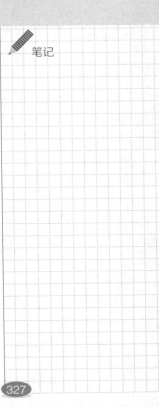

## 第11周 贫血、骨髓增生异常综合征、白血病

### 一、考研真题解析

1.（2012年A型题）女性，25岁。头晕、乏力半年，门诊就诊，诊断为"缺铁性贫血"。当时检查血常规：Hb 78g/L，RBC $3.5 \times 10^{12}$/L，网织红细胞占比0.015。门诊给予口服琥珀酸亚铁0.1g，3次/日，1周后门诊复查Hb和RBC未上升，Ret占比0.04，该患者Hb和RBC未上升的最可能原因是

A. 未按时服药　　　B. 药物吸收不良　　　C. 诊断错误　　　　D. 服药时间短

【答案与解析】 1. D。缺铁性贫血（IDA）治疗首选口服铁剂。口服铁制后，先是外周血Ret增多，高峰在开始服药后5～10天，2周后Hb浓度上升，一般2个月左右恢复正常。患者口服铁剂仅1周，可有Ret增高，但服药时间短，所以Hb和RBC未上升。

2.（2012年X型题）外周血中全血细胞计数减少可见于

A. 再生障碍性贫血　　　　　　　　B. 巨幼细胞贫血

C. 阵发性睡眠性血红蛋白尿　　　　　　D. 自身免疫性溶血性贫血

【答案与解析】2. ABC。全血细胞减少可见于再生障碍性贫血（AA）、巨幼细胞贫血（MA）、阵发性睡眠性血红蛋白尿（PNH）、骨髓增生异常综合征（MDS）、自身免疫性溶血性贫血（AIHA）伴血小板减少［伊文斯（Evans）综合征］、急性白血病（AL）等。AIHA可有红细胞计数减少，白细胞计数常增多，血小板计数大多正常。

（3～5题共用题干）（2013年A型题）

男性，23岁。因乏力10天、牙龈出血伴皮肤瘀斑4天入院，既往体健。血常规：Hb 76g/L，WBC 25×10⁹/L，PLT 29×10⁹/L。骨髓细胞学检查：骨髓增生明显活跃，原始细胞占比0.6，过氧化物酶（MPO）染色（－），过碘酸希夫（PAS）染色（＋）成块，神经元特异性烯醇化酶（NSE）染色（－）。

3. 该患者的诊断是

A. 急性淋巴细胞白血病　　　　　　　　B. 急性粒细胞白血病

C. 急性单核细胞白血病　　　　　　　　D. 急性红白血病

4. 提示该患者预后差的染色体异常是

A. t（8；21）　　　B. t（9；22）　　　C. t（15；17）　　　D. t（16；16）

5. 该患者首选的治疗方案是

A. DA　　　　　B. COP　　　　　C. DVLP　　　　　D. ABVD

【答案与解析】3. A。该青年男性患者呈急性病程，有贫血（乏力）和出血（牙龈出血、皮肤瘀斑）表现，骨髓细胞学检查原始细胞占比＞0.3，诊断为AL，根据组化

笔记

染色结果支持急性淋巴细胞白血病（ALL），而急性粒细胞白血病和急性单核细胞白血病的过氧化物酶染色不会是阴性，也不会过碘酸希夫染色（又称糖原染色）（＋）成块，急性红白血病一定要有明显的红系异常增生。4．B。提示ALL患者预后差的染色体异常是t（9；22），而t（8；21）和t（15；17）均为急性髓系白血病（AML）的染色体异常，均提示预后比较好。t（16；16）为急性粒-单核细胞白血病的染色体异常，亦提示预后比较好。5．C。ALL首选的治疗方案是DVLP，而DA是急性粒细胞白血病首选的方案，COP是非霍奇金淋巴瘤（NHL）的首选，ABVD是霍奇金淋巴瘤（HL）首选的方案。

6．（2013年X型题）溶血性贫血时，能提示骨髓代偿性增生的实验室检查结果有

A．血涂片见有核红细胞　　　　　　　B．血网织红细胞计数增高

C．血清胆红素增高　　　　　　　　　D．骨髓增生活跃，粒红比例倒置

【答案与解析】　6．ABD。溶血性贫血（HA）是由于红细胞大量破坏而超过骨髓代偿性增生时出现的一种贫血。HA时，能提示骨髓代偿性增生的实验室检查结果有血涂片见有核红细胞、血Ret计数增高和骨髓增生活跃，粒红比例倒置。而血清胆红素增高只是红细胞大量破坏所产生的实验室检查结果，并非提示骨髓的代偿性增生的实验室检查结果。

7．（2014年A型题）下列不属于白血病细胞浸润表现的是

A．关节痛　　　　B．淋巴结肿大　　　　C．皮肤瘀斑　　　　D．牙龈增生

【答案与解析】　7．C。白血病细胞增殖、浸润的表现主要包括：①淋巴结和肝、脾肿大。②骨骼和关节疼痛，常有胸骨下段局部压痛。③形成绿色瘤。④由于白血病细胞

浸润可使牙龈增生、肿胀。皮肤可出现蓝灰色斑丘疹，局部皮肤隆起、变硬，呈紫蓝色结节。⑤中枢神经系统白血病（CNSL）。⑥睾丸白血病。而皮肤瘀斑是由于正常骨髓造血功能受抑制的出血表现。

（8～10题共用题干）（2014年A型题）

男性，45岁。逐渐乏力、心悸2个月来诊，病后偶有上腹部不适，进食正常，体重略有下降，大小便正常，既往体健。查体：贫血貌，皮肤未见出血点，浅表淋巴结不大，巩膜无黄染，心肺腹检查未见明显异常。血液检查：Hb 78g/L，平均血细胞比容（MCV）75fl，平均红细胞血红蛋白浓度（MCHC）290g/L，WBC $7.2 \times 10^9$/L，分类见中性粒细胞占比0.7，淋巴细胞占比0.3，PLT $260 \times 10^9$/L。粪便隐血试验阳性。

8. 该患者最可能的诊断是

A. 缺铁性贫血            B. 铁粒幼细胞贫血

C. 慢性病性贫血           D. 肾性贫血

9. 下列检查中，对诊断意义最小的是

A. 尿常规检查            B. 血清铁和铁蛋白测定

C. 骨髓细胞学检查         D. 消化道内镜检查

10. 下列符合该患者铁代谢异常的结果是

A. 骨髓细胞内铁减低、外铁增高     B. 骨髓细胞内、外铁均减低

C. 骨髓细胞内铁增高、外铁减低     D. 骨髓细胞内、外铁均增高

【答案与解析】 8. A。患者中年男性，检查结果显示Hb 78g/L，MCV 75fl，MCHC

290g/L，呈小细胞低色素性贫血。患者2个月来上腹不适，体重下降，粪便隐血试验阳性，可能伴有胃部疾病，故判断为IDA。铁粒幼细胞贫血为遗传或不明原因导致的红细胞铁利用障碍性贫血。慢性病性贫血是由慢性炎症感染或肿瘤等引起的铁代谢异常性贫血，病程长。肾性贫血在出现贫血症状前常有明显的肾功能障碍的症状。9．A。血清铁和铁蛋白测定可初步诊断贫血的类型，骨髓细胞学检查可对贫血进行确诊，消化道内镜检查可诊断该患者胃肠道病变情况，尿常规检查的诊断意义最小。10．B。IDA是体内贮存铁减少到不足以补偿功能状态铁所表现出的贫血，故骨髓细胞内、外铁均减低。

11．（2015年A型题）下列急性白血病患者的白血病细胞镜检时，无奥氏小体（Auer）小体的类型是

    A．急性淋巴细胞白血病　　　　B．急性粒细胞白血病部分分化型

    C．急性早幼粒细胞白血病　　　　D．急性单核细胞白血病

【答案与解析】 11．A。在白血病患者中，Auer小体即奥氏小体，又称"棒状小体"，仅见于AML，有独立诊断意义。AML的主要类型有急性早幼粒细胞白血病（APL）、急性粒－单核细胞白血病和急性单核细胞白血病。ALL中无Auer小体。

12．（2015年A型题）女性，23岁。头晕、乏力、低热、腰痛、恶心5天来诊，有肝炎病史1年。查体：体温（T）37.5C，浅表淋巴结不大，巩膜轻度黄染，脾肋下3cm。尿液检查：尿色深，镜下未见红细胞，尿胆原（＋），尿胆红素（－）。血液检查：总胆红素（TB）44.2μmo/L，直接胆红素（DB）5.2μmo/L。最可能的诊断是

    A．慢性肝炎急性发作　　　　　　B．胆囊炎

C．急性胰腺炎         D．溶血性贫血

【答案与解析】 12．D。血直接胆红素（DB）正常值为0～6.8μmol/L，血总胆红素（TB）正常值为3.4～17.1μmol/L。TB＝DB＋IB（间接胆红素），该患者DB正常而TB明显升高，说明IB升高。该患者尿胆原升高、尿胆红素阴性、IB和TB升高，符合HA的特点。结合该患者贫血、黄疸、脾大、无血红蛋白尿等临床表现，可诊断为血管外HA。

（13～15题共用题干）（2016年A型题）

  男性，35岁。牙龈出血、皮肤瘀斑及间断鼻出血10天入院。既往体健。血常规：Hb 64g/L，WBC $10.5×10^9$/L，PLT $26×10^9$/L。骨髓增生明显活跃，可见细胞质中有较多颗粒及MPO染色强阳性的细胞，部分可见成堆Auer小体，计数此种细胞占比0.65。

 13．该患者最可能的诊断是

  A．急性淋巴细胞白血病    B．急性早幼粒细胞白血病

  C．急性单核细胞白血病    D．急性巨核细胞白血病

 14．支持上述诊断的细胞免疫学表型是

  A．CD10阳性、CD19阳性

  B．CD13阳性、人类白细胞DR抗原（HLA-DR）阳性

  C．CD13阳性、HLA-DR阴性

  D．CD41阳性、CD61阳性

 15．该患者临床最容易出现的并发症是

A．高尿酸血症肾病　　　　　　　B．弥散性血管内凝血

C．严重感染　　　　　　　　　　D．中枢神经系统白血病

【答案与解析】　13．B。该患者为青年男性，急性起病，以出血为主要临床表现。白细胞计数增多，Hb浓度和血小板计数减少，骨髓检查有Auer小体，MPO染色强阳性，因此诊断为APL。14．C。APL细胞通常表达CD13、CD33和CD117，不表达HLA-DR和CD34，还可表达CD9。HLA-DR的表达主要见于B淋巴细胞、单核细胞、T淋巴细胞等。15．B。由于早幼粒细胞可以释放出大量促凝血物质，故容易发生弥散性血管内凝血（DIC）。

16．（2016年X型题）下列符合重型再生障碍性贫血血常规诊断标准的有

A．血红蛋白浓度＜90g/L　　　　B．网织红细胞计数＜$15\times10^9$/L

C．中性粒细胞计数＜$0.5\times10^9$/L　　D．血小板计数＜$20\times10^9$/L

【答案与解析】　16．BCD。重型再生障碍性贫血（SAA）发病急，贫血进行性加重，严重感染和出血。血常规具备下述3项中2项：①网织红细胞占比＜0.005，绝对值＜$15\times10^9$/L。②中性粒细胞计数＜$0.5\times10^9$/L。③血小板计数＜$20\times10^9$/L。

17．（2017年A型题）下列检查结果支持溶血性贫血的是

A．尿中尿胆原排泄减少　　　　　B．血清非结合胆红素减少

C．血清结合珠蛋白减少　　　　　D．血网织红细胞减少

【答案与解析】　17．C。参见考研真题解析第12题解析。

（18～20题共用题干）（2017年A型题）

女性，42岁。2个月来进行性乏力、头晕、心悸、食欲缺乏，查体：面色苍白，心率110次/分。血常规：Hb 72g/L，MCV 124fl，平均红细胞血红蛋白（MCH）40pg，MCHC 330g/L，Ret 0.01，WBC 3.4×10⁹/L，PLT 85×10⁹/L。

18．该患者最可能的诊断是

A．缺铁性贫血　　　B．巨幼细胞贫血　　　C．再生障碍性贫血　　D．溶血性贫血

19．该患者还可能出现的体征是

A．牛肉样舌　　　B．匙状甲　　　C．皮肤瘀斑　　　D．脾大

20．最可能支持该患者诊断的骨髓细胞学检查结果是

A．浆细胞比例增高　　　　　　　　B．粒红比例倒置

C．"核老浆幼"现象　　　　　　　　D．"核幼浆老"现象

【答案与解析】　18．B。该患者为中年女性，2个月来出现贫血症状，根据平均红细胞体积（MCV）、平均红细胞血红蛋白含量（MCH）增高，Ret正常，诊断为MA。IDA表现为小细胞低色素性贫血；AA表现为外周血全血细胞计数减少，骨髓多部位增生低下；HA多伴有黄疸。19．A。MA可出现口腔黏膜、舌乳头萎缩，舌面呈"牛肉样舌"，可伴舌痛。匙状甲多见于IDA；皮肤瘀斑多见于紫癜或者DIC，该患者PLT 85×10⁹/L，尚不会出现严重的皮下出血；肝、脾大多见于骨髓增生异常疾病。20．D。MA骨髓象增生活跃或明显活跃。红系增生显著、巨幼变（胞体大，胞质较胞核成熟，"核幼浆老"）；粒系也有巨幼变，成熟粒细胞多分叶；巨核细胞体积增大，分叶过多。

骨髓铁染色常增多。浆细胞比例增高可见于多发性骨髓瘤（MM）；粒红比倒置可见于溶血性贫血；"核老浆幼"可见于IDA。

21．（2018年A型题）巨幼细胞贫血患者外周红细胞的形态特征是

A．大椭圆形　　　　B．球形　　　　C．靶形　　　　D．镰形

【答案与解析】 21．A。MA患者外周红细胞形态特征是大椭圆形；球形见于遗传性球形红细胞增多症（HS）；靶形见于珠蛋白生成障碍性贫血；镰形见于镰状细胞贫血。

22．（2018年A型题）女性，26岁。因乏力、皮下瘀斑2周诊断急性髓系白血病（AML）入院。血常规：WBC $15 \times 10^9$/L，Hb 83g/L，PLT $15 \times 10^9$/L；骨髓细胞学检查见原始粒细胞占比0.65，早幼粒细胞占比0.02，其他各阶段粒细胞占比0.18，单核细胞占比0.12。该白血病患者已行染色体检查，最可能出现的染色体异常是

A．t（8；21）（q22；q22）　　　　B．t（9；22）（q34；q11）

C．t（15；17）（q22；q21）　　　　D．t（16；16）（q13；q22）

【答案与解析】 22．A。该患者为青年女性，诊断为AML。根据骨髓细胞学检查判断该患者为AML-$M_2$。$M_2$型异常染色体表现为t（8；21）（q22；q22）。

23．（2019年A型题）首选脾切除治疗且疗效最佳的溶血性贫血是

A．地中海贫血　　　　　　　　B．阵发性睡眠性血红蛋白尿

C．遗传性球形红细胞增多症　　　D．温抗体型自身免疫性溶血性贫血

【答案与解析】 23．C。脾切除治疗对HS所致的HA有确切疗效。珠蛋白生成障

性贫血（地中海贫血）主要治疗方式是对症治疗。PNH 的主要对策是支持和对症治疗，脾切除对大部分患者无效，且手术并发症严重。温抗体型 AIHA 的首选治疗为使用糖皮质激素，脾切除为二线治疗。

24．（2020 年 A 型题）女性，26 岁。乏力、皮下瘀斑 1 周诊断急性髓系白血病入院。血常规：Hb 85g/L，WBC 25.4×10$^9$/L，PLT 25×10$^9$/L，骨髓细胞学检查见原始粒细胞占比 0.71，早幼粒细胞占比 0.02，其他各阶段粒细胞占比 0.12，单核细胞占比 0.08。该患者急性白血病的法美英（FAB）分类属于

 A．M$_1$型 B．M$_2$型 C．M$_3$型 D．M$_4$型

【答案与解析】24．B。该患者为青年女性，诊断 AML 入院，骨髓细胞学检查见原始粒细胞占比 0.71（排除 M$_0$、M$_1$、M$_5$、M$_6$、M$_7$），早幼粒细胞占比 0.02（排除 M$_3$），其他各阶段粒细胞占比 0.12，单核细胞占比 0.08（排除 M$_4$），根据患者骨髓细胞学检查，判断该患者 FAB 分型为 M$_2$，急性粒细胞部分分化型白血病。

（25 ～ 27 题共用题干）（2020 年 A 型题）

女性，18 岁。乏力、面色苍白半年。月经量增多 2 年余。查体：贫血貌，巩膜无黄染，心肺检查未见异常，腹平软，肝脾肋下未触及。血常规：Hb 80g/L，MCV 65fl，MCH 20pg，MCHC 300g/L，WBC 4.0×10$^9$/L，PLT 310×10$^9$/L。

25．该患者最可能的诊断是

 A．缺铁性贫血 B．地中海贫血 C．慢性病性贫血 D．巨幼细胞贫血

26．确诊的最佳实验室检查是

A. 外周血网织红细胞计数　　　　B. 血清铁、铁蛋白测定

C. 血红蛋白电泳　　　　　　　　D. 血清叶酸、维生素B$_{12}$测定

27. 下列各项对明确贫血病因最有意义的是

A. 询问饮食情况及舌检查　　　　B. 询问既往患病史

C. 询问详细月经情况和妇科检查　　D. 询问贫血家族史

【答案与解析】 25. A。该患者为青少年女性，半年来面色苍白，2年多来月经过多。根据化验结果，MCV＜80fl、MCH＜27pg、MCHC＜320g/L，考虑为小细胞低色素性贫血，根据病史，最可能是IDA。IDA可因铁丢失过多引起，见于各种失血、咯血、肺泡出血、月经过多、血红蛋白尿等。26. B。铁蛋白测定可反映机体缺铁情况，可以作为诊断缺铁的敏感指标。网织红细胞计数反映骨髓红系增生情况，对IDA的诊断无特异性。血红蛋白电泳是诊断地中海贫血的依据。叶酸及维生素B$_{12}$检测用于MA的诊断。27. C。该患者IDA主要原因考虑为月经过多，故应详细询问月经史和妇科检查，从而去除病因。

28. （2020年X型题）根据MDS的FAB分型标准，下列符合难治性贫血伴原始细胞增多转变型的有

A. 外周血原始细胞占比≥0.05　　　B. 骨髓原始细胞占比＞0.2而＜0.3

C. 幼粒细胞胞浆中出现Auer小体　　D. 环形铁粒幼细胞占比≥0.15

【答案与解析】 28. ABC。难治性贫血伴原始细胞增多转变型（RAEB-t）外周血中原始细胞占比≥0.05，骨髓原始细胞占比＞0.20而＜0.30，或幼粒细胞出现Auer小体。环形铁粒幼细胞＞有核红细胞占比0.15属于环形铁幼粒细胞性难治性贫血（RAS）

的分型标准。

29．（2021年A型题）女性，26岁。乏力，头晕2个月。既往月经过多2年。化验血：Hb 65g/L，RBC $2.8\times10^9$/L，MCV 69fl，MCHC 280g/L，Ret 0.012，WBC $4.5\times10^9$/L，PLT $350\times10^9$/L。采用铁剂治疗，最早升高的化验项目是

 A．RBC    B．HB    C．MCV    D．Ret

【答案与解析】 29．D。该患者为年轻女性，2年来月经过多。现出现贫血表现，考虑为IDA，首选口服铁剂治疗。口服铁剂后，先是外周血Ret增多，高峰在开始服药后5～10天出现，2周后血红蛋白浓度上升，一般2个月左右恢复正常。铁剂治疗在Hb恢复正常后至少持续4～6个月，待铁蛋白正常后停药。

（30～32题共用题干）（2021年A型题）

 女性，35岁，因两个月来渐进性乏力、心悸、头晕来诊，平素食欲差，近五年来月经长期每20天左右一次，每次持续7～8天，量多。查体：T 37.2℃，脉搏（P）162次/分，BP 108/68mmHg，皮肤干燥，睑结膜苍白，双肺查体（－），心律齐，心尖部可闻及3/6级收缩期吹风样杂音，肝脾肋下未触及，下肢不肿。

30．根据上述病史及体征，最可能诊断

 A．急性风湿热      B．结核病

 C．缺铁性贫血      D．甲状腺功能减退症

31．该患者可能出现的体征是

 A．杵状指        B．爪形手

C．匙状指　　　　　　　　　　　D．手末端指节肿大

32．下列不支持上述诊断的外周血检查结果是

A．红细胞形态大小不等　　　　　B．血小板计数可增高

C．白细胞计数可正常　　　　　　D．可见镰形细胞

**【答案与解析】**　30．C。该患者为年轻女性，5个月来月经不调，2个月来出现贫血表现，考虑为IDA。31．C。IDA可出现指甲扁平，呈匙状甲。32．D。IDA患者MCV减小，外周血可见大小不等的红细胞，白细胞和血小板计数可正常或减低，也有部分患者血小板计数增高。血涂片见镰形细胞见于镰状细胞贫血。

（33～35题共用题干）（2021年A型题）

女性，25岁，乏力、腹胀、消瘦一个半月。查体：心肺未见异常，腹软，肝肋下1cm，脾肋下7cm。血液检查：Hb 125g/L，WBC $91.5\times10^9$/L，分类：早幼粒细胞占比0.06，中晚幼粒细胞占比0.11，杆状核粒细胞占比0.23，分叶核中性粒细胞占比0.33，嗜酸性粒细胞占比0.09，嗜碱性粒细胞占比0.04，淋巴细胞占比0.14，PLT $412\times10^9$/L。NAP阴性。

33．最可能的诊断是

A．原发性骨髓纤维化　　　　　　B．急性淋巴细胞白血病

C．慢性髓系白血病　　　　　　　D．急性髓系白血病

34．应做的检查是

A．血网织红细胞　　　　　　　　B．腹部B超

C. 消化道钡剂造影检查　　　　　　　D. 骨髓细胞学检查

35. 对诊断和治疗最有意义的进一步检查是

A. BCR-ABL 融合基因　　　　　　　　B. JAK2V617F 基因突变

C. IgHV 基因突变　　　　　　　　　　D. PML-RARA 融合基因

【答案与解析】 33. C。该患者为年轻女性，出现肝大、巨脾和白细胞计数明显增多、是慢性髓系白血病（CML）的典型特征，原发性骨髓纤维化一般三系减少，慢性淋巴细胞白血病患者会出现头颈、锁骨上淋巴结肿大，血液细胞学检查可见淋巴系增多。AML 以原始细胞和幼稚细胞浸润的骨髓细胞学检查结果为主，常伴胸骨后压痛。34. D。骨髓细胞学检查是诊断白血病的金标准。35. A。CML 患者有 9 号染色体长臂上 C-ABL 原癌基因易位到 22 号染色体长臂的断裂点丛集区（BCR）形成 BCR-ABL 融合基因。NAP（中性粒细胞碱性磷酸酶）染色阴性。

（36～38 题共用题干）（2022 年 A 型题）

男性，25 岁。发热，咽痛 1 周，皮肤出血 2 天。既往体健。查体：T 38.1℃，双下肢和胸部可见多处出血和数处瘀斑，可触及 2 个肿大淋巴结，最大 3cm×1cm，均质软，无压痛。咽部充血，扁桃体Ⅱ度肿大。血液检查：Hb 80g/L，WBC $15.6×10^9$/L，分类见原始细胞占比 0.3，PLT $30×10^9$/L。

36. 该患者最可能的诊断是

A. 再生障碍性贫血　　　　　　　　　B. 急性白血病

C. Evans 综合征　　　　　　　　　　D. 霍奇金淋巴瘤

笔记

37. 查体应该特别注意

A. 睑结膜苍白 　　　　　　　　B. 巩膜黄染

C. 胸骨压痛 　　　　　　　　　D. 心脏杂音

38. 下列对诊断最有意义的检查是

A. 骨髓细胞学检查 　　　　　　B. 骨髓活检

C. 淋巴结活检 　　　　　　　　D. Coombs 试验

【答案与解析】 36～38．B、C、A。青年男性，有感染、出血症状，查体有淋巴结肿大，血液检查示贫血及血小板计数减少，白细胞计数增多、分类原始细胞占比＞0.2，考虑 AL。AL 患者可有白血病细胞浸润导致的胸骨压痛，确诊依据骨髓细胞学检查。

39.（2022 年 X 型题）缺铁性贫血的铁代谢异常有

A. 血清铁降低 　　　　　　　　B. 血清铁蛋白降低

C. 血清总铁结合力降低 　　　　D. 血清转铁蛋白饱和度降低

【答案与解析】 39．ABD。IDA 的铁代谢特点为血清铁、铁蛋白、转铁蛋白饱和度降低，总铁结合力升高。

## 二、知识点总结

本周知识点考点频率统计见表 11-1。

**表 11-1  贫血、骨髓增生异常综合征、白血病考点频率统计表（2012—2022 年）**

| 年　份 | 贫　血 | | | | MDS | 白血病 | | |
|---|---|---|---|---|---|---|---|---|
| | AA | HA（PNH、AIHA、HS） | IDA | MA | | CML | AML | ALL |
| 2022 | | | √ | | | | √ | |
| 2021 | | | √ | | | √ | | |
| 2020 | | | √ | √ | | | √ | |
| 2019 | | √ | | | | | | |
| 2018 | | | | √ | | | √ | |
| 2017 | | √ | | √ | | | | |
| 2016 | √ | | | | | | √ | |
| 2015 | | √ | | | | | √ | |
| 2014 | | | √ | | | | √ | √ |
| 2013 | | √ | | | | | | √ |
| 2012 | √ | √ | √ | √ | | | | |

**（一）贫血**

**1. 贫血的分类**

（1）按贫血进展速度：急性贫血和慢性贫血。

（2）按红细胞形态：大细胞性贫血、正常细胞性贫血和小细胞低色素性贫血，见

表11-2。

（3）按Hb浓度：轻度、中度、重度和极重度贫血，见表11-3。

（4）按骨髓红系增生情况：增生不良性贫血、增生性贫血等。

（5）按病因：①红细胞生成减少性贫血，包括造血干/祖细胞异常所致贫血（如AA、MDS等）、造血调节异常所致贫血（如骨髓纤维化、慢性病性贫血、PNH等）、造血原料不足或利用障碍所致贫血（如MA、IDA等）。②红细胞破坏过多性贫血（如HA）。③失血性贫血。

表11-2　贫血的细胞学分类

| 类　型 | MCV（fl） | MCHC（g/L） | 常见疾病 |
|---|---|---|---|
| 大细胞性贫血 | ＞100 | 32～35 | MA、伴Ret大量增生的HA、MDS、肝脏疾病 |
| 正常细胞性贫血 | 80～100 | 32～35 | AA、纯红细胞再生障碍性贫血、HA、骨髓病性贫血、急性失血性贫血 |
| 小细胞低色素性贫血 | ＜80 | ＜32 | IDA、铁粒幼细胞贫血、珠蛋白生成障碍性贫血 |

表11-3　贫血的严重度划分标准

| Hb浓度 | ＜30g/L | 30～59g/L | 60～90g/L | ＞90g/L |
|---|---|---|---|---|
| 贫血严重程度 | 极重度 | 重度 | 中度 | 轻度 |

### 2. 缺铁性贫血（IDA）

（1）病因：需铁量增加而铁摄入不足；铁吸收障碍（如胃大部切除术后）；铁丢失过多（如慢性胃肠道失血、月经过多）。

（2）临床表现：①缺铁原发病表现。黑便、血便，月经过多，肿瘤性疾病的表现，血管内溶血的血红蛋白尿等。②贫血表现。乏力、头晕、头痛、眼花、耳鸣、心悸、气短、食欲差；苍白、心率快。③组织缺铁表现。精神行为异常，如烦躁、易怒、注意力不集中、异食癖；儿童生长发育迟缓、智力低下；口腔炎、舌炎、舌乳头萎缩；毛发干枯、脱落；皮肤干燥、皱缩；指（趾）甲缺乏光泽、脆薄，匙状甲。

（3）诊断：①血清铁蛋白 $< 12\mu g/L$。②骨髓铁染色显示骨髓小粒染铁消失，铁粒幼细胞占比 $< 0.15$。③转铁蛋白饱和度 $< 15\%$。④游离原卟啉（FEP）/Hb $> 4.5\mu g/gHb$。⑤小细胞低色素性贫血。男性 Hb $< 120g/L$，女性 Hb $< 110g/L$，孕妇 Hb $< 100g/L$；MCV $< 80fl$，MCH $< 27pg$，MCHC $< 320g/L$。还要注意病因诊断。

（4）治疗：①病因治疗。去除导致缺铁的病因。②补铁治疗。首选口服铁剂，如琥珀酸亚铁、多糖铁复合物等。有效的表现先是外周血Ret升高，5～10天后达高峰，2周后Hb浓度升高，2个月左右恢复正常，后至少持续4～6个月，待铁蛋白正常后停药。若口服铁剂不能耐受或消化道铁剂吸收不良可肌内注射右旋糖酐铁，注意首次用药需皮试。

### 3. 巨幼细胞贫血（MA）

（1）病因：叶酸或维生素 $B_{12}$ 缺乏，或某些影响核苷酸代谢的药物导致细胞核脱氧核糖核酸（DNA）合成障碍。

（2）临床表现：起病缓慢；贫血症状；呈"牛肉样舌"，可伴舌痛；神经系统表现和精神症状，如对称性远端肢体麻木、深感觉障碍；共济失调或步态不稳；味觉、嗅觉降低；锥体束征阳性、肌张力增加、腱反射亢进；视力下降、黑矇征；叶酸缺乏者有易怒、妄想等精神症状；维生素$B_{12}$缺乏者有抑郁、失眠、记忆力下降、谵妄、幻觉、精神错乱、人格变态等。

（3）诊断：①有叶酸、维生素$B_{12}$缺乏的病因及临床表现。②外周血呈大细胞性贫血，中性粒细胞核分叶过多。③骨髓呈典型的巨幼样改变，无其他病态造血表现。④血清叶酸和/或维生素$B_{12}$水平下降。⑤试验性治疗有效。叶酸或维生素$B_{12}$治疗1周左右Ret升高者，应考虑叶酸或维生素$B_{12}$缺乏。

（4）治疗：①积极治疗原发病。用药后继发的MA应酌情停药。②补充缺乏的营养物质。叶酸缺乏时可口服叶酸，每次5～10mg，每日3次。用至贫血表现完全消失；若无原发病，不需维持治疗；如同时有维生素$B_{12}$缺乏，则需同时注射维生素$B_{12}$，否则会加重神经系统损伤。维生素$B_{12}$缺乏时肌内注射维生素$B_{12}$，每次500μg，每周2次；无维生素$B_{12}$吸收障碍者可口服500μg，每日1次，直至血常规恢复正常；若有神经系统表现，治疗维持半年到1年；恶性贫血则维持终身治疗。

**4. 再生障碍性贫血（AA）**

（1）病因：造血干祖细胞缺陷、造血微环境异常、免疫缺陷。

（2）临床表现：见表11-4。

表11-4　重型再生障碍性贫血和非重型再生障碍性贫血的临床表现

| 鉴别点 | 重型再生障碍性贫血（SAA） | 非重型再生障碍性贫血（NSAA） |
|---|---|---|
| 起病 | 急，病情重 | 慢，病情轻 |
| 贫血 | 多呈进行性加重 | 慢性贫血 |
| 感染 | 发热，体温在39℃以上；以呼吸道感染最常见，感染菌种以革兰阴性杆菌、金黄色葡萄球菌和真菌为主，常合并败血症 | 高热比重型少见，感染相对易控制 |
| 出血 | 多部位、不同程度的皮肤、黏膜及内脏出血。皮肤表现为出血点或大片瘀斑，口腔黏膜有血疱，有鼻出血、牙龈出血、眼结膜出血等。脏器出血时可见呕血、咯血、便血、血尿、阴道出血、眼底出血和颅内出血 | 以皮肤、黏膜出血为主 |

（3）诊断：①SAA-Ⅰ。发病急，贫血进行性加重，常伴严重感染和/或出血。血常规具备下述三项中两项：Ret绝对值＜$15×10^9$/L，中性粒细胞计数＜$0.5×10^9$/L和血小板计数＜$20×10^9$/L。骨髓增生广泛重度减低。如SAA-Ⅰ的中性粒细胞计数＜$0.2×10^9$/L，则为极重型再生障碍性贫血（VSAA）。②NSAA。达不到SAA-Ⅰ型诊断标准AA。如NSAA病情恶化，临床、血常规及骨髓细胞学检查达SAA-Ⅰ型诊断标准时，称SAA-Ⅱ型。

（4）治疗：①对症支持治疗。预防及控制感染、避免出血、纠正贫血、护肝、祛铁（血清铁蛋白＞1000μg/L可酌情予祛铁治疗）。②免疫抑制治疗。抗淋巴/胸腺细胞球蛋白（ALG/ATG）＋环孢素。③促造血治疗。雄激素、造血生长因子。④造血干细胞移植。

**5.　溶血性贫血（HA）**

（1）病因：①红细胞自身异常。红细胞膜异常（HS、PNH）、遗传性红细胞酶缺陷

（葡萄糖-6-磷酸脱氢酶缺乏症、丙酮酸激酶缺乏症）、遗传性珠蛋白生成障碍（异常血红蛋白病、珠蛋白生成障碍性贫血，又称地中海贫血）。②红细胞外部因素所致。自身免疫性HA（温抗体型/冷抗体型）、同种免疫性HA（血型不相容性输血反应、新生儿HA）、微血管病性HA（血栓性血小板减少性紫癜/溶血尿毒症综合征、弥散性血管内凝血、败血症）、人工心脏瓣膜所致HA、行军性血红蛋白尿。③生物因素。蛇毒、疟疾、黑热病等。④理化因素。大面积烧伤和化学因素如苯肼、亚硝酸盐类等中毒。

（2）发病机制：①红细胞破坏增加。血管内溶血（血红蛋白尿、含铁血黄素尿）、血管外溶血［间接胆红素（IB）升高］。②红系代偿性增生。骨髓红系代偿性增生，外周血Ret比例升高；血涂片见有核红细胞；骨髓细胞学检查显示骨髓增生活跃，红系比例升高，粒红比例可倒置。部分红细胞内含豪-乔（Howell-Jolly）小体和卡伯特（Cabot）环。

（3）临床表现：见表11-5。

表11-5　急性HA和慢性HA临床表现

| 鉴别点 | 急性HA | 慢性HA |
| --- | --- | --- |
| 起病 | 急 | 慢 |
| 症状 | 腰背和四肢酸痛，高热、寒战，呕吐，Hb尿 | 以贫血为主 |
| 体征 | 面色苍白，黄疸 | 贫血，黄疸，肝、脾大 |
| 并发症 | 循环衰竭，急性肾衰竭 | 胆石症，肝功能损害 |

（4）辅助检查：①筛查试验：见表11-6。②特异性检查。如抗人球蛋白试验（Coombs试验）对AIHA最具诊断意义；针对PNH红细胞的补体敏感性及血细胞膜上糖基磷脂酰肌醇（GPI）锚定蛋白缺乏的相关检查，如流式细胞术检测细胞膜上的CD55和CD59降低、流式细胞术检测外周血粒细胞和单核细胞经荧光标记的变异体可以区分GPI锚定蛋白阳性和阴性细胞，以及酸化血清溶血试验（Ham试验）、蔗糖溶血试验、蛇毒因子溶血试验、微量补体溶血敏感试验对PNH具有诊断意义。

### 表11-6　HA的筛查试验

| 红细胞破坏增加的检查 | |
| --- | --- |
| 胆红素代谢 | 血非结合胆红素升高；尿胆原升高；尿胆红素阴性 |
| 血浆游离Hb* | 升高 |
| 血清结合珠蛋白* | 降低 |
| 尿Hb* | 阳性 |
| 尿含铁血黄素* | 阳性 |
| 外周血涂片 | 破碎和畸形红细胞升高 |
| 红细胞寿命测定 | 缩短（临床较少应用） |
| 红系代偿性增生的检查 | |
| Ret计数 | 升高 |
| 外周血涂片 | 可见有核红细胞<br>（HS还有外周血小球形红细胞占比升高＞0.1） |
| 骨髓检查 | 红系增生旺盛；粒红比例降低 |

注：*血管内溶血的实验室检查。

（5）治疗：①病因治疗。去除病因，如异基因造血干细胞移植治疗珠蛋白生成障碍性贫血）；免疫抑制剂，如糖皮质激素或利妥昔单抗治疗AIHA；脾切除对HS有显著疗效等。②对症治疗。如输注洗涤红细胞，祛铁、纠正急性肾衰竭、休克、电解质紊乱，抗血栓形成（针对PNH），补充造血原料等。

**（二）骨髓增生异常综合征（MDS）**

MDS是一组起源于造血干细胞，以骨髓病态造血，高风险向AML转化为特征的异质性髓系肿瘤性疾病。

1. **病因** 原发性MDS的确切病因尚不明确，继发性MDS见于烷化剂、拓扑异构酶抑制剂、放射线、有机毒物等密切接触者。

2. **分型** 现MDS临床多采用WHO分型，但2020年真题考点仍为FAB分型（表11-7）。

表11-7 MDS的FAB分型

| FAB分型 | 外周血 | 骨髓 |
|---|---|---|
| 难治性贫血 | 原始细胞占比<0.01 | 原始细胞占比<0.05 |
| 环形铁粒幼细胞性难治性贫血 | 原始细胞占比<0.01 | 原始细胞占比<0.05，环形铁幼粒细胞＞有核红细胞15% |
| 难治性贫血伴原始细胞增多 | 原始细胞占比<0.05 | 原始细胞占比0.05～0.20 |
| 难治性贫血伴原始细胞增多转变型 | 原始细胞占比≥0.05 | 原始细胞占比＞0.20而＜0.30；或幼粒细胞出现Auer小体 |
| 慢性粒-单核细胞性白血病 | 原始细胞占比<0.05，单核细胞绝对值＞1×10$^9$/L | 原始细胞占比0.05～0.20 |

3. **诊断**　血细胞计数减少和相应的症状及病态造血、细胞遗传学异常（40%～70%的MDS患者有克隆性染色体异常，＋8、-5/5q⁻、-7/7q⁻、20q⁻常见）等有助于MDS的诊断。

4. **治疗**　修订的MDS国际预后积分系统将患者分为极低危、低危、中危、高危组和极高危。分对于低危MDS的治疗主要是改善造血、提高生活质量，采用支持治疗、促造血、去甲基化药物和生物反应调节剂等治疗，而中高危MDS主要是改善自然病程，采用去甲基化药物、化疗和造血干细胞移植等治疗方法。

**（三）急性白血病（AL）**

**1. 分型**

（1）急性髓系白血病（AML）：其FAB分型如下。

1）$M_0$（急性髓系白血病微分化型）：原始细胞占比＞0.30　无嗜天青颗粒及Auer小体，核仁明显，髓过氧化物酶（MPO）阳性细胞占比＜0.03，免疫表型CD33、CD13阳性。

2）$M_1$（急性粒细胞白血病未分化型）：原始细胞占比＞0.90，分为原粒Ⅰ型（无颗粒）及Ⅱ型（有颗粒），MPO阳性细胞占比＞0.03。

3）$M_2$（急性粒细胞白血病部分分化型）：原始粒细胞占比0.30～0.90，单核细胞占比＜0.20，MPO（＋），常见细胞遗传学异常为t（8；21），分子学异常为*RUNX1-RUNX1T1*。

4）$M_3$（急性早幼粒细胞白血病）：异常早幼粒细胞占比≥0.30，免疫表型CD13、CD33、CD117（＋），CD34和HLA-DR（－），常见细胞遗传学异常为t（15；17），分子学异常为*PML-RARA*。

5）$M_4$（急性粒-单核细胞白血病）：原始细胞占比＞0.30，单核细胞占比≥0.20，其中$M_{4EO}$亚型的嗜酸性粒细胞占比＞0.05，常见细胞遗传学异常为inv（16）或t（16；16），分子学异常为*CBFB-MYH*11。

6）$M_5$（急性单核细胞白血病）：原单核、幼单核≥0.30，NSE染色（＋）且可被NaF抑制。

7）$M_6$（红白血病）：幼红细胞≥50%，原粒Ⅰ型及Ⅱ型占骨髓非红系有核细胞的0.30以上。

8）$M_7$（急性巨核细胞白血病）：原始巨核细胞占比≥0.30，血小板抗原及血小板过氧化酶阳性。

（2）急性淋巴细胞白血病（ALL）：其FAB分型如下。$L_1$原始和幼淋巴细胞以小细胞为主；$L_2$原始淋和幼淋巴细胞以大细胞为主；$L_3$伯基特（Burkitt）型原始和幼淋巴细胞以大细胞为主，大小一致，胞内有空泡，胞质嗜碱性，染色深。ALL细胞PAS（＋）成块或粗颗粒状，T-ALL免疫表型CD3、TCR、CD2、CD5、CD8呈阳性；B-ALL免疫表型CyCD79a、CyCD22、CyIgM、CD19、CD20呈阳性，伴t（9；22），*BCR-ABL*阳性的ALL又称$Ph^+$ALL，预后不良。

（3）目前考研以上述FAB分型为主，FAB分型中AL原始细胞占比≥0.30；但按照世界卫生组织（WHO）分型原始细胞占比≥0.20即为AL，且伴有t（8；21），t（15；17），inv（16）或t（16；16）等重现性细胞遗传学异常的患者，即使原始细胞占比＜0.20亦可诊断为AML。

### 2. 临床表现

（1）正常骨髓造血功能受抑制表现：贫血、感染、出血．

（2）白血病细胞增殖浸润的表现：淋巴结和肝、脾大，胸骨下段、关节、骨骼疼痛、眼部粒细胞肉瘤（绿色瘤）、牙龈增生、中枢神经系统浸润（以 ALL 最常见）、睾丸浸润等。

### 3. 治疗

（1）一般治疗：治疗高白细胞血症、防治感染、成分输血支持、防治高尿酸血症肾病、营养支持。

（2）抗白血病治疗：①诱导缓解 ALL 常用方案是 DVLP（D，蒽环类药物，如柔红霉素；V，长春新碱；L，门冬酰胺酶；P，泼尼松）；AML 常用方案是 IA（I，去甲氧柔红霉素；A，阿糖胞苷）和 DA 方案（注意 APL 多采用全反式视黄酸（ATRA）联合蒽环类药物，治疗过程中常见分化综合征及凝血功能障碍）。②缓解后治疗分强化巩固和维持治疗两个阶段。

### （四）慢性髓细胞性白血病（CML）

1. **临床表现**　乏力、低热、多汗或盗汗、体重减轻等症状，脾大为最显著体征。

2. **检查**　中性粒细胞、嗜酸性粒细胞、嗜碱性粒细胞显著增多；中性粒细胞碱性磷酸酶（NAP）活性减低或阴性，伴费城染色体（Ph 染色体）即 t（9；22）（q34；q11）阳性，*BCR-ABL* 融合基因阳性。

3. **分期**　分为慢性期、加速期和急变期。慢性期原始细胞占比＜0.10；若患者出现贫血和出血、脾进行性肿大，对原来治疗有效的药物如酪氨酸激酶抑制药（TKI）无效，外周血或骨髓原始细胞占比＞0.10、外周血嗜碱性粒细胞占比＞0.20、血小板进行性减少或增加，Ph染色体阳性细胞中出现其他染色体异常则考虑进入加速期；若原始细胞占比＞0.20则进入急变期。

### 4. 治疗

（1）处理高白细胞血症。

（2）酪氨酸激酶抑制药。

（3）其他：干扰素、羟基脲、异基因造血干细胞移植等。

## 拓展练习及参考答案

### 拓展练习

**【填空题】**

1. 根据红细胞平均体积及红细胞平均血红蛋白浓度将贫血分为三类：（ ）、（ ）、（ ）。缺铁性贫血属（ ）。

2. 再生障碍性贫血是一组由于化学、物理、生物因素及不明原因引起的骨髓造血功能衰竭，以造血干细胞损伤，外周全血细胞计数减少为特征的疾病。临床上常表现为较严重的（ ）、（ ）、（ ）。

3. 巨幼细胞贫血主要是缺乏（ ）和/或（ ）引起的贫血。

4. （ ）是阵发性睡眠性血红蛋白尿症典型表现，约1/4患者以此为首发症状。

5. 慢性髓系白血病自然病程分为（ ）、（ ）和（ ）。

**【判断题】**

1. 治疗贫血最重要的原则和最合理的方法是去除或纠正引起贫血的原因。

笔记

2. MDS的诊断关键是血细胞的病态造血，只要有血细胞的病态造血就可以诊断MDS。

3. APL获得分子学缓解后，化疗、ATRA以及砷剂等药物交替维持治疗近2年，不需要定期监测并维持 *PML-RARA* 融合基因阴性。

4. 阵发性睡眠性血红蛋白尿症是一种后天获得性的造血干细胞基因突变所致的红细胞酶缺陷性溶血病，是良性克隆性疾病。

5. CML慢性期的治疗首选酪氨酸激酶抑制药。

【名词解释】

1. Evans综合征

2. 绿色瘤

【选择题】

A型题

1. 下列疾病可使血小板计数减少，但哪项除外

A. 急性粒细胞白血病　　　　　　　B. 脾功能亢进　　　　　　　C. 再生障碍性贫血

D. DIC　　　　　　　　　　　　　E. CML早期

2. 下列哪项不支持急性淋巴细胞性白血病的诊断

A. 骨髓增生极度活跃　　　　　　　　　B. 粒红两系均明显减少

C. 白血病细胞以原始细胞和早幼粒细胞为主　　D. 白血病细胞中有Auer小体

E. 巨核细胞明显减少

3. 阵发性睡眠性血红蛋白尿患者，哪项试验呈阳性

A. 抗人球蛋白试验　　　　　　　B. 冷溶血试验　　　　　　　C. 酸溶血试验

D. 血红蛋白电泳　　　　　　　　E. Combs试验

4. 急性早幼粒细胞白血病在FAB分型中属于

A. AML-M$_2$　　　　　B. AML-M$_3$　　　　　C. RAEB-T

D. CMML　　　　　　E. AML-M$_6$

5. 神经系统的白血病细胞浸润多见于

A. 急性单核细胞白血病　　B. 急性淋巴细胞白血病　　C. 急性粒细胞白血病

D. 急性早幼粒细胞白血病　　E. 慢性粒细胞白血病急变期

6. 一位制鞋工人，男性，24岁。自觉疲乏无力2个月。体检：皮肤黏膜苍白，巩膜无黄染，浅表淋巴结肝脾不大。化验：WBC $2.3×10^9$/L，Hb 67g/L，PLT $23×10^9$/L，最可能的诊断是

A. MDS　　　　　　B. 低增生性白血病　　　　　C. 缺铁性贫血

D. 再生障碍性贫血　　E. 溶血性贫血

7. 急性粒细胞白血病和急性单核细胞白血病最有鉴别意义的检查是

A. 前者易有肝、脾、淋巴结肿大及牙龈增生

B. 后者细胞质中可见Auer小体

C. 后者非特异性酯酶染色阳性并可被氟化钠抑制

D. 后者易发生DIC

E. 前者易发生颅内压增高

8. 以下各种疾病与治疗的组合，哪项是错误的

A. 自身免疫性溶血性贫血－糖皮质激素

B. 珠蛋白生成障碍性贫血－反复输新鲜全血

C. 遗传性球形红细胞增多症－脾切除

D. 巨幼红细胞贫血－维生素B$_{12}$或叶酸

E. 阵发性睡眠性血红蛋白尿－反复输新鲜全血

笔记

B 型题

（9、10 题共用选项）

A. 慢性化脓性感染所致的贫血　　B. 缺铁性贫血　　　　　　　C. 再生障碍性贫血

D. 叶酸缺乏所致的贫血　　　　　E. 慢性失血性贫血

9. 小细胞正色素性贫血

10. 正细胞正色素性贫血

X 型题

11. 以下属于急性白血病浸润表现的是

A. 胸骨压痛　　　　　　　　　　B. 肝、脾大　　　　　　　　　C. 淋巴结肿大

D. 牙龈增生　　　　　　　　　　E. 绿色瘤

12. 以下临床表现为再生障碍性贫血和急性白血病所共有的是

A. 贫血　　　　　　　　　　　　B. 出血　　　　　　　　　　　C. 感染

D. 肝、脾大　　　　　　　　　　E. 浅表淋巴结肿大

【问答题】

1. 简述缺铁性贫血的临床表现。

2. 简述重型再生障碍性贫血的诊断标准。

✍ 参考答案

【填空题】

1. 大细胞性；小细胞低色素性；正常细胞性；小细胞低色素性

2. 贫血；出血；感染

3. 叶酸；维生素 $B_{12}$

4．血红蛋白尿

5．慢性期；加速期；急变期

【判断题】

1．√

2．×　需排除其他原因导致的病态造血。

3．×　需要定期监测并维持 *PML-RARA* 融合基因阴性。

4．×　红细胞膜缺陷性溶血病。

5．√

【名词解释】

1．Evans综合征　AIHA合并免疫性血小板减少，称为Evans综合征。

2．绿色瘤　部分AML可伴粒细胞肉瘤，或称绿色瘤，常累及骨膜，以眼眶部位最常见，可引起眼球突出、复视或失明。

【填空题】

A型题　1．E　2．D　3．C　4．B　5．B　6．D　7．C　8．E

B型题　9．A　10．C

X型题　11．ABCDE　12．ABC

【问答题】

1．答案见知识点总结（一）2（2）。

2．答案见知识点总结（一）4（3）。

# 第12周 淋巴瘤、浆细胞病、出血性疾病

## 一、考研真题解析

（1、2题共用题干）（2012年A型题）

女性，45岁。双侧颈部淋巴结无痛性肿大1个月，无原因发热3天入院，既往体健。查体：体温（T）38.5℃，双颈部各触及2个肿大淋巴结，最大者为2.5cm×1.5cm，左腹股沟可触及1个1.5cm×1cm大小淋巴结，均活动无压痛，巩膜无黄染，心肺检查未见异常，肝肋0.5cm，脾肋下1cm。血常规：Hb 115g/L，WBC $8.2×10^9$/L，PLT $149×10^9$/L。颈部淋巴结活组织检查（简称活检）：弥漫性小至中等大小细胞浸润，细胞免疫表型：CD5（＋），CD20（＋），Cyclin D1（＋）。

1. 患者的诊断是

A. 滤泡性淋巴瘤          B. 套细胞淋巴瘤

C. 伯基特（Burkitt）淋巴瘤      D. 脾边缘区细胞淋巴瘤

2. 其可能的染色体异常是

A. t（8；14）     B. t（11；14）     C. t（11；18）     D. t（14；18）

【答案与解析】 1. B。该患者因双侧颈部淋巴结无痛性肿大伴无原因发热入院，查体双颈部和左腹股沟均可触及肿大淋巴结，活动无压痛，可判断为淋巴瘤。结合细胞免

疫表型CD5（＋），CD20（＋），细胞周期蛋白（Cyclin）D1（＋），可诊断为套细胞淋巴瘤（MCL）。2．B。MCL的特征性染色体异常是t（11；14），t（8；14）为Burkitt淋巴瘤（BL），t（11；18）为脾边缘区细胞淋巴瘤，t（14；18）为滤泡性淋巴瘤（FL）和弥漫性大B细胞淋巴瘤（DLBCL）的标记。

3．（2014年A型题）男性，18岁。2天来右膝关节肿胀。自幼外伤后易出血不止。查体：皮肤黏膜未见出血点和紫癜，右膝关节肿胀，局部有压痛。血液检查：活化部分凝血活酶时间（APTT）延长，凝血酶原时间（PT）正常。该患者出血最可能的原因是

A．纤维蛋白生成障碍　　　　　　B．凝血酶生成障碍

C．凝血活酶生成障碍　　　　　　D．纤维蛋白溶解亢进

【答案与解析】 3．C。该患者为青年男性，自幼外伤后易出血不止，可能与凝血功能障碍或血小板疾病有关。但该患者查体皮肤黏膜未见出血点和紫癜，血小板疾病的可能性小。血液检查显示活化部分凝血活酶时间（APTT）延长，凝血酶原时间（PT）正常，故该患者出血最可能的原因是凝血活酶生成障碍。

4．（2014年X型题）下列支持淋巴瘤分期为B组的临床表现有

A．盗汗　　　　　　　　　　　　B．3个月内体重减轻≥10%

C．发热38℃以上连续3天　　　　D．瘙痒

【答案与解析】 4．AC。淋巴瘤每个临床分期按全身症状的有无分为A、B二组。无症状者为A，有症状者为B。全身症状包括三个方面：①不明原因的发热大于38℃。②半年内体重减轻10%以上。③盗汗。

（5～7题共用题干）（2015年A型题）

女性，25岁。无明显诱因月经量增多2个月，出现牙龈出血2天入院，既往体健。查体：胸、腹部及四肢皮肤散在出血点和少量瘀斑，浅表淋巴结不大，牙龈少量渗血，心肺腹检查未见明显异常。血液检查：Hb 100g/L，RBC $3.3×10^9/L$，WBC $8.2×10^9/L$，PLT $9×10^9/L$，网织红细胞占比0.01。

5. 为警惕颅内出血的危险，查体中还应特别注意检查的是

A. 关节肿胀　　　　B. 血肿　　　　　　C. 鼻出血　　　　　D. 口腔血疱

6. 该患者最可能的诊断是

A. 再生障碍性贫血（AA）　　　　　　B. 伊文斯（Evans）综合征

C. 原发免疫性血小板减少症　　　　　D. 弥散性血管内凝血

7. 为确定诊断，首选的检查是

A. 白细胞分类　　　B. 骨髓检查　　　　C. 抗人球蛋白试验　D. 凝血功能

【答案与解析】 5. D。该患者为年轻女性，主要临床表现为出血和血小板计数减少，而白细胞计数正常，贫血可由月经量增多引起，其余检查均正常，诊断为原发性免疫性血小板减少症。轻度患者可表现为皮肤、黏膜出血，如瘀点、紫癜、瘀斑及外伤后止血不易等，鼻出血、牙龈出血亦很常见。重度患者出现广泛严重的皮肤、黏膜及内脏出血。颅内出血和口腔血疱都是重症的临床表现。6. C。原发免疫性血小板减少症（ITP）主要表现为血小板计数减少；AA和Evans综合征患者主要表现为全血细胞计数减少及骨髓增生低下；弥散性血管内凝血（DIC）是在许多疾病基础上继发的全身微血管

血栓形成，引起全身出血及微循环衰竭，而该患者无明显诱发因素。7．B。骨髓细胞学检查是ITP确诊的首选检查，主要表现为：①骨髓巨核细胞数量正常或增加。②骨髓巨核细胞发育成熟障碍。③有血小板形成的巨核细胞显著减少（占比＜0.30）。④红系及粒、单核系正常。

8．（2015年X型题）下列凝血因子中，如缺陷可引起APTT延长的有

A．纤维蛋白原　　　B．凝血酶原　　　C．凝血因子Ⅵ　　　D．凝血因子Ⅹ

【答案与解析】　8．ABD。APTT是内源性凝血途径较敏感和最为常用的筛选试验。内源性凝血途径异常，就会使APTT延长。纤维蛋白原、凝血酶原和凝血因子Ⅹ参与了内源性和外源性凝血途径。而因子Ⅶ是外源性凝血途径的凝血因子。

9．（2016年A型题）男性，15岁。左膝外伤后关节肿胀、疼痛2天。自幼外伤后易出血不止。查体：左膝关节处皮肤见一瘀斑，左膝关节肿胀，局部有压痛。该患者下列血液检查中最可能出现异常的是

A．凝血酶原时间（PT）　　　　　B．活化部分凝血活酶时间（APTT）

C．凝血酶时间（TT）　　　　　　D．纤维蛋白原测定

【答案与解析】　9．B。该患者为青年男性，左膝外伤后关节肿胀疼痛，皮肤瘀斑，一般认为，皮肤、黏膜出血点、紫癜等多为血管、血小板异常所致，而深部血肿关节出血等则提示与凝血障碍等有关。自幼外伤后易出血不止，考虑可能是血友病，主要影响内源性凝血途径。内源性凝血途径异常时APTT延长，PT、TT及纤维蛋白原测定正常。

10.（2016年A型题）男性，35岁。牙龈出血、皮肤瘀斑及间断鼻出血10天入院。既往体健。血常规：Hb 64g/L，WBC $10.5×10^9$/L，PLT $26×10^9$/L。骨髓增生明显活跃，可见细胞质中有较多颗粒及过氧化物酶（POX）染色强阳性的细胞，部分可见成堆Auer小体，计数此种细胞占比0.65。该患者临床最容易出现的并发症是

　　A．高尿酸性肾病　　　　　　　　　　B．弥散性血管内凝血

　　C．严重感染　　　　　　　　　　　　D．中枢神经系统白血病

【答案与解析】　10．B。该患者为青年男性，急性起病，以出血为主要临床表现。血常规白细胞计数增多，Hb浓度和血小板计数减少，骨髓细胞学检查有Auer小体，POX染色强阳性，因此诊断为急性早幼粒细胞白血病（APL）。早幼粒细胞可以释放出大量促凝物质，故容易发生DIC。

（11～13题共用题干）（2017年A型题）

　　女性，28岁。发热伴皮肤瘙痒1周。查体：体温（T）38.2℃，轻度贫血貌，右侧颈部及右锁骨上各触及数个肿大淋巴结，最大者为3cm×1.5cm，活动，无压痛，其余浅表淋巴结均未触及肿大。血液检查：Hb 90g/L，WBC $9.5×10^9$/L，中性粒细胞占比0.55，淋巴细胞占比0.35，PLT $110×10^9$/L，网织红细胞占比0.15。骨髓细胞学检查偶见里-施（RS）细胞。

　　11．该患者最可能的诊断是

　　A．慢性淋巴细胞白血病　　　　　　　B．结核性淋巴结炎

　　C．淋巴结转移肿瘤　　　　　　　　　D．淋巴瘤

12．对明确诊断最有意义的检查是

A．结核菌素试验　　B．淋巴结B超　　　　C．淋巴结活检　　　　D．骨髓活检

13．引起该患者贫血最可能的原因是

A．慢性疾病致铁代谢障碍　　　　　　B．骨髓内肿瘤细胞浸润

C．营养不良　　　　　　　　　　　　D．自身免疫异常

【答案与解析】 11．D。该患者为青年女性，发热伴皮肤瘙痒1周，右侧颈部及右侧锁骨上无痛性淋巴结进行性肿大，骨髓细胞学检查偶见RS细胞。诊断为霍奇金淋巴瘤（HL）。12．C。淋巴结活检是诊断HL的"金标准"。13．D。一般认为感染及免疫因素对HL起重要作用。

14．（2017年X型题）可引起PT延长而凝血酶时间（TT）正常的凝血因子缺陷有

A．纤维蛋白原　　　B．凝血酶原　　　　　C．凝血因子Ⅶ　　　　D．凝血因子Ⅷ

【答案与解析】 14．BC。PT是指在被检血浆中加入$Ca^{2+}$和组织因子或组织凝血活酶后，检测到的血浆凝固时间。PT延长见于先天性Ⅰ（纤维蛋白原）、Ⅱ（凝血酶原）、Ⅴ、Ⅶ、Ⅹ缺乏。TT是测定在受检血浆中加入标准化凝血酶溶液，到开始出现纤维蛋白丝所需要的时间。纤维蛋白原缺乏，TT和PT均会延长。凝血因子Ⅷ为内源性凝血途径的因子，不参与外源性凝血途径，因此，若缺乏凝血因子Ⅷ，则PT和TT均正常。

（15～17题共用题干）（2018年A型题）

女性，31岁。5天来无明显原因发现四肢皮肤出血点伴牙龈出血，1天来间断鼻出血。

查体见口腔颊黏膜血疱。急诊血液检查PLT 8×10⁹/L，临床诊断为原发免疫性血小板减少症（ITP）。

15．该患者应首选的紧急治疗不包括

A．静脉滴注地塞米松 　　　　　　　B．静脉滴注长春新碱

C．静脉滴注免疫球蛋白 　　　　　　D．血小板成分输血

16．目前的临床症状中，提示该患者颅内出血风险最大的表现是

A．四肢皮肤出血点 　　　　　　　　B．牙龈出血

C．口腔颊黏膜血疱 　　　　　　　　D．间断鼻出血

17．下列实验室检查结果支持该诊断的是

A．血清白细胞减少，血红蛋白正常 　　B．抗核抗体阳性，抗磷脂抗体阳性

C．凝血时间延长，血块收缩良好 　　　D．骨髓巨核细胞增多，产板型减少

【答案与解析】 15～17．B、C、D。患者青年女性，5天来间断性四肢皮肤出血和牙龈出血，查体见口腔黏膜血泡，PLT 8×10⁹/L，提示有颅内出血的可能性，需紧急处理。PLT＜20×10⁹/L，出血严重、广泛者，疑有或已发生颅内出血者等需要紧急处理，首选血小板成分输血，可迅速提高血小板数量防止颅内出血。同时还需静脉输注丙种球蛋白和大剂量甲泼尼龙。长春新碱为ITP常用的免疫抑制药，在糖皮质激素治疗无效时使用，不作为紧急治疗。第16、17题解析参见考研真题解析第5、7题解析。

18．（2018年X型题）Burkitt淋巴瘤的免疫表型有

A. CD3 阳性　　　　B. CD5 阳性　　　　C. CD20 阳性　　　　D. CD22 阳性

【答案与解析】 18. CD。Burkitt 淋巴瘤由形态一致的小无裂细胞组成。细胞大小介于大淋巴细胞和小淋巴细胞之间，胞质有空泡，核仁圆，侵犯血液和骨髓时即为 ALL L3 型。$CD20^+$，$CD22^+$，$CD5^-$。t（8；14）（q24；q32）与 MYC 基因重排有诊断意义，增生极快，是严重的侵袭性 NHL。在流行区儿童多见，颌骨累及是其特点；在非流行区，病变主要累及回肠末端和腹部脏器。

（19～21 题共用题干）（2019 年 A 型题）

男性，36 岁。左侧颈部淋巴结肿大 1 个月，在外院诊断为颈淋巴结结核，抗结核治疗半个月，效果不明显，自觉低热、盗汗。查体：T 38.1℃，双侧颈部和右侧腹股沟淋巴结肿大，最大者 2cm×3cm，均活动，无压痛，心肺（－），腹平软，肝脾肋下未及。血常规：Hb 126g/L，WBC $5.5×10^9$/L，PLT $175×10^9$/L。左侧颈部淋巴结活检发现 RS 细胞，诊断为淋巴瘤。

19. 根据目前的临床资料，该患者最可能的临床分期是

A. Ⅰ 期　　　　B. Ⅱ 期　　　　C. Ⅲ 期　　　　D. Ⅳ 期

20. 根据目前的全身症状确定为 B 组，还应询问的病史是

A. 有无皮肤瘙痒　　　　　　　B. 有无食欲缺乏

C. 有无体重减轻　　　　　　　D. 有无腹痛、腹泻

21. 对该患者首选的治疗是

A. 放射治疗　　　　　　　　　B. CHOP 方案化疗

C. MOPP方案化疗　　　　　　　　　　　　D. ABVD方案化疗

【答案与解析】 19. C。淋巴瘤的分期见表12-2。20. C。淋巴瘤根据全身症状分为A、B两组。凡无以下症状者为A组，有以下症状之一者为B组：①不明原因发热大于38℃。②盗汗。③半年内体重下降10%以上。21. D。淋巴结活检发现RS细胞，考虑为HL，治疗上主要采用化疗加放疗的综合治疗。ABVD方案的缓解率和5年无病生存率均优于MOPP方案，目前ABVD已成为HL的首选化疗方案。

22.（2022年A型题）女性，35岁。反复皮肤紫癜1年。半月来月经量较前明显增多。查体：四肢可见出血点、紫癜，心肺检查未见异常，肝脾肋下未触及。血常规：Hb 100g/L，WBC $7.6 \times 10^9$/L，PLT $24 \times 10^9$/L。骨髓细胞学检查在2cm×1.5cm片膜上见巨核细胞45个，未见产板型巨核细胞。该患者最可能的诊断是

A. 再生障碍性贫血　　　　　　　　　　　B. 原发免疫性血小板减少症

C. 过敏性紫癜　　　　　　　　　　　　　D. 骨髓增生异常综合征

【答案与解析】 22. B。参见考研真题解析第6题解析。

## 二、知识点总结

本周知识点考点频率统计见表12-1。

表12-1　淋巴瘤、浆细胞病、出血性疾病考点频率统计表（2012—2022年）

| 年　份 | 淋巴瘤 | | 多发性骨髓瘤 | 出血性疾病 | | |
|---|---|---|---|---|---|---|
| | NHL | HL | | 概述 | ITP | DIC |
| 2022 | | | | | √ | |
| 2021 | | | | | | |
| 2020 | | | | | | |
| 2019 | √ | | | | | |
| 2018 | | √ | | | √ | |
| 2017 | √ | | | √ | | |
| 2016 | | | | √ | | √ |
| 2015 | | | | √ | √ | |
| 2014 | √ | | | √ | | |
| 2013 | | | | | | |
| 2012 | | √ | | | | |

## （一）淋巴瘤

### 1. 霍奇金淋巴瘤

（1）病理：霍奇金淋巴瘤（HL）镜下特点是在炎症细胞背景下散在RS细胞及其变异型细胞，伴纤维化。

（2）临床表现：多见于青年。①淋巴结肿大。首发常是无痛性颈部或锁骨上淋巴结肿大，其次为腋下。②淋巴结外器官受累。少数HL可浸润器官组织或因深部淋巴结肿大压迫。③全身症状。发热、盗汗、瘙痒及消瘦等。可伴皮肤瘙痒。④其他。少见酒后致淋巴结疼痛。

（3）分期和分组：Ann Arbor分期见表12-2，适用于霍奇金淋巴瘤与非霍奇金淋巴瘤（NHL）。

表12-2　Ann Arbor分期

| 分　期 | | 受侵范围 |
|---|---|---|
| Ⅰ期 | Ⅰ | 单个淋巴结区域受累 |
| | Ⅰ E | 局灶性单个结外器官（Ⅰ E）受累 |
| Ⅱ期 | Ⅱ | 累及膈肌同侧的≥2个淋巴结区 |
| | Ⅱ E | 局部累及单个相关淋巴结外器官或部位及其区域淋巴结，伴或不伴横膈同侧其他淋巴结区域受累 |
| Ⅲ期 | Ⅲ | 横膈上下均有淋巴结受累 |
| | Ⅲ E | 伴相关淋巴结外器官或部位局部受侵 |
| | Ⅲ S | 伴脾累及 |
| | Ⅲ S＋E | 同时伴相关淋巴结外器官或部位局部受侵和脾累及 |
| Ⅳ期 | | 病变弥漫性或播散性侵及1个或多个结外器官或组织（如肝、骨髓、肺），伴或不伴淋巴结肿大 |

全身症状分组：无下列症状者为A组，有以下症状之一者为B组。①不明原因发热大于38℃。②盗汗。③半年内体重下降10%以上。

（4）诊断：淋巴结活检。

（5）治疗：放化疗综合治疗。ABVD（多柔比星、博来霉素、长春地辛、达卡巴嗪）方案首选化疗方案。

### 2. 非霍奇金淋巴瘤

（1）非霍奇金淋巴瘤的临床特点：①全身性。可发生在身体的任何部位，常伴B组症状。②多样性。NHL对各器官的压迫和浸润较HL多见。③随年龄增长而发病增多，男较女多。④除惰性淋巴瘤外，一般发展迅速。

（2）常见亚型：①弥漫性大B细胞淋巴瘤（DLBCL）。为最常见的一种类型，分为生发中心型与活化细胞型。抗CD20单克隆抗体可改善预后。②边缘区淋巴瘤（MZL）。属于"惰性淋巴瘤"，又分为结外黏膜相关淋巴组织边缘区淋巴瘤（MALT）、脾B细胞边缘区淋巴瘤、淋巴结边缘区淋巴瘤。MALT可有t（11；18）。③滤泡性淋巴瘤（FL）。属于"惰性淋巴瘤"，$CD10^+$，$bcl\text{-}6^+$，$bcl\text{-}2^+$，伴t（14；18）。④套细胞淋巴瘤（MCL）。属侵袭性淋巴瘤。$CD5^+$，伴t（11；14）（q13；q32）异常和Cyclin D1高表达。⑤Burkitt淋巴瘤/白血病（BL）。是严重的侵袭性NHL。由形态一致的小无裂细胞组成，侵犯血液和骨髓时即为ALL L3型。$CD20^+$，$CD22^+$，$CD5^-$，t（8；14）与MYC基因重排有诊断意义。在流行区儿童多见，颌骨累及是其特点；在非流行区，病变主要累及回肠末端和腹部脏器。

（3）治疗：化疗为主，化放结合的综合治疗。CHOP（环磷酰胺、多柔比星、长春新碱、泼尼松）方案最常用，不同亚型有不同方案。

**（二）多发性骨髓瘤**

多发性骨髓瘤（MM）是浆细胞恶性增殖性疾病，其特征为骨髓中克隆性浆细胞异常增生，绝大部分有单克隆免疫球蛋白或其片段（M蛋白）的分泌，常表现为骨痛、贫血、肾功能不全、感染和高钙血症。

**（三）出血性疾病概述**

**1. 出血特征**　皮肤黏膜出血点、紫癜等多为血管、血小板异常所致，而深部血肿、关节出血等则提示可能与凝血功能障碍有关。

**2. 辅助检查**

（1）筛选试验：①血管或血小板异常。出血时间（BT），血小板计数。②凝血异常。APTT，凝血酶原时间（PT），凝血酶时间（TT），纤维蛋白原浓度（FBG）等。TT只反映抗凝、纤维蛋白溶解系统问题，如纤维蛋白缺乏；PT反映外源性凝血系统功能；APTT反映内源性凝血系统功能。

（2）确诊试验：①血管异常。血管性血友病因子（vWF）、内皮素-1及凝血酶调节蛋白（TM）测定等。②血小板异常。血小板数量、形态，血小板黏附、聚集功能，血小板表面P-选择素、直接血小板抗原单克隆抗体固相检测等。③凝血异常。凝血第一阶段：测定FⅫ、Ⅺ、Ⅹ、Ⅸ、Ⅷ、Ⅶ、Ⅴ及组织因子（TF）等抗原及活性。凝血第二阶段：测定凝血酶原抗原及活性。凝血第三阶段：测定纤维蛋白原、异常纤维蛋白原、纤维蛋白单体、FⅩⅢ抗原及活性等。④抗凝异常。抗凝血酶（AT）抗原及活性或凝血酶-抗凝血酶复合物（TAT）测定；蛋白C（PC）、蛋白S（PS）及TM测定；FⅧ，C抗体测定；狼疮抗凝物或抗心磷脂抗体测定。⑤纤溶异常。硫酸鱼精蛋白副凝（3P）试验、纤维蛋白降解产物（FDP）、D-二聚体测定；纤溶酶原测定；组织型纤溶酶原激活物（t-PA）、纤溶酶原激活物抑制物（PAI）及纤溶酶-抗纤溶酶复合物（PIC）测定等。

常用的出、凝血试验在出血性疾病诊断中的意义见表12-3。

表12-3　常用的出、凝血试验在出血性疾病诊断中的意义

| 项　目 | 血管性疾病 | 血小板疾病 | 凝血异常性疾病 | | |
|---|---|---|---|---|---|
| | | | 凝固异常 | 纤溶亢进 | 抗凝物增多 |
| BT | 正常或异常 | 正常或异常 | 正常或异常 | 正常 | 正常 |
| 血小板计数 | 正常 | 正常或异常 | 正常 | 正常 | 正常 |
| PT | 正常 | 正常 | 正常或异常 | 正常或异常 | 正常或异常 |
| APTT | 正常 | 正常 | 正常或异常 | 正常或异常 | 正常或异常 |
| TT | 正常 | 正常 | 正常或异常 | 异常 | 异常 |
| 纤维蛋白原 | 正常 | 正常 | 正常或异常 | 异常 | 正常 |
| FDP | 正常 | 正常 | 正常 | 异常 | 正常 |

### 3. 防治

（1）病因防治：适用于获得性出血性疾病。①防治基础疾病。②避免接触、使用可加重出血的物质及药物，如血管性血友病、血小板功能缺陷症等，应避免使用阿司匹林、吲哚美辛、噻氯匹定等抗血小板药物。凝血障碍所致如血友病等，慎用华法林、肝

素等抗凝血药。

（2）止血治疗：①补充血小板和/或相关凝血因子。紧急时可输入新鲜血浆或新鲜冷冻血浆。根据病情酌情补充血小板悬液、纤维蛋白原、凝血酶原复合物、冷沉淀物等。②止血药物。收缩血管、增加毛细血管致密度、改善其通透性的药物（卡巴克络、曲克芦丁、垂体后叶素、维生素C、糖皮质激素等）；合成凝血相关成分所需物（维生素K）；抗纤溶药物（氨基己酸、氨甲苯酸）；促进止血因子释放的药物（去氨加压素）；重组活化因子Ⅶ（rFⅦa）；局部止血药物（凝血酶、巴曲酶、吸收性明胶海绵等）。③促血小板生成的药物。血小板生成素（TPO）、白介素-11。④局部处理。局部加压包扎、固定及手术结扎局部血管。

（3）其他治疗：①免疫治疗。免疫因素相关的出血性疾病，可用糖皮质激素、抗CD20单抗治疗。②血浆置换。血栓性血小板减少性紫癜（TTP）等，通过血浆置换去除抗体或相关致病因素。③手术治疗。脾切除、血肿清除、关节成形及置换等。④中医中药。⑤基因治疗。

**（四）原发免疫性血小板减少症**

原发免疫性血小板减少症（ITP）曾称特发性血小板减少性紫癜，是一种获得性自身免疫性疾病，由于患者对自身血小板抗原免疫失耐受，产生体液免疫和细胞免疫介导的血小板过度破坏与血小板生成受抑，导致血小板减少，伴或不伴皮肤黏膜出血。

**1. 临床表现**

（1）症状：成人起病隐袭，为反复皮肤黏膜出血（如瘀点、紫癜、瘀斑及外伤后止血不易、鼻出血、牙龈出血、月经过多）和乏力。严重内脏出血较少见。

（2）体征：皮肤紫癜、瘀斑、鼻出血、牙龈出血或口腔黏膜血泡。无肝、脾、淋巴结肿大。

## 2. 辅助检查

（1）血常规：血小板计数减少，伴正常细胞或小细胞低色素性贫血。

（2）出凝血及血小板功能检查：凝血功能正常，BT延长，束臂试验阳性。血小板功能正常。

（3）骨髓细胞学检查：巨核细胞数正常或增多，有成熟障碍，幼稚巨核细胞增多，产板型巨核细胞显著减少（占比＜0.30）。

（4）血清学检查：血浆血小板生成素（TPO）水平正常或轻度升高。抗血小板自身抗体（＋）。伴自身免疫性溶血性贫血（AIHA）（Evans综合征）的患者抗人球蛋白（Coombs）试验呈（＋），血清胆红素升高。

## 3. 诊断

（1）诊断要点：①至少2次检查血小板计数减少，血细胞形态无异常。②脾不大。③骨髓细胞学检查巨核细胞数正常或增多，有成熟障碍。④排除其他继发性血小板减少症。

（2）分型与分期：①新诊断的ITP。确诊后3个月以内。②持续性ITP。确诊后3～12个月，血小板持续下降。③慢性ITP。血小板下降持续超过12个月。④重症ITP：血小板计数＜$10 \times 10^9$/L，且存在需要治疗的出血或常规治疗中发生新的出血，需要采用其他升高血小板药物治疗或增加现有治疗的药物剂量。⑤难治性ITP。指对一线治疗药物、二线治疗中的促血小板生成药物及利妥昔单抗治疗均无效，或脾切除无效/术后

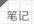

复发，进行诊断再评估仍确诊为ITP的患者。

**4. 治疗** 尚无根治的方法，治疗目的是降低病死率。

（1）一般治疗：血小板计数＜$20\times10^9$/L应严格卧床休息和制动。加用止血药及局部止血。

（2）观察：无明显的出血倾向，血小板计数＞$30\times10^9$/L，无手术、创伤，不从事增加出血危险的工作或活动者，需要观察和随访。

（3）新诊断患者的一线治疗：①糖皮质激素。首选。泼尼松1.0mg/（kg·d），需要减量和维持。大剂量地塞米松40mg/d×4d，不需减量和维持。②静脉输注丙种球蛋白。作用机制与封闭单核-巨噬细胞系统的Fc受体、抗体中和及免疫调节有关。主要用于ITP急症，不能耐受糖皮质激素或脾切除术前准备，合并妊娠期或分娩前。免疫球蛋白A（IgA）缺乏、糖尿病和肾功能不全者慎用。

（4）ITP的二线治疗：①药物治疗。促血小板生成药：用于糖皮质激素治疗无效或难治性ITP，常用重组人血小板生成素（rhTPO）、非肽类TPO类似物——艾曲泊帕及TPO拟肽——罗米司亭。抗CD20单克隆抗体（利妥昔单抗）。免疫抑制药：长春碱类、环孢素、硫唑嘌呤等。达那唑。②脾切除。常规糖皮质激素治疗4～6周无效、迁延6个月以上，或糖皮质激素维持量＞30mg/d或有糖皮质激素禁忌证者。

（5）急症处理：适用于脏器活动性出血或需要急诊手术的ITP（血小板计数＜$10\times10^9$/L）。①血小板输注。②静脉输注丙种球蛋白。③大剂量甲泼尼龙。④促血小板生成药物。⑤重组人活化因子Ⅶ。

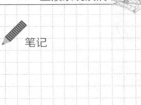

笔记

### （五）血友病

血友病是一组因遗传性凝血活酶生成障碍引起的出血性疾病，以阳性家族史、幼年发病、自发或轻度外伤后出血不止、血肿形成及关节出血为特征。包括血友病A和血友病B，前者常见，为FⅧ缺乏，导致内源性凝血途径障碍。后者为FⅨ缺乏造成的内源性凝血途径障碍。

### （六）弥散性血管内凝血

弥散性血管内凝血（DIC）是在许多疾病基础上，致病因素损伤微血管体系，导致凝血活化，全身微血管血栓形成，凝血因子大量消耗并继发纤溶亢进，引起以出血及微循环衰竭为特征的临床综合征。

## 拓展练习及参考答案

 拓展练习

【填空题】

1．霍奇金淋巴瘤首发症状常是（　　）。

2．Burkitt淋巴瘤最常见的异常核型为（　　）。

3．霍奇金淋巴瘤化疗首选（　　）方案。中、高度侵袭性非霍奇金淋巴瘤的标准治疗方案是（　　）方案。

4．新诊断的ITP的首选治疗方案为（　　）。

【判断题】

1．即便是早期的惰性淋巴瘤，也应该采用积极有效的强烈化疗以提高生存率。

2．原发性免疫性血小板减少症的发病机制是体液免疫和细胞免疫介导的血小板过度破坏，体液免疫

笔记

和细胞免疫介导的巨核细胞数量和质量异常，血小板生成不足。

3．血友病A不能合成足够量的FⅨ，造成内源性凝血途径障碍。

【名词解释】

1．Evans综合征

2．重症ITP

【选择题】

A型题

1．患儿女，4岁，发热、流涕1周后突然出现鼻出血，周身瘀斑，脾不大，血小板计数 $15 \times 10^9/L$，凝血时间正常，Coombs试验（－），骨髓细胞学检查示增生活跃，巨核细胞增多，幼稚巨核细胞占比0.52，产血小板型巨核细胞缺少。诊断为

A．过敏性紫癜　　　　　　　　　B．骨髓增生异常综合征　　　　　　C．急性白血病

D．急性ITP　　　　　　　　　　E．再生障碍性贫血

2．男性，60岁。发热、咳嗽、口腔溃疡1周，体温38.8℃，皮肤有大片瘀斑；血红蛋白浓度90g/L，白细胞计数 $10 \times 10^9/L$，中性粒细胞占比0.86，淋巴细胞占比0.11，未见幼稚细胞，血小板计数 $25 \times 10^9/L$。凝血酶原时间15s（对照12s），血清硫酸鱼精蛋白副凝试验弱阳性。该患者最重要的治疗是

A．化疗　　　　　　　　　　　　B．控制感染　　　　　　　　　　　C．糖皮质激素

D．输血　　　　　　　　　　　　E．肝素

3．凝血酶原时间异常表明下列哪些凝血因子可能有缺陷

A．Ⅱ、Ⅴ、Ⅶ、Ⅹ、Ⅺ　　　　　B．Ⅰ、Ⅱ、Ⅴ、Ⅷ、Ⅺ　　　　　C．Ⅶ、Ⅸ、Ⅹ、Ⅺ、Ⅻ

D．Ⅰ、Ⅱ、Ⅴ、Ⅶ、Ⅹ　　　　　E．Ⅰ、Ⅱ、Ⅴ、Ⅷ、Ⅸ

4．男性，34岁。周期性发热4个月，伴皮肤瘙痒，盗汗。查体：颈部、腋下、腹股沟淋巴结肿大，

无触痛，肝肋下2cm，脾肋下3.5cm，血红蛋白浓度120g/L，白细胞计数8.0×10⁹/L，血小板计数105×10⁹/L，如需明确诊断应做何检查

A. 腹部CT检查　　　　　　　B. 胸部CT检查　　　　　　C. 免疫球蛋白测定

D. 淋巴结活检　　　　　　　E. 骨髓细胞学检查

5. 关于霍奇金淋巴瘤的临床表现下列正确的是

A. 见于各年龄组，随年龄增长而发病增多

B. 脾大常见

C. 首见症状常是全身瘙痒

D. 饮酒后引起淋巴结疼痛，是HL特有的表现

E. 周期性发热见于绝大多数患者

B型题

（6～10题共用选项）

A. 病变仅限于淋巴结以外单一器官

B. 病变累及右侧颈、腋下和腹股沟淋巴结，伴发热，盗汗

C. 病变累及左腋下及腹股沟淋巴结并累及肝、骨髓

D. 病变累及右锁骨上淋巴结和左腋下

E. 病变累及右颈及腹股沟淋巴结，同时伴有脾累及

6. Ⅰ期淋巴瘤

7. Ⅱ期淋巴瘤

8. Ⅲ期A组淋巴瘤

9. Ⅲ期B组淋巴瘤

10. Ⅳ期淋巴瘤

X型题

11. 霍奇金淋巴瘤可有以下哪些表现

A. 脾大
B. 全身瘙痒
C. 无痛性淋巴结肿大

D. 周期性发热
E. 带状疱疹

12. 成人ITP实验室检查可发现

A. 凝血功能正常

B. 出血时间延长，血块收缩不良，束臂试验阳性

C. 血小板功能一般正常

D. 幼稚巨核细胞增加，产板型巨核细胞显著减少

E. 抗血小板自身抗体阳性

【问答题】

简述淋巴瘤的 Ann Arbor 分期。

✎ 参考答案

【填空题】

1. 无痛性淋巴结进行性肿大

2. t（8；14）

3. ABVD；CHOP

4. 糖皮质激素

【判断题】

1. ×　应观察等待。

2. √

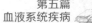

笔记

3．× FⅧ。

【名词解释】

1．Evans综合征　Evans综合征是AIHA及免疫性血小板减少同时发生或先后发生的一种疾病。

2．重症ITP　血小板计数＜$10 \times 10^9$/L，且存在需要治疗的出血或常规治疗中发生新的出血，需要采用其他升高血小板药物治疗或增加现有治疗的药物剂量的ITP患者。

【选择题】

A型题　1．D　2．B　3．D　4．D　5．D

B型题　6．A　7．D　8．E　9．B　10．C

X型题　11．ABCDE　12．ABCDE

【问答题】

答案见表12-2。

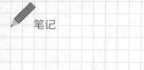

# 第六篇

# 内分泌和代谢性疾病

**笔记**

## 第13周　甲状腺功能亢进症、甲状腺炎、甲状腺功能减退症、库欣综合征

### 一、考研真题解析

1.（2012年A型题）甲状腺危象的处理中，不恰当的是

A. 首选丙硫氧嘧啶

B. 碘剂应在服用抗甲状腺药后使用

C. 使用糖皮质激素有助于增强应激能力

D. 高热时应选用水杨酸类解热镇痛抗炎药

【答案与解析】　1. D。甲状腺危象的处理措施有：①针对诱因治疗。②丙硫氧嘧啶。作用机制是抑制甲状腺激素合成和抑制外周组织中的三碘甲腺原氨酸（$T_3$）向甲状腺素（$T_4$）转换。③碘剂。作用机制是抑制甲状腺激素释放。④β受体阻断药。作用机

制是阻断甲状腺激素对心脏的刺激作用和抑制外周组织下 $T_4$ 向 $T_3$ 转换。⑤糖皮质激素。作用机制是防止肾上腺皮质功能减退。⑥在上述常规治疗效果不满意时，可选用腹膜透析、血液透析或血浆置换等措施迅速降低血浆甲状腺激素浓度。⑦降温。高热者予以物理降温，避免用水杨酸类药。

（2～4题共用题干）（2013年A型题）

女性，35岁，乏力，心悸1年余，近2个月症状加重，伴厌食、消瘦、手颤。查体：甲状腺弥漫性肿大，心率126次/分，心律齐。实验室检查：游离三碘甲腺原氨酸（$FT_3$）、游离甲状腺素（$FT_4$）显著增高，促甲状腺激素（TSH）降低。

2. 该患者最可能的诊断是

A. 格雷夫斯（Graves病）    B. 自身免疫性甲状腺炎

C. 多结节性毒性甲状腺肿    D. 亚急性甲状腺炎

3. 为进一步确诊，下列检查项目中意义重大的是

A. 促甲状腺激素受体抗体    B. $^{131}I$摄取率

C. 甲状腺B超        D. 放射性核素甲状腺显像

4. 对该患者治疗，首选的方法是

A. 手术治疗        B. 咪唑类药

C. 碘制剂         D. $^{131}I$治疗

【答案与解析】 2～4．A、A、B。患者临床具有典型的高代谢症状及体征。实验室检查$FT_3$、$FT_4$显著增高，TSH降低，符合甲状腺功能亢进症（简称甲亢）的临床诊断。

自身免疫性甲状腺炎、多结节性毒性甲状腺肿都可以出现甲状腺功能亢进症（简称甲亢）表现，但临床最常见的是Graves病，又称弥漫性毒性甲状腺肿（占80%以上），应首先考虑该病。亚急性甲状腺炎与病毒感染有关，临床症状有甲状腺区疼痛及触痛，且病程为自限性。为进一步确诊，促甲状腺激素受体抗体（TRAb）是最重要及最有价值的检查；$^{131}$I摄取率对甲状腺功能亢进具有辅助诊断价值；甲状腺B超主要用于甲状腺肿块的诊断；放射性核素甲状腺显像主要用于高功能腺瘤的诊断。应用抗甲状腺药是治疗的基础，尤其对未接受任何治疗的轻、中度患者，咪唑类为最常用的药物，应首选。如经药物治疗无效可选用$^{131}$I治疗。手术治疗仅适用于长期药物治疗无效、甲状腺有压迫症状等患者。碘制剂仅在术前或甲状腺危象患者应用。

5.（2013年A型题）库欣（Cushing）综合征一侧肾上腺皮质腺瘤，行单侧肾上腺皮质切除后，术后激素替代维持治疗一般需要多久

A．1周

B．1个月

C．2个月

D．6个月至1年以上

【答案与解析】 5．D。Cushing综合征肾上腺皮质腺瘤的治疗首选手术切除腺瘤，术后长期用氢化可的松或可的松作替代治疗，在肾上腺功能逐渐恢复时，可的松的剂量也随之递减，大多数患者于6个月至1年或更久可逐渐停用替代治疗。

（6～8题共用题干）（2014年A型题）

男性，46岁。有乏力、腰背痛2年，常有便秘，既往高血压病史5年。查体：腹部稍膨隆，四肢近端较细，胸椎X线提示有骨质疏松，B超显示左侧肾上腺可见一直径约

3.5cm肿物，临床拟诊为"库欣综合征"。

6. 上述描述中，对提示"库欣综合征"诊断意义不大的是

A. 腹部膨隆　　　　B. 高血压　　　　C. 便秘　　　　D. 骨质疏松

7. 为进一步确定"库欣综合征"诊断，最有价值的检查是

A. 肾上腺CT　　　　　　　　　　B. 小剂量地塞米松抑制试验

C. 大剂量地塞米松抑制试验　　　　D. 血促肾上腺皮质激素（ACTH）

8. 患者确诊为"肾上腺皮质腺瘤"，对该患者的治疗原则，正确的是

A. 手术切除＋终身激素替代治疗　　　B. 手术切除＋较长期激素替代治疗

C. 手术切除＋短期激素替代治疗　　　D. 单纯手术切除腺瘤

【答案与解析】 6. C。库欣综合征又称皮质醇增多症，其临床表现包括：向心性肥胖、肌无力、高血压、抵抗力弱、性功能障碍及代谢障碍。病程较久者出现骨质疏松。便秘不属于诊断库欣综合征的表现。7. B。库欣综合征与其他疾病的主要鉴别点：①皮质醇分泌增多，失去昼夜分泌节律（患者血皮质醇浓度早晨高于正常，晚上不明显低于清晨）。②不能被小剂量地塞米松抑制。③尿17-羟皮质类固醇增多。肾上腺CT主要用于肾上腺皮质增生或肿瘤的诊断。大剂量地塞米松抑制试验用于库欣病与其他类型的鉴别。酗酒兼有肝损害等疾病亦可出现血ACTH增高。8. B。肾上腺皮质腺瘤手术切除可获根治，术后需较长期使用激素作替代治疗，在肾上腺功能逐渐恢复时，激素的剂量也随之递减，大多数患者于6个月至1年或更久可逐渐停用替代治疗。

9.（2016年A型题）男性，31岁。3个月来感全身乏力、双手震颤，体重下降7kg。4小时前起床时感双下肢不能活动。既往体健。查体：心率120次/分。血液检查：$K^+$ 2.7mo/L，$Na^+$ 140.6mo/L，$Cl^-$ 105.1mmol/L，$HCO_3^-$ 25.3mmol/L。患者最可能的诊断是

A．家族性周期性瘫痪　　　　　　　　B．甲状腺毒症性周期性瘫痪

C．肾小管酸中毒　　　　　　　　　　D．原发性醛固酮增多症

【答案与解析】 9．B。该患者为青年男性，有乏力、手颤、体重下降、心动过速等症状，考虑为甲状腺功能亢进症。患者4小时前起床时感双下肢不能活动，伴低钾血症，支持甲状腺毒症性周期性瘫痪（TPP）的诊断。该患者为青年男性，无周期性瘫痪家族史。患者血$Na^+$、血$Cl^-$、$HCO_3^-$都正常，排除肾小管酸中毒。患者无高血压、夜尿增多等症状，排除原发性醛固酮增多症（PA）。

10．（2016年X型题）判断Graves眼病活动期的指标有

A．眼球运动时疼痛　　　　　　　　　B．复视

C．结膜充血　　　　　　　　　　　　D．突眼度

【答案与解析】 10．AC。Graves眼病（GO）活动期的指标包括：球后疼痛超过4周、4周内眼球运动时疼痛、眼睑发红、结膜发红、眼睑肿胀、球结膜水肿、泪阜肿胀、突眼度较上次增加＞2mm、任一方向眼球运动较上次减少5°和视力下降≥1行。

（11～13题共用题干）（2017年A型题）

女性，25岁。乏力、心悸、低热2周余。检查发现甲状腺弥漫肿大Ⅰ度，无触痛，心率110次/分。化验血$FT_3$、$FT_4$明显升高，TSH明显降低。

11. 临床最可能的诊断是

A. Graves病（GD）　　　　　　　　B. 亚急性甲状腺炎

C. 结节性甲状腺肿　　　　　　　　D. 自身免疫性甲状腺炎

12. 在下列选项中，对该患者首选的治疗是

A. $^{131}$I治疗　　　　　　　　　　B. 口服糖皮质激素

C. 口服甲巯咪唑　　　　　　　　　D. 口服非甾体抗炎药

13. 患者经治疗后，甲状腺激素水平仍较高，症状不缓解，下一步最恰当的处理是

A. $^{131}$I治疗　　　　　　　　　　B. 糖皮质激素加量

C. 改服碘剂治疗　　　　　　　　　D. 加服β受体阻断药

【答案与解析】　11. A。患者为青年女性，乏力、心悸、低热2周余。心率快，血FT$_3$、FT$_4$明显升高，TSH明显降低，诊断为GD。12. C。该患者甲状腺Ⅰ度肿大，临床症状不严重，可首选抗甲状腺药治疗，如口服甲巯咪唑。13. A。对抗甲状腺药过敏或药物治疗无效的GD患者，在无禁忌证的前提下，可使用$^{131}$I治疗。

（14、15题共用选项）（2017年B型题）

A. 丙硫氧嘧啶　　　B. 复方碘溶液　　　C. 普萘洛尔　　　D. 醋酸泼尼松

14. 能使甲亢患者甲状腺体积缩小、质地变硬的药物是

15. 能使甲亢患者甲状腺体积增大、充血的药物是

【答案与解析】　14. B。碘剂的作用在于抑制蛋白水解酶，减少甲状腺球蛋白的分解，从而抑制甲状腺腺素的释放，碘剂还能减少甲状腺的血流量，使腺体充血减少，因

而缩小变硬。15. A。硫脲类药物如丙硫氧嘧啶能使甲状腺肿大和动脉性充血，手术时极易发生出血，增加了手术的困难和危险。普萘洛尔、醋酸泼尼松对甲状腺体积无明显影响。

16.（2018年A型题）TPP的临床特点，正确的是

A. 多见于亚洲青年女性　　　　　　　　B. 与甲亢的严重程度相平行

C. 高碳水化合物饮食可诱发　　　　　　D. 为不对称性肢体软瘫

【答案与解析】 16. C。TPP在青年男性好发，发病诱因包括剧烈运动、高碳水化合物饮食、注射胰岛素等，病变主要累及下肢，以双侧对称性肌无力为主要表现，有低钾血症。TPP病程呈自限性，甲亢控制后可以自愈。与甲亢严重程度不一致。

（17～19题共用题干）（2018年A型题）

女性，40岁。发现甲状腺结节10年，近年来易出汗、心悸，渐感呼吸困难。查体：脉搏（P）104次/分，血压（BP）130/70mmHg，无突眼，甲状腺Ⅲ度肿大，结节状。心电图：窦性心律不齐。

17. 最可能的诊断是

A. 原发性甲亢　　　B. 单纯性甲状腺肿　　C. 继发性甲亢　　　　D. 桥本甲状腺炎

18. 确诊的主要根据是

A. 颈部CT　　　　　　　　　　　　　B. 血清$T_3$、$T_4$、TSH值

C. 甲状腺B超　　　　　　　　　　　　D. 颈部MRI

19. 首选的根治性治疗方法是

A. 抗甲状腺药治疗        B. 甲状腺大部切除术

C. 甲状腺全切术        D. 放射性同位素治疗

【答案与解析】 17. C。患者中年女性，先有甲状腺结节多年，后出现甲亢症状为继发性甲亢。原发性甲亢多表现为对称性弥漫性甲状腺肿，单纯性甲状腺肿没有甲状腺功能亢进症的表现，桥本甲状腺炎多为弥漫性对称性甲状腺肿，伴有甲状腺功能减退症（简称甲减）。18. B。确诊甲亢主要的检查为血清甲状腺功能测定。19. B。甲状腺大部切除术对中度以上的甲亢仍是目前最常用而有效的疗法，能使90%～95%的患者获得痊愈，手术死亡率低于1%。手术治疗指征为：①继发性甲亢或高功能腺瘤。②中度以上的原发性甲亢。③腺体较大，伴有压迫症状，或胸骨后甲状腺肿等类型甲亢。④抗甲状腺药物或 [131]I治疗后复发者或坚持长期用药有困难者。此外，鉴于甲亢对妊娠可造成不良影响，而妊娠又可能加重甲亢，因此，妊娠早、中期的甲亢患者凡具有上述指征者，仍应考虑手术治疗。抗甲状腺药治疗一般用于术前准备和首选治疗，甲状腺全切术一般适用于癌症患者，放射性同位素治疗一般用于术后辅助治疗。

20. （2019年A型题）女性，45岁。无痛性甲状腺肿大3个月。查体：甲状腺弥漫性肿大，触诊质地较硬、韧，表面光滑。血液检查：$T_3$、$T_4$略低于正常。最可能的诊断是

A. 单纯性甲状腺肿        B. 桥本甲状腺炎

C. 亚急性甲状腺炎        D. 甲状腺癌

【答案与解析】 20. B。桥本甲状腺炎即慢性淋巴细胞性甲状腺炎，属自身免疫性

甲状腺炎，多为无痛性弥漫性甲状腺肿，对称、质硬、表面光滑，多伴甲状腺功能减退症，较大腺肿可有压迫症状。单纯性甲状腺肿和甲状腺癌的甲状腺功能多正常。亚急性甲状腺炎为甲状腺的亚急性肉芽肿性炎症，多有上呼吸道感染史，甲状腺为有痛性结节状肿大，伴血清$T_3$、$T_4$浓度升高。

（21～23题共用题干）（2020年A型题）

女性，68岁。近1个月以来乏力、畏寒、胸闷、气短、记忆力明显减退，食欲缺乏，夜间喜高枕卧位。既往因心律失常服用胺碘酮治疗，有高脂血症、关节痛史。入院检查：T 35.9℃，P 84次/分，BP 100/85mmHg，高枕位，表情淡漠，皮肤干燥，睑结膜稍苍白，颈静脉充盈，甲状腺不大，双肺（－），心浊音界扩大，心律齐，$S_1$遥远，肝、脾触诊不满意，双下肢凹陷性水肿（＋），跟腱反射迟钝。

21．该患者应首先考虑的疾病诊断是

A．甲状腺功能减退症　　　　　　　　　B．扩张型心肌病

C．结核性心包炎　　　　　　　　　　　D．干燥综合征

22．为确诊疾病，最有价值的检查项目是

A．N末端脑钠肽前体（NT-proBNP）　　B．结核感染T细胞（T-SPOT TB）试验

C．甲状腺过氧化物酶自身抗体（TPOAb）　D．抗可溶性抗原（ENA）抗体谱

23．应选择的治疗是

A．口服糖皮质激素　　　　　　　　　　B．口服左甲状腺素

C．口服利尿药　　　　　　　　　　　　D．抗结核治疗

【答案与解析】 21．A。该患者为老年女性，出现乏力、畏寒、胸闷、气短、记忆力明显减退，食欲缺乏、心包积液、双下肢凹陷性水肿等症状，考虑为甲状腺功能减退症（简称甲减）。22．C。TPOAb对甲减诊断的敏感性和特异性高，对确诊意义最大。用于明确心力衰竭的严重程度及预后。T-SPOT TB试验是用于辅助诊断结核感染的检查。抗ENA抗体谱对结缔组织疾病诊断有重要意义。23．B。甲减治疗的目标是将血清TSH和甲状腺激素水平恢复到正常范围内，需要终身服用左甲状腺素。

24．（2020年X型题）Cushing综合征可出现的临床表现有

A．贫血 　　　　B．皮肤色素沉着 　　　C．病理性骨折 　　　D．精神异常

【答案与解析】 24．BCD。库欣综合征典型表现为向心性肥胖、满月脸、多血质外貌（不是贫血）、紫纹等，多为库欣病、肾上腺皮质腺瘤、异位ACTH综合征中的缓进型。重型患者主要特征为体重减轻、高血压、水肿、低钾性碱中毒，由于癌肿所致重症，病情严重，进展迅速，摄食减少。早期库欣综合征以高血压为主，可表现为均匀肥胖，向心性尚不典型。全身情况较好，尿游离皮质醇明显增高，以并发症就诊为主，如心力衰竭、脑卒中、病理性骨折、精神症状或肺部感染等。异位ACTH综合征及库欣病较重者，患者皮肤色素沉着、颜色加深。

（25～27题共用题干）（2021年A型题）

女性，30岁。多食、易饥、心悸、多汗，大便次数增多3个月，体重下降7kg，查体：皮肤湿润，弥漫性甲状腺Ⅱ度肿大，心率120次，心律不齐，期前收缩3～4次/分，实验室检查：TgAb（－），TPOAb（－），TRAb（＋），肝功能和血常规均正常。

25．该患者最可能的诊断

A．Graves 病　　　　　　　　　　　　B．结节性毒性甲状腺肿

C．桥本甲状腺炎　　　　　　　　　　　D．亚甲炎

26．最能确定诊断的指标

A．促甲状腺激素刺激阻断性抗体（TSBAb）（＋）

B．甲状腺球蛋白抗体 TgAb（－）

C．TPOAb（－）

D．TRAb（＋）

27．如果患者希望在 1 年内妊娠，首选治疗

A．对症治疗，首选美托洛尔　　　　　　B．首选 $^{131}$I

C．首选丙硫氧嘧啶　　　　　　　　　　D．首选左甲状腺素

【答案与解析】 25．A。该患者为年轻女性，有多食、易饥、多汗、体重下降等典型高代谢症状。甲状腺弥漫性Ⅱ度肿大，考虑为甲状腺功能亢进症。桥本甲状腺炎和亚急性甲状腺炎多表现为甲状腺功能减退症。由于患者甲状腺肿大为弥漫性，未触及结节，故不考虑结节性毒性甲状腺肿。结合心率、心律变化和实验室检查，诊断为 GD。26．D。GD 的特征性抗体是 TRAb，包括 TSAb（促甲状腺刺激性抗体）和 TSBAb。TSAb 是主要致病抗体。TgAb，TPOAb 是确定原发性甲减的病因和诊断自身免疫性甲状腺炎的主要指标。27．C。在妊娠期首选使用硫脲类抗甲状腺药，如丙硫氧嘧啶，应用美托洛尔主要用于术前准备或治疗心动过速。$^{131}$I 致畸作用尚无定论，但妊娠和哺乳期

女性禁用。故患者备孕期间不建议使用 $^{131}$I，患者甲亢未控制禁用甲状腺素。

（28～30题共用题干）（2022年A型题）

女性，25岁。易饥、多食、心悸，多汗伴大便次数增多3个月，体重下降7kg。查体：皮肤湿润，甲状腺Ⅱ度肿大。心率120次/分，心律不齐，期前收缩3～4次/分。双手震颤（＋）。实验室检查：血 $FT_3$ 增加， $FT_4$ 增加，TSH下降。肝功能、血常规正常。

28．对该患者诊断最有价值的检查结果是

A．TPOAb阳性　　　　　　　　　B．TgAb阳性

C．TPOAb和TgAb均阳性　　　　　D．TRAb阳性

29．给予患者甲巯咪唑10mg，每日2次治疗。2周后门诊复查：近3天来感咽痛，T38.2℃，咽部稍充血。血液检查：肝功能正常。外周血WBC $2.1×10^9$/L，中性粒细胞计数 $0.8×10^9$/L。考虑患者粒细胞计数下降最可能的原因是

A．疾病本身导致粒细胞计数减少　　B．急性病毒感染

C．甲巯咪唑引起粒细胞计数减少　　D．假性粒细胞计数减少

30．针对患者粒细胞计数减少，下列不合适的处理是

A．换用丙硫氧嘧啶100mg，每日3次　　B．停用甲巯咪唑

C．用白细胞升高药　　　　　　　　　　D．严密监测白细胞

【答案与解析】　28～30．D、C、A。第28题解析参见考研真题解析第25及26题解析。药物治疗甲亢导致粒细胞计数减少时，中性粒细胞计数低于 $1.5×10^9$/L应停药，也不应换另一种抗甲状腺药（ATD），因它们存在交叉反应。

## 二、知识点总结

本周知识点考点频率统计见表13-1。

**表13-1　甲状腺功能亢进症、甲状腺炎、甲状腺功能减退症与库欣综合征**
**考点频率统计表（2012—2022年）**

| 年　份 | 甲状腺功能亢进症 | | | | | | 甲状腺功能减退症 | 甲状腺炎 | 库欣综合征 |
| --- | --- | --- | --- | --- | --- | --- | --- | --- | --- |
| | 甲状腺危象 | GD | TPP | Graves眼病 | ATD | 继发性甲亢 | | | |
| 2022 | | √ | | | √ | | | | |
| 2021 | | √ | | | | | | | |
| 2020 | | | | | | | √ | | √ |
| 2019 | | | | | | | | √ | |
| 2018 | | | √ | | | | | | |
| 2017 | | √ | | | √ | | | | |
| 2016 | | | √ | √ | | | | | |
| 2015 | | | | | | | | | |
| 2014 | | | | | | | | | √ |
| 2013 | | √ | | | | | | | |
| 2012 | √ | | | | | | | | |

**（一）甲状腺功能亢进症**

甲亢是指甲状腺腺体本身产生甲状腺激素过多而引起的甲状腺毒症，其病因包括弥漫性毒性甲状腺肿（最常见病因，约占全部甲亢的80%）、结节性毒性甲状腺肿和甲状腺自主高功能腺瘤。

**1. 甲状腺自身抗体**　弥漫性毒性甲状腺肿（Graves病，GD）的特征性自身抗体是TRAb，其中包括TSAb、TSBAb。TSAb是GD的致病抗体。甲状腺自身抗体及临床意义见表13-2。

表 13-2　甲状腺自身抗体及临床意义

| 名　称 | 缩　写 | 临床意义 |
|---|---|---|
| 甲状腺过氧化物酶抗体 | TPOAb | 90%桥本甲状腺炎阳性，提示自身免疫 |
| 甲状腺球蛋白抗体 | TgAb | 60%桥本甲状腺炎阳性，提示自身免疫 |
| TSH受体抗体 | TRAb | 90%初发GD阳性，针对TSH受体 |
| 促甲状腺刺激性抗体 | TSAb | TRAb亚型，刺激甲状腺激素产生 |
| 促甲状腺刺激阻断性抗体 | TSBAb | TRAb亚型，阻断甲状腺激素产生 |

**2. 临床表现**

（1）症状：易激惹、烦躁、失眠、心悸、乏力、怕热、多汗、消瘦、食欲亢进、大便次数增多，可伴有周期性瘫痪（TPP，亚洲青壮年男性多见，有低血钾）和近端肌肉进行性无力（甲亢性肌病）。

（2）体征：①程度不等的甲状腺弥漫性肿大，质地中等（病史较久或食用含碘食物较多者可坚韧），无压痛，甲状腺上、下极可以触及震颤，闻及血管杂音。也有少数的患者甲状腺不肿大，特别是老年病人；结节性甲状腺肿伴甲亢可触及结节性肿大的甲状腺；甲状腺自主性高功能腺瘤可触及孤立结节。②心血管系统表现有心率增快、心脏扩大、心力衰竭、心律失常、心房颤动、脉压增大等。③少数患者下肢胫骨前皮肤可见黏液性水肿。

（3）眼部表现：一类为单纯性突眼，病因与甲状腺毒症所致的交感神经兴奋性增高有关；另一类为浸润性突眼即Graves眼病（GO）。单纯性突眼包括下述表现：眼球轻度突出，眼裂增宽，瞬目减少。浸润性突眼眼球明显突出，超过眼球突度参考值上限的3mm以上。GO临床活动状态评分（CAS）≥3分提示GO处于活动期，以下10项各为1分：①球后疼痛＞4周。②4周内眼球运动时疼痛。③眼睑充血。④结膜充血。⑤眼睑肿胀。⑥复视（球结膜水肿）。⑦泪阜肿胀。⑧突眼度较上次增加＞2mm。⑨任一方向眼球运动较上次减少5°。⑩视力较上次下降≥1行。

（4）甲状腺危象：过去也称甲亢危象，是甲状腺毒症急性加重的综合征，发生原因与甲状腺激素大量进入循环有关。多发生于较重甲亢未治疗或治疗不充分的患者。常见诱因有感染、手术、创伤、精神刺激等。临床表现有：高热或过高热、大汗、心动过速（＞140次/分）、烦躁、焦虑不安、谵妄、恶心、呕吐、腹泻，严重患者可有心力衰竭、休克及昏迷等。

3. 诊断

（1）甲亢的诊断：①高代谢症状和体征。②甲状腺肿大。③血清甲状腺激素水平升高、TSH降低。具备以上3项时诊断即可成立。

（2）GD的诊断：①甲亢诊断确立。②甲状腺弥漫性肿大（触诊和B超证实），少数病例可以无甲状腺肿大。③眼球突出和其他浸润性眼征。④胫前黏液性水肿。⑤TRAb、TPOAb阳性。以上标准中，①②项为诊断必备条件，③④⑤项为诊断辅助条件。

**4. 治疗**

（1）抗甲状腺药（ATD）：包括硫脲类和咪唑类两类，见表13-3，硫脲类包括丙硫氧嘧啶（PTU）和甲硫氧嘧啶等；咪唑类包括甲巯咪唑（MMI，他巴唑）和卡比马唑（甲亢平）等。ATD治疗是甲亢的基础治疗，但是单纯ATD治疗复发率高。ATD也用于手术和$^{131}$I治疗前的准备阶段。ATD适应证：①轻、中度病情。②甲状腺轻、中度肿大。③孕妇、高龄或由于其他严重疾病不适宜手术者。④手术前和$^{131}$I治疗前的准备。⑤手术后复发且不适宜$^{131}$I治疗者。⑥中至重度活动的GO患者。ATD的最佳停药指标是甲状腺功能正常和TRAb阴性。甲亢复发的因素包括男性、吸烟、甲状腺显著肿大、TRAb持续高滴度、甲状腺血流丰富等。复发可以选择$^{131}$I或者手术治疗。

药物副作用：①粒细胞缺乏症。定期检查外周血白细胞计数，监测患者的发热、咽痛临床症状尤为重要，因为粒细胞缺乏症可以在数天内发生。中性粒细胞计数＜$1.5×10^9$/L时应当停药。也不应当换用另外一种ATD，因为它们之间存在交叉反应。由于甲亢也可以引起白细胞计数减少，所以要区分是甲亢所致还是ATD所致，区别的办法是定期观察白细胞计数的变化。②皮疹。轻度皮疹可以给予抗组胺药，或者换用另外一种ATD。发生严重皮疹反应者需要停药，不能换用其他ATD，选择$^{131}$I或者手术治疗。③中毒性肝病。④血管炎。⑤胎儿皮肤发育不良。

表13-3　两类ATD的比较

| 鉴别点 | 硫脲类 | 咪唑类 |
|---|---|---|
| 常用药 | PTU | MMI |
| 特点 | 半衰期短（5小时），需6～8小时给药1次 | 半衰期长（6小时），每天单次使用即可发挥作用 |
| 作用 | 主要为抑制甲状腺激素的合成，并不抑制释放，在外周组织可抑制$T_4$转变为$T_3$，起效迅速。（甲状腺危象首选PTU，因PTU起效迅速） | 抑制甲状腺激素的合成，并不抑制释放，起效较慢，控制甲亢症状较慢 |
| 副作用 | 因PTU的肝毒性明显，故一般情况下首选MMI | 妊娠1～3个月首选PTU，因PTU致畸危险小 |

（2）[131]I：适应证如下。①甲状腺肿大Ⅰ度以上。②对ATD过敏。③ATD治疗或者手术治疗后复发。④甲亢合并心脏病。⑤甲亢伴白细胞计数减少、血小板计数减少或全血细胞计数减少。⑥甲亢合并肝、肾等脏器功能损害。⑦拒绝手术治疗或者有手术禁忌证。⑧浸润性突眼。对轻度和稳定期的中、重度GO可单用[131]I治疗，对活动期患者，可以加用糖皮质激素。妊娠和哺乳期禁止放射碘治疗。

（3）手术治疗：适应证如下。①甲状腺肿大显著且有压迫症状。②中、重度甲亢，长期服药无效或停药复发，或不能坚持服药者。③胸骨后甲状腺肿。④细针穿刺细胞学检查证实甲状腺癌或者怀疑恶变。⑤ATD治疗无效或者过敏的妊娠患者，手术需要在妊娠4～6个月施行。

（4）甲状腺危象的治疗：①针对诱因治疗。②抗甲状腺药物PTU 500～1000mg，首次口服，后每次250mg、每4小时口服1次。③碘剂一般服用PTU 1小时后开始服用。

其作用机制是抑制甲状腺激素释放。④β受体阻断药。其作用机制是阻断甲状腺激素对心脏的刺激作用和抑制外周组织$T_4$向$T_3$转换。⑤糖皮质激素。其作用机制是防止和纠正肾上腺皮质功能减退。⑥在上述常规治疗效果不满意时，可选用腹膜透析、血液透析或血浆置换等措施迅速降低血浆甲状腺激素浓度。⑦降温。高热者予物理降温，避免用水杨酸类药物。⑧其他支持治疗。

### （二）甲状腺功能减退症

**1. 临床表现**　发病隐匿，病程较长，不少患者缺乏特异症状和体征。症状主要表现以代谢率减低和交感神经兴奋性下降为主。病情轻的早期患者可以没有特异症状。典型患者畏寒、乏力、手足肿胀感、嗜睡、记忆力减退、少汗、关节疼痛、体重增加、便秘、女性月经紊乱，或者月经过多、不孕。典型患者常见体征可有表情呆滞、反应迟钝、声音嘶哑、听力障碍、面色苍白、颜面和/或眼睑水肿、唇厚舌大、常有齿痕，皮肤干燥粗糙、脱皮屑、皮肤温度低、水肿、手（足）掌皮肤可呈姜黄色、毛发稀疏干燥、跟腱反射时间延长、脉率缓慢。少数患者出现胫前黏液性水肿。本病累及心脏可以出现心包积液和心力衰竭。重症患者可发生黏液性水肿昏迷。

**2. 治疗**　需终身用左甲状腺素。治疗目标是将血清TSH和甲状腺激素水平恢复到正常范围内。每4～6周测定激素指标。治疗达标后需要每6～12个月复查1次激素指标。

### （三）甲状腺炎

亚急性甲状腺炎又称为肉芽肿性甲状腺炎、巨细胞性甲状腺炎和de Quervain甲状腺炎，是最常见的痛性甲状腺疾病，是一种与病毒感染有关的自限性甲状腺炎，绝大多数可以治愈，一般不遗留甲状腺功能减退症。

自身免疫性甲状腺炎（AIT）和Graves病都属于自身免疫性甲状腺病。它们的共同特征是血清存在针对甲状腺的自身抗体，甲状腺存在浸润的淋巴细胞。但是甲状腺炎症的程度和破坏的程度不同，Graves病的甲状腺炎症较轻，以TSAb引起的甲亢表现为主；AIT则是以甲状腺的炎症破坏为主，严重者发生甲减。其中，桥本甲状腺炎是AIT的经典类型，表现为甲状腺显著肿大，50%伴临床甲减。

### （四）库欣综合征

库欣综合征为各种病因造成肾上腺分泌过多糖皮质激素（主要是皮质醇）所致病症的总称，其中最多见者为垂体促肾上腺皮质激素（ACTH）分泌亢进所引起的临床类型，称为库欣病。

#### 1. 病因分类

（1）依赖ACTH的库欣综合征，如库欣病指垂体ACTH分泌过多，伴肾上腺皮质增生，垂体多有微腺瘤，少数为大腺瘤，也有未能发现肿瘤者。

（2）不依赖ACTH的库欣综合征，如肾上腺皮质腺瘤。

#### 2. 临床表现

（1）向心性肥胖、满月脸、多血质外貌。

（2）全身肌肉及神经系统：肌无力，下蹲后起立困难。常有不同程度的精神、情绪变化，如情绪不稳定、烦躁、失眠，严重者精神变态，个别可发生类偏狂。

（3）皮肤表现：皮肤薄，微血管脆性增加，轻微损伤即可引起瘀斑。常于下腹部、大腿内外侧等处出现紫纹。

（4）心血管表现：高血压常见，伴有动脉硬化，尤其是肾小球动脉硬化。长期高血压可并发左心室肥大、心力衰竭和脑血管意外。由于凝血功能异常、脂代谢紊乱，易发生动静脉血栓，使心血管并发症的发生率增加。

（5）对感染抵抗力减弱：肺部感染多见；化脓性细菌感染不容易局限化，可发展成蜂窝织炎、菌血症，出现感染中毒症状。患者在感染后，炎症反应往往不显著，易被漏诊。

（6）性功能障碍。

（7）代谢障碍：类固醇性糖尿病、低钾性碱中毒（主要见于肾上腺皮质癌和异位ACTH综合征）。

**3. 辅助检查** 见表13-4。

表13-4　不同病因库欣综合征的实验室及影像学检查

| 项　目 | 垂体性库欣病 | 肾上腺皮质腺瘤 | 肾上腺皮质癌 | 异位ACTH综合征 |
|---|---|---|---|---|
| 尿17-羟皮质类固醇 | 中度增多，55～83μmol/24h | 同库欣病 | 明显增高，110～138μmol/24h | 较肾上腺癌更高 |
| 尿17-酮皮质类固醇 | 中度增多 | 可为正常或增高 | 明显增高 | 明显增高 |
| 血、尿皮质醇 | 轻中度升高 | 轻中度升高 | 重度升高 | 较肾上腺癌更高 |
| 大剂量地塞米松抑制试验 | 多数能被抑制，少数不能被抑制 | 不能被抑制 | 不能被抑制 | 不能被抑制，少数可被抑制 |

笔记

**续 表**

| 项　目 | 垂体性库欣病 | 肾上腺皮质腺瘤 | 肾上腺皮质癌 | 异位ACTH综合征 |
|---|---|---|---|---|
| 血浆ACTH测定 | 清晨略高于正常，晚上不像正常那样下降 | 降低 | 降低 | 明显增高，低度恶性者可轻度升高 |
| ACTH兴奋试验 | 有反应，高于正常 | 约半数无反应，半数有反应 | 绝大多数无反应 | 有反应，少数异位ACTH无反应 |
| 低钾性碱中毒 | 严重者可有 | 无 | 常有 | 常有 |
| 蝶鞍区断层摄片、CT、MRI | 大多显示微腺瘤，少数为大腺瘤 | 无垂体瘤表现 | 无垂体瘤表现 | 无垂体瘤表现 |
| 肾上腺超声检查、CT、MRI | 双侧肾上腺增大 | 显示肿瘤 | 显示肿瘤 | 双侧肾上腺增大 |

**4. 鉴别诊断**　见表13-5。

表13-5　肥胖症与皮质醇增多症的鉴别

| 鉴别点 | 肥胖症（单纯性肥胖） | 皮质醇增多症 |
|---|---|---|
| 尿游离皮质醇 | 不高 | 高 |
| 血皮质醇昼夜节律 | 有 | 无 |
| 小剂量地塞米松抑制试验 | 可被抑制 | 不能被抑制 |
| 高血压、糖耐量减低、痤疮、多毛 | 可有 | 可有 |

**5. 治疗**

（1）库欣病：①垂体微腺瘤首选经蝶窦垂体微腺瘤切除术。②垂体微腺瘤不能切除者可选择一侧肾上腺全切＋另一侧大部或全切，术后激素替代治疗＋垂体放疗。

（2）肾上腺皮质腺瘤：手术切除可根治，术后长期激素替代治疗6个月至1年或更久可逐渐停用。

## 拓展练习及参考答案

### 拓展练习

【填空题】

1. 抗甲状腺药可分为（　　）和（　　）。

2. 库欣综合征按病因分类可分为（　　）和（　　）。

【判断题】

1. 甲状腺素主要用于甲状腺功能低下的替代补充疗法。

2. 普萘洛尔是硫脲类抗甲状腺药。

【名词解释】

1. 库欣综合征

2. 甲状腺危象

【选择题】

A型题

1. 女性，17岁。疲乏无力，心烦易怒，怕热多汗半年。易饿，体重下降11kg。月经量减少，经期仅1～2天。BP 140/70mmHg，皮肤微潮，手有细颤，轻微突眼，甲状腺弥漫性肿大，质软，无触痛。

笔记

最可能的检查结果是

A. FT₃及FT₄升高      B. TSH升高      C. 甲状腺碘¹³¹摄取率降低

D. 继发性垂体功能降低      E. 血糖升高

2. 女性,60岁。心悸、多汗、消瘦2年。症状加重伴咽痛、发热1周。恶心、呕吐、腹泻1天。查体: T 40.2℃,P 180次/分,大汗淋漓,甲状腺弥漫性Ⅲ度肿大,可闻及血管杂音。不适当的处理措施是

A. 抗甲状腺药      B. 复方碘溶液      C. 积极控制感染

D. 糖皮质激素      E. 使用阿司匹林降温

3. 甲亢心脏病最常见的心律失常是

A. 窦性心动过缓      B. 室性期前收缩      C. 房室传导阻滞

D. 体位性低血压      E. 心房颤动

4. 高血压合并甲亢首选的抗高血压药是

A. 血管紧张素转换酶抑制药      B. 钙通道阻滞药      C. 利尿药

D. 受体阻断药      E. β受体阻断药

5. 关于原发性甲状腺功能减退症替代治疗,不正确的是

A. 从小剂量开始逐渐增至最佳剂量

B. 替代过程中需要定期监测

C. 替代用量应注意个体化

D. 确诊后即刻足量替代

E. TSH是评价疗效的最佳指标

6. 女性,40岁。肥胖、高血压、闭经2年。查体:BP 160/90mmHg,向心性肥胖、脸圆、多血质外貌,腹部可见宽大紫纹。血糖1.8mmol/L。该患者最可能的诊断是

A. 库欣综合征 　　　　　　B. 糖尿病 　　　　　　C. 代谢综合征

D. 肥胖症 　　　　　　　　E. 高血压

7. 库欣综合征分泌过多的激素是

A. 醛固酮 　　　　　　　　B. 肾上腺素 　　　　　　C. 皮质醇

D. 去甲肾上腺素 　　　　　E. 肾素

B型题

（8、9题共用选项）

A. 小剂量地塞米松抑制试验 　　B. 大剂量地塞米松试验 　　C. 血清皮质醇测定

D. 血清醛固酮测定 　　　　　　E. 口服葡萄糖耐量试验（OGTT）

8. 适用于库欣综合征定性的检查是

9. 有助于了解原发性醛固酮增多症病变部位的检查是

X型题

10. 正常甲状腺分泌的激素有

A. $T_4$ 　　　　　　　　　B. 降钙素 　　　　　　C. $T_3$

D. 血清素 　　　　　　　　E. 生长激素

【问答题】

1. 简述Graves病抗甲状腺药治疗的适应证。

2. 如何鉴别库欣综合征与单纯性肥胖？

✎ 参考答案

【填空题】

1. 硫脲类；咪唑类

2．依赖ACTH的库欣综合征；不依赖ACTH的库欣综合征

【判断题】

1．√

2．× 普萘洛尔是β受体阻断药，也是甲亢和甲状腺危象时的辅助治疗药物。

【名词解释】

1．库欣综合征 为各种病因造成肾上腺分泌过多糖皮质激素（主要是皮质醇）所致病症的总称，其中最多见者为垂体促肾上腺皮质激素（ATCH）分泌亢进所引起的临床类型，称为库欣病。

2．甲状腺危象 是甲状腺毒症急性加重的一个综合征，发生原因可能与循环内甲状腺激素水平增高有关。多发生于较重甲亢未予治疗或治疗不充分的患者。常见诱因有感染、手术、创伤、精神刺激等。可表现为高热或过高热，大汗、心动过速、烦躁、焦虑不安、谵妄、恶心、呕吐、腹泻，严重可有心力衰竭、休克和昏迷等。

【选择题】

A型题 1．A 2．E 3．E 4．E 5．D 6．A 7．C

B型题 8．A 9．B

X型题 10．ABC

【问答题】

1．答案见知识点总结（一）3（1）。

2．答案见表13-5。

# 第14周 糖尿病、原发性醛固酮增多症、嗜铬细胞瘤

## 一、考研真题解析

1.（2012年A型题）在糖尿病酮症酸中毒的治疗中，最关键的措施是

A. 补充液体
B. 小剂量胰岛素治疗
C. 纠正酸中毒
D. 补钾

【答案与解析】 1．A。糖尿病酮症酸中毒（DKA）患者治疗原则为：尽快补液以恢复血容量、纠正失水状态；降低血糖；纠正电解质及酸碱平衡紊乱；同时积极寻找和消除诱因，防治并发症，降低病死率。其中补液是治疗的关键环节。只有在有效组织灌注改善、恢复后，胰岛素的生物效应才能充分发挥。基本原则为"先快后慢，先盐后糖"。轻度脱水不伴酸中毒者可以口服补液，中度以上的DKA患者须进行静脉补液。通常先使用生理盐水。临床常采用小剂量胰岛素疗法来降低血糖、抑制脂肪分解和酮体生成。若合并严重酸中毒，pH＜7.1，$HCO_3^-$＜5mmol/L，需补碱治疗。DKA患者均有不同程度失钾，应注意补钾。

（2～4题共用题干）（2012年A型题）

男性，30岁。2个月来自觉乏力、口渴、夜尿增多，1周前因劳累感、乏力症状明显加重，伴下肢无力、行走困难，来院检查发现血压增高。既往体健，无饮酒嗜好，无

高血压病家族史。查体：血压（BP）160/90mmHg，心肺腹均未见阳性体征。尿常规：比重1.011，蛋白（＋/－）。心电图可见高U波。

2. 该患者最可能的诊断是

A. 原发性高血压　　　　　　　　　　B. 肾性高血压

C. 糖尿病并发高血压　　　　　　　　D. 原发性醛固酮增多症

3. 为进一步明确病情，首选的检查是

A. 肾功能检查　　　　　　　　　　　B. 超声心动图检查

C. 血、尿电解质检查　　　　　　　　D. 糖化血红蛋白检查

4. 下列对该患者治疗不恰当的药物是

A. 氨苯蝶啶　　　　B. 氨氯地平　　　　C. 螺内酯　　　　D. 呋塞米

【答案与解析】 2. D。该患者来院检查发现血压增高（160/90mmHg），同时伴下肢无力、行走困难、心电图可见高U波等低钾表现，因此该患者可能的诊断是原发性醛固酮增多症（PA）。原发性高血压常见于中老年人，血钾正常。肾性高血压常表现为先有长期肾病病史，后有高血压、尿量减少、血钾增高。因题干未提及血糖水平高低，因此不考虑糖尿病并发高血压。3. C。PA典型的特点是高血压、低血钾和高尿钾，故首选血、尿电解质检查，以监测血钾及尿钾情况。4. D。呋塞米为强利尿药，在利尿同时大量排钾，加重低钾血症，所以治疗不应选用呋塞米。

5.（2013年A型题）原发性醛固酮增多症首选的治疗方法是

A. 手术治疗　　　　　　　　　　　　B. 螺内酯

C．氨苯蝶啶　　　　　　　　D．血管紧张素转换酶抑制药

【答案与解析】 5．B。PA是由于醛固酮分泌增多引起的疾病，临床有高血压和低钾血症，螺内酯作为醛固酮受体阻断药常首选用于PA的治疗。氨苯蝶啶虽然有保钾作用，血管紧张素转换酶抑制药虽然有降压作用，但一般不用于PA的首选治疗；手术治疗主要用于根治醛固酮腺瘤，术前亦应选螺内酯做术前准备。

6．（2013年A型题）男性，82岁。体型较消瘦，3个月前口服葡萄糖耐量试验诊断为糖尿病，平时空腹血糖6.5～7.2mmol/L，餐后2小时血糖12～14mmol/L，有冠心病、心力衰竭病史10年，结肠癌术后5年。为控制血糖，应首选的药物是

A．二甲双胍　　　B．阿卡波糖　　　C．胰岛素　　　D．那格列奈

【答案与解析】 6．D。该老年男性患者，最近新诊断糖尿病，考虑为2型糖尿病（T2DM），体型较消瘦，空腹血糖基本正常。主要以餐后血糖增高为主，应首选的药物是那格列奈，该药为格列奈类口服降糖药，作用于胰岛β细胞上的$K_{ATP}$，是一类快速作用的促胰岛素分泌药，较适用于以餐后血糖增高为主的老年T2DM患者，低血糖的发生率低。阿卡波糖为α-葡萄糖苷酶抑制药，通过抑制小肠黏膜刷状缘的α-葡萄糖苷酶，延缓碳水化合物的吸收，而降低餐后高血糖。因此那格列奈、阿卡波糖均可用于降低餐后高血糖，但阿卡波糖能显著降低T2DM患者体重和体重指数（BMI），故首选用于肥胖型餐后高血糖。该患者尚无使用胰岛素的指征，二甲双胍通常不用于体型较消瘦的患者。

7．（2013年X型题）有双侧肾上腺皮质增生，并可引起高血压、低血钾的疾病包括

A．原发性醛固酮增多症 　　　　B．假性醛固酮增多症
C．库欣（Cushing）病 　　　　D．嗜铬细胞瘤

【答案与解析】 7．AC。虽然多数PA由一侧肾上腺皮质腺瘤所致，但有15%～40%的患者是由双侧肾上腺皮质增生引起。Cushing病是指垂体促肾上腺皮质激素（ACTH）分泌过多伴肾上腺皮质增生，促使肾上腺分泌过多皮质醇。上述两种病变临床均可出现高血压、低血钾。假性醛固酮增多症，又称利德尔（Liddle）综合征为常染色体显性遗传疾病，临床可出现高血压、低血钾，但其病因与肾上腺皮质激素无关。嗜铬细胞瘤为肾上腺髓质疾病，可出现高血压伴低血钾。

8．（2014年A型题）女性，35岁。1个月前与人争吵后开始出现口渴、多饮，体重下降3kg，既往无糖尿病史，体重指数21，空腹血糖15.9mmol/L，尿酮体（＋＋）。最适合的治疗是

A．使用胰岛素 　　　　B．使用双胍类药物
C．使用磺酰脲类药物 　　　　D．使用磺酰脲类加双胍类药物

【答案与解析】 8．A。该患者为青年女性，出现口渴、多饮、体重减轻。空腹血糖＞11mmol/L伴酮尿，可诊断为糖尿病酮症酸中毒。此时应采用小剂量短效胰岛素治疗。

9．（2014年A型题）原发性醛固酮增多症最常见和最早出现的临床表现是

A．低血钾症 　　B．高血压 　　C．周期性瘫痪 　　D．心律失常

【答案与解析】 9．B。高血压是PA最常见和最早出现的临床表现。过量醛固酮引

起潴钠、排钾和细胞外液扩张，血容量增多，血管壁内及血液循环钠离子浓度增加，血管对去甲肾上腺素的反应加强等引起高血压。

10.（2014年X型题）关于糖尿病的检查，下列提法正确的有

A．全血血糖高于血浆血糖

B．糖化血红蛋白（HbA1c）主要反映近2～3个月血糖总水平

C．胰岛素和C肽测定有助于糖尿病诊断

D．注射胰岛素的患者可通过测定C肽水平反映胰岛功能状况

【答案与解析】 10．BD。血糖升高是诊断糖尿病的主要依据，又是判断糖尿病病情和控制情况的主要指标。血糖水平反映的是瞬间血糖状态。常用葡萄糖氧化酶法测定，抽取静脉血或取毛细血管血。测定时可用血浆、血清或全血，如血细胞比容正常，血浆、血清血糖数值可比全血血糖数值升高15%。诊断糖尿病时必须用静脉血浆测定血糖。HbA1c是葡萄糖或其他糖与Hb的氨基发生非酶促反应（不可逆的蛋白糖化反应）的产物，其量与血糖浓度呈正相关。由于红细胞在血液循环中的寿命约为120天，因此HbA1c反映患者近8～12周平均血糖水平。胰岛素和C肽释放试验可反映基础和葡萄糖介导的胰岛素释放功能，但胰岛素测定受血清中胰岛素抗体和外源性胰岛素干扰，故无法协助诊断糖尿病，而C肽测定不受血清中的胰岛素抗体和外源性胰岛素影响，可反映胰岛功能状况。

11.（2015年A型题）关于糖尿病视网膜病变，下列叙述不正确的是

A．当出现增殖性视网膜病变时常合并有糖尿病肾病

B．严格控制血糖有助于延缓视网膜病变的发生和发展

C．严格控制血压有助于延缓视网膜病变的发生和发展

D．当出现视网膜病变时，应尽早行激光治疗

【答案与解析】 11．D。糖尿病视网膜病变属于微血管病变，高血糖、高血压、血脂异常、吸烟、胰岛素抵抗等是其主要危险因素。严格控制危险因素有助于延缓视网膜病变的发生和发展。将糖尿病视网膜病变分为六期。Ⅰ期：微血管瘤、小出血点。Ⅱ期：出现硬性渗出。Ⅲ期：出现棉絮状软性渗出。Ⅰ～Ⅲ期：非增殖期视网膜病变（NPDR）。Ⅳ期：新生血管形成，玻璃体积血。Ⅴ期：玻璃体机化。Ⅵ期：牵拉性视网膜脱离、失明。Ⅳ～Ⅵ期：增殖期视网膜病变（PDR），常伴糖尿病肾病及神经病变。重度NPDR应尽早接受视网膜光凝治疗；PDR患者存在威胁视力情况时应尽早行玻璃体切割手术。

12．（2015年A型题）经肾排泄最少，可在轻中度肾功能不全情况下使用的磺酰脲类药物是

A．格列本脲　　　B．格列喹酮　　　　C．格列吡嗪　　　　D．格列美脲

【答案与解析】 12．B。格列喹酮代谢绝大部分经胆道消化系统排泄，肾排泄少，适用于轻中度肾功能不全。重度肾功能不全时，格列喹酮不宜使用。

（13～15题共用题干）（2015年A型题）

女性，72岁。6天前进食后出现腹泻，呈稀水样，每日7～8次，伴恶心、呕吐，当地医院给予输注葡萄糖等治疗后，感口干加重、尿量增多。1天来反应渐迟钝、淡漠，

既往有脑梗死病史，曾有血糖增高史。查体：BP 90/50mmHg，嗜睡状，呼吸正常，即刻查血糖35.3mmol/L。

13. 该患者最可能的诊断是

A. 糖尿病酮症酸中毒        B. 高渗高血糖综合征

C. 急性胃肠炎合并脱水       D. 水、电解质紊乱

14. 为明确该诊断做进一步检查，最有价值的项目是

A. 有效血浆渗透压         B. 尿酮体

C. 血气分析              D. 血电解质

15. 下列的治疗措施中不恰当的是

A. 开始24小时补液量可达6000～10 000ml

B. 胰岛素静脉输注速度一般为0.1U/（kg·h）

C. 开始可先大量输入低渗盐水

D. 血压偏低，可先给予输血浆

【答案与解析】 13. B。该患者为老年女性，有血糖增高史，输注葡萄糖后诱发，主要临床表现为口渴、多尿、嗜睡、血压低，呼吸正常。实验室检查示血糖大于33.3mmol/L，诊断为高血糖高渗状态。糖尿病酮症酸中毒伴有深大呼吸及呼气烂苹果味，极少出现意识障碍。急性胃肠炎合并脱水和水、电解质紊乱不会出现血糖增高。14. A。血糖大于33.3mmol/L，有效血浆渗透压大于等于320mOsm/L，即可诊断为高渗高血糖综合征。故最有价值的确诊检查为有效血浆渗透压。15. C。补液是

本病治疗的关键环节。基本原则为"先快后慢，先盐后糖"，开始24小时补液量可达6000～10 000ml。开始时输等渗液，避免引起溶血，有利于恢复血容量。休克患者应予输血浆或全血。开始治疗时不能给予葡萄糖液，当血糖下降至16.7mmol/L时改用5%葡萄糖液。目前均采用小剂量短效胰岛素静脉滴注，速度为0.1U/（kg·h）。

16.（2015年X型题）嗜铬细胞瘤的心血管系统临床表现可有

　　A．间歇性高血压　　B．持续性高血压　　　C．直立性低血压　　　D．休克

【答案与解析】 16. ABCD。高血压是嗜铬细胞瘤的心血管系统最主要的临床表现，包括阵发性高血压和持续性高血压。其中阵发性高血压是嗜铬细胞瘤的特征性表现。由于循环血容量不足，以及维持站立位血压的反射性血管张力下降，可发生直立性低血压。患者出现低血压、休克的主要原因为：①肿瘤骤然发生出血、坏死，以致停止释放儿茶酚胺。②大量儿茶酚胺引起严重心律失常或心力衰竭，致心输出量锐减。③由于肿瘤主要分泌肾上腺素，兴奋肾上腺素能β受体，促使周围血管扩张。④大量儿茶酚胺使血管强烈收缩、组织缺氧、微血管通透性增加，血浆外溢，血容量减少。⑤肿瘤分泌多种扩血管物质。

17.（2016年A型题）对鉴别糖尿病酮症酸中毒（DKA）与高渗高血糖综合征（HHS）意义最小的检查是

　　A．血糖测定　　　　B．尿酮体检查　　　　C．血气分析检查　　　D．血电解质检查

【答案与解析】 17. D。DKA与HHS的血电解质检查无明显差异。DKA血糖多数为16.7～33.3mmol/L，有时可达55.5mmol/L以上；尿糖、尿酮体强阳性。血酮体升高＞

3.0mmol/L 提示可能有酸中毒。血实际 $HCO_3^-$ 和标准 $HCO_3^-$ 降低，$CO_2$ 结合力降低，酸中毒失代偿后 pH 下降，剩余碱负值增大，阴离子间隙增大，与 $HCO_3^-$ 降低大致相等。血钾在治疗前可正常、偏低或偏高。治疗后若补钾不足血钾可严重降低。血钠、血氨降低，血尿素氮和肌酐常偏高。高渗高血糖综合征（HHS）血糖达到或超过 33.3mmol/L，有效血浆渗透压达到或超过 320mOsm/（kg·$H_2O$）；血钠正常或增高；尿酮体阴性或弱阳性，一般无明显酸中毒。

（18～20题共用题干）（2016年A型题）

男性，34岁。口渴、多尿、乏力2个月，1天前外出饮酒、饱餐后上述症状加重，伴恶心、频繁呕吐，继而神志恍惚，急诊入院。既往有乙型病毒性肝炎病史。入院查体：BP 85/50mmHg，神志恍惚，皮肤、黏膜干燥，心率104次/分，四肢发凉。

18. 该患者应首先考虑的诊断是

A. 重症急性胰腺炎 　　　　　　　B. 糖尿病酮症酸中毒

C. 急性食物中毒 　　　　　　　　D. 肝性脑病

19. 为明确诊断，最主要的检查是

A. 血淀粉酶 　　　　　　　　　　B. 血糖及尿酮体

C. 血氨 　　　　　　　　　　　　D. 血渗透压

20. 该患者急诊应急处理正确的是

A. 快速静脉输注生理盐水 　　　　B. 即刻使用去甲肾上腺素

C. 静脉输注葡萄糖 　　　　　　　D. 静脉输注支链氨基酸

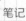

【答案与解析】 18．B。该患者为青年男性，2个月来口渴、多尿、乏力，考虑为糖尿病。饮酒饱餐后诱发恶心、频繁呕吐，继而神志恍惚，血压低、皮肤黏膜干燥，心率增快，四肢厥冷，考虑为DKA。重症急性胰腺炎多有胆结石病史，伴腹膜炎症状。19．B。DKA最主要的诊断检查为血糖和尿酮体。20．A。DKA患者治疗原则：尽快补液以恢复血容量、纠正失水状态；降低血糖；纠正电解质及酸碱平衡失调；同时积极寻找和消除诱因，防治并发症降低病死率。其中补液是治疗的关键环节。

21．（2017年A型题）临床诊断1型糖尿病的主要依据是

A．年轻患者典型三多一少症状　　　　B．反复出现DKA

C．胰岛素分泌曲线低平　　　　D．需用胰岛素控制血糖

【答案与解析】 21．C。1型糖尿病（T1DM）可以是轻度非特异性症状、典型三多一少症状（多尿、多饮、多食和体重减轻）或昏迷。多为青少年患者，起病较急，症状较明显。如未及时诊断治疗，当胰岛素严重缺乏时，可出现DKA。多数T1DM患者起病初期都需要胰岛素治疗，但此后可能较长时间需要胰岛素的剂量很小。虽然这些都是T1DM的特点，但诊断依据在于多数免疫介导性T1DM（1A型）患者血浆基础胰岛素水平低于正常，葡萄糖刺激后胰岛素分泌曲线低平。

22．（2017年X型题）下列治疗措施中，易引起低钾血症的有

A．糖尿病酮症酸中毒大量补碱

B．糖尿病酮症酸中毒使用大剂量胰岛素

C．格雷夫斯（Graves）眼病采用大剂量糖皮质激素冲击治疗

D．糖尿病高血糖使用大剂量双胍类药物

【答案与解析】 22．ABC。糖尿病酮症酸中毒大量补碱易引起的低钾血症属于钾分布异常，大量补碱导致碱中毒，$H^+$从细胞内溢出细胞外，细胞外$K^+$进入细胞内，同时肾小管上皮也发生此种离子转移，$H^+$-$Na^+$交换减弱，$K^+$-$Na^+$交换增强，尿钾排出增多。糖尿病酮症酸中毒使用大剂量胰岛素，可直接激活细胞膜上$Na^+$-$K^+$-ATP酶的活性，使细胞外钾转入细胞内，另一方面可促使细胞糖原合成，使细胞外钾随葡萄糖转入细胞内，引起低钾血症。Graves眼病采用大剂量糖皮质激素冲击治疗引起的低钾血症属于钾丢失过多，为经肾失钾，长期大量使用糖皮质激素可出现低钾血症。糖尿病高血糖使用大剂量双胍类药物引起乳酸酸中毒，血钾常升高或正常。

（23～25题共用题干）（2018年A型题）

女性，32岁。发现持续性高血压3年，血压为（150～160）/（90～100）mmHg，常因情绪激动、体位改变时诱发血压增高，最高可达210/110mmHg，伴头痛、心悸出汗。口服多种降压药物治疗不佳。查体：体温（T）36.7C，脉搏（P）90次/分，BP 158/95mmHg，甲状腺（－）、双肺（－），心界不大，心律不齐，可闻期前收缩5～6次/分，心尖部$S_1$增强，腹部未闻及血管杂音，下肢不肿。

23．患者最可能的诊断是

A．原发性高血压      B．原发性醛固酮增多症

C．嗜铬细胞瘤      D．肾动脉狭窄

24．对患者确诊最有价值的检查是

A．超声心动图　　　　　　　　　　B．肾及肾上腺CT

C．肾动脉B超　　　　　　　　　　D．腹部X线

25．患者因疾病而明显焦虑、烦躁，测血压200/108mmHg，心率108次/分。应首选的治疗药物是

A．β受体阻断药　　　　　　　　　　B．α受体阻断药

C．醛固酮受体阻断药　　　　　　　　D．血管紧张素转换酶抑制药

【答案与解析】 23．C。该患者为青年女性，持续高血压3年，常因情绪激动、体位变动诱发阵发性血压升高，血压最高为210/110mmHg，伴头痛、心悸、出汗、脉率较快，心律不齐，可闻及期前收缩、心前区$S_1$亢进，故诊断为嗜铬细胞瘤。原发性高血压通常不会有心悸、出汗等交感神经过度兴奋表现，口服抗高血压药通常可缓解。PA往往伴有低血钾的临床表现，且常伴有夜尿增多。肾动脉狭窄可在上腹部或肋脊角处闻及血管杂音。24．B。90%以上的嗜铬细胞瘤经肾及肾上腺CT可准确定位，由于瘤体出血、坏死，CT显示不均质性。25．B。嗜铬细胞瘤手术切除前采用α受体阻断药使血压下降，减轻心脏的负担，并使原来缩减的血管容量扩大。在手术治疗前，α受体阻断药的应用一般不得少于2周。在用β受体阻断药之前，必须先用α受体阻断药使血压下降；如单独用β受体阻断药，则阻断β受体介导的舒血管效应而使血压升高，甚至发生肺水肿，尤其是分泌肾上腺素为主的患者。

26．（2018年X型题）在内分泌系统疾病中，属于由内分泌腺破坏而导致功能减低的疾病有

A．1型糖尿病

B．桥本甲状腺炎

C．原发性慢性肾上腺皮质功能减退症

D．特发性生长激素缺乏性矮小症

【答案与解析】 26．ABC。T1DM是由于胰岛β细胞破坏，造成胰岛素绝对缺乏。桥本甲状腺炎属于自身免疫性甲状腺病，甲状腺腺体内淋巴细胞大量浸润，造成甲状腺滤泡大量破坏，导致腺体功能减低。原发性慢性肾上腺皮质功能减退症又称艾迪生（Addison）病，是因双侧肾上腺绝大部分被破坏，肾上腺皮质激素分泌不足所致。特发性生长激素缺乏性矮小症病因不明，部分患者可能因下丘脑－垂体及其胰岛素样生长因子生长轴功能异常，导致生长激素分泌不足，而腺垂体本身并无破坏。

27．（2019年A型题）男性，20岁。近半年来乏力日渐明显，体重下降约15kg，食欲尚可，尿量多。2天前外出就餐后感恶心、腹痛伴腹泻6次，粪便为不消化食物，1天来精神恍惚来院。既往查血糖高。查体：T 36.8℃，P 118次/分，呼吸（R）28次/分，BP 88/58mmHg。嗜睡状、消瘦、呼吸深快、皮肤干燥，双肺（－），心律齐：心音正常，腹软、肠鸣音活跃，四肢发凉。最可能的诊断是

A．甲状腺危象　　　　　　　　　B．糖尿病酮症酸中毒

C．感染性休克　　　　　　　　　D．食物中毒

【答案与解析】 27．B。该患者为青年男性，有高血糖史，有"三多一少"症状，嗜睡，呼吸深快，皮肤干燥，考虑为DKA。患者无高热，排除甲状腺危象和感染性休

克。食物中毒往往有特殊饮食史。

28.（2019年X型题）关于免疫介导性T1DM（1A型）的临床特点，正确的有

A. 多数青少年患者起病隐匿

B. 诊断时临床表现变化大

C. 多数患者起病初期都需要胰岛素治疗

D. 多数患者血浆基础胰岛素水平低于正常

【答案与解析】 28. BCD。免疫介导性T1DM（1A型）诊断时临床表现变化很大，可以是轻度非特异性症状、典型"三多一少"症状或昏迷。多数青少年患者起病较急，症状较明显；如未及时诊断治疗，当胰岛素严重缺乏时，可出现DKA。多数T1DM患者起病初期都需要胰岛素治疗。多数1A型患者血浆基础胰岛素水平低于正常，葡萄糖刺激后胰岛素分泌曲线低平。

29.（2020年A型题）男性，55岁。患2型糖尿病10年，口服二甲双胍0.5g，每日3次，睡前皮下注射中效胰岛素20U。血糖监测：凌晨2点血糖2.9mmol/L，空腹血糖12.0mmol/L。该患者空腹血糖升高的原因是

A. 黎明现象                          B. 索莫吉（Somogyi）效应

C. 睡前皮下注射的胰岛素剂量不足        D. 二甲双胍药物不良反应

【答案与解析】 29. B。采用替代胰岛素治疗方案后，有时早晨空腹血糖仍然较高，可能的原因：①夜间胰岛素应用不足。②黎明现象，即夜间血糖控制良好，也无低血糖发生，仅于黎明短时间内出现高血糖，可能由于清晨皮质醇、生长激素等分泌增多所

致。③Somogyi效应，即在夜间曾有低血糖，在睡眠中未被察觉，但导致体内胰岛素拮抗激素分泌增加。继而发生低血糖后的反跳性高血糖。

30．（2021年X型题）可引起高血压、低血钾的肾上腺疾病

A．原发性醛固酮增多症　　　　　B．Addison综合征

C．Liddle综合征　　　　　　　　D．嗜铬细胞瘤

【答案与解析】　30．AD。参见考研真题解析第7题解析。

31．（2022年X型题）对糖尿病酮症酸中毒患者，正确的治疗措施有

A．早期迅速补液是治疗的关键

B．大剂量胰岛素使血糖迅速降至正常水平

C．早期即使血钾正常，尿量＞40ml/h，也应该补充钾

D．严重酸中毒时应适量给予补碱

【答案与解析】　31．ACD。参见考研真题解析第1题解析。

## 二、知识点总结

本周知识点考点频率统计见表14-1。

表14-1 糖尿病、原发性醛固酮增多症、嗜铬细胞瘤考点频率统计表（2012—2022年）

| 年份 | 糖尿病 | | | | 原发性醛固酮增多症 | | | | 嗜铬细胞瘤 | | | |
|---|---|---|---|---|---|---|---|---|---|---|---|---|
| | 临床表现 | 检查 | 诊断 | 治疗 | 临床表现 | 检查 | 诊断 | 治疗 | 临床表现 | 检查 | 诊断 | 治疗 |
| 2022 | | | | √ | | | | | | | | |
| 2021 | | | | | √ | | | | √ | | | |
| 2020 | | | | √ | | | | | | | | |
| 2019 | √ | | | | | | | | | | | |
| 2018 | | | | | | | | | √ | √ | √ | √ |
| 2017 | | | √ | | | | | | | | | |
| 2016 | | √ | √ | √ | | | | | | | | |
| 2015 | √ | √ | √ | √ | | | | | √ | | | |
| 2014 | | √ | | √ | √ | | | | | | | |
| 2013 | | | √ | | √ | √ | | √ | | | | |
| 2012 | | | √ | | √ | √ | √ | √ | | | | |

## （一）糖尿病

### 1. 糖尿病分型

（1）T1DM：胰岛 β 细胞破坏，常导致胰岛素绝对缺乏。

（2）T2DM：从胰岛素抵抗为主伴胰岛素进行性分泌不足，至以胰岛素进行性分泌不足为主伴胰岛素抵抗。

（3）其他特殊类型糖尿病。

（4）妊娠糖尿病。

2. **临床表现**　典型症状为"三多一少"，即多尿、多饮、多食、体重减轻。T1DM
与T2DM的鉴别见表14-2。

表14-2　1型糖尿病与2型糖尿病的鉴别

| 鉴别点 | 1型糖尿病（T1DM） | 2型糖尿病（T2DM） |
|---|---|---|
| 发病机制 | 胰岛β细胞破坏，导致胰岛素绝对缺乏 | 胰岛素抵抗，胰岛β细胞功能缺陷 |
| 胰岛β细胞损伤 | 自身免疫性损伤，特发性则无 | 无胰岛β细胞的自身免疫性损伤 |
| 病理改变 | 常有胰岛β细胞数量严重不足 | 胰岛β细胞数量中等或正常 |
| 起病年龄 | 大多青年发病 | 中老年发病为主 |
| 起病方式 | 多急剧，少数缓慢 | 慢且隐匿 |
| 起病时体重 | 多正常或消瘦（胰岛素缺乏） | 多肥胖（可伴有胰岛素抵抗） |
| 三多一少症状 | 典型 | 不典型或无症状 |
| 血浆胰岛素及C肽水平 | 低下或缺乏，葡萄糖刺激后分泌曲线低平 | 相对性不足，葡萄糖刺激后释放延迟、减弱或消失、代偿性升高、基本正常 |
| 并发糖尿病酮症酸中毒 | 易发生 | 不易发生（>50岁易发生高渗性昏迷） |
| 并发糖尿病肾病 | 发生率35%～40%（主要死亡原因） | 发生率5%～10% |
| 并发心血管病 | 较少 | 大于70%（主要死亡原因） |
| 胰岛素治疗及反应 | 依赖外源性胰岛素，对胰岛素敏感 | 生存不依赖胰岛素，对胰岛素抵抗 |

**3. 并发症**

（1）急性严重代谢紊乱：DKA 和 HHS 的鉴别见表 14-3。

表 14-3　DKA 和 HHS 的鉴别

| 鉴别点 | DKA | HHS |
|---|---|---|
| 常见诱因 | 感染、胰岛素治疗中断、饮食不当、创伤、手术等 | 感染、急性胃肠炎、胰腺炎、脑血管意外等 |
| 临床表现 | 呼吸深大呼气中有烂苹果味 | 与DKA相比，失水更为严重、神经精神症状更为突出，但无酸中毒大呼吸 |
| 血糖 | 多数为16.7～33.3mmol/L | 常在33.3mmol/L以上 |
| 血酮体 | 明显升高 | 多无明显升高 |
| $CO_2$结合力 | 明显降低 | 不低（一般无明显酸中毒） |
| 突出特点 | 糖尿病酮症酸中毒 | 血浆渗透压显著增高（一般在320mOsm/L以上） |
| 尿糖尿酮体 | 尿糖尿酮体均（＋＋＋） | 尿糖（＋＋＋），尿酮体（－）或弱阳性 |
| 治疗 | 补液（首选生理盐水，先盐后糖）＋胰岛素，视情况补钾和补碱 | 补液、补钾不补碱，首选等渗溶液（生理盐水） |

（2）感染性疾病：①细菌感染。疖、痈等皮肤化脓性感染可反复发生，女性多见肾盂肾炎和膀胱炎。②真菌感染。如足癣、体癣等，真菌性阴道炎、巴氏腺炎是女性常见并发症，多为白念珠菌感染。③结核分枝杆菌感染。糖尿病合并肺结核，病灶多呈渗出

干酪性，易扩展播散，且影像学表现多不典型。

（3）慢性并发症：微血管病变、大血管病变、神经系统病变和糖尿病足。

1）微血管病变：发生在微小动脉与微小静脉之间，直径＜100μm的毛细血管和微血管网，是糖尿病的特异性并发症，其典型改变为发生微循环障碍、微血管基底膜增厚。主要累及视网膜、肾、神经和心肌组织，以糖尿病肾病和视网膜病变为主。

糖尿病肾病多发于糖尿病病史超过10年的患者，是T1DM的主要死亡原因，在T2DM，其严重性仅次于心、脑血管疾病。主要引起肾小球病变，病理改变有3种类型：①结节性肾小球硬化型。有高度特异性。②弥漫性肾小球硬化型。最常见，但特异性较低。③渗出性病变。特异性不高。近年发现，肾小管间质病变（如肾间质纤维化、肾小管萎缩等）的发生可以早于肾小球病变，且在肾功能损害进展中起重要作用。肾活组织检查（简称活检）所见组织学改变与临床表现和肾功能损害程度之间缺乏恒定的相关性。

肾损害分期：Ⅰ期。为糖尿病初期，肾小球超滤过，肾小球滤过率（GFR）明显升高。Ⅱ期。尿白蛋白排泄率（UAER）是诊断糖尿病肾病首选的实验室检查，结果多正常，GFR轻度增高。Ⅲ期。早期糖尿病肾病期，出现持续微量白蛋白尿（尿蛋白排泄量 $3 \sim 300mg/24h$），UAER持续在 $20 \sim 200\mu g/min$（正常＜$10\mu g/min$），GFR仍高于正常或正常。Ⅳ期。为临床糖尿病肾病期，尿蛋白逐渐增多，UAER＞$200\mu g/min$，尿蛋白排泄量300mg/24h以上，尿蛋白总量＞500mg/24h，GFR下降。Ⅴ期。尿毒症，UAER降低，血肌酐升高。

糖尿病视网膜病变也多见于病程超过10年的糖尿病患者，是失明的主要原因之一。

分为六期。Ⅰ期。微血管瘤、小出血点。Ⅱ期。出现硬性渗出。Ⅲ期。出现棉絮状软性渗出。Ⅳ期。新生血管形成、玻璃体积血。Ⅴ期。纤维血管增殖、玻璃体机化。Ⅵ期。牵拉性视网膜脱离、失明。以上Ⅰ～Ⅲ期为非增殖期视网膜病变（NPDR），Ⅳ～Ⅵ期为增殖期视网膜病变（PDR）。当出现PDR时，常伴有糖尿病肾病及神经病变。

2）大血管病变：为动脉粥样硬化，主要侵犯主动脉、冠状动脉、脑动脉、肾动脉、肢体动脉。

3）神经系统病变：可累及任何部分（中枢、外周、自主神经），以周围神经病变的远端对称性多发性神经病变最常见，表现为手足远端感觉运动神经受累，呈对称性，典型者呈手套或袜套式分布，下肢较上肢严重。先出现肢端感觉异常，可伴痛觉过敏、疼痛；后期感觉丧失，可伴运动神经受累，手足小肌群萎缩，出现感觉性共济失调及神经性关节病，又称沙尔科（Charcot）关节。腱反射早期亢进、后期减弱或消失，音叉检查震动觉减弱或消失。电生理检查可早期发现感觉和运动神经传导速度减慢。

4）糖尿病足：指与下肢远端神经异常和不同程度周围血管病变相关的足部溃疡、感染和/或深层组织破坏，是最严重和治疗费用最多的慢性并发症。

**4. 实验室检查**

（1）尿糖：阳性是诊断糖尿病的重要线索，阴性不能排除糖尿病可能。是否阳性与肾糖阈高低有关。糖尿病肾病时肾糖阈升高，妊娠时肾糖阈降低。

（2）血糖：为诊断糖尿病的主要依据。血浆、血清血糖可比全血血糖升高15%，诊断糖尿病时必须用静脉血浆测定血糖。

（3）口服葡萄糖耐量试验（OGTT）：当血糖高于正常而又未达到诊断糖尿病标准

者，需进行OGTT。

（4）糖化血红蛋白A1（HbA1）：以HbA1c最为主要，反映患者近8～12周平均血糖水平，不能反映瞬时血糖水平及血糖波动情况，也不能确定是否发生过低血糖。

5. **诊断标准**　糖尿病症状＋随机血糖≥11.1mmol/L或空腹血糖≥7.0mmol/L或OGTT 2小时血糖大于11.1mmol/L。需重复一次确认，诊断才能成立。糖代谢状态分类见表14-4。

表14-4　糖代谢状态分类

| 糖代谢分类 | 空腹血糖（mmol/L） | 任意时间血糖（mmol/L） | OGTT2小时血糖值（mmol/L） |
|---|---|---|---|
| 正常血糖 | 3.9～6.0 | — | ＜7.8 |
| 空腹血糖受损 | 6.1～6.9 | — | ＜7.8 |
| 糖耐量减低 | ＜7.0 | — | 7.8～11.0 |
| 糖尿病 | ≥7.0 | ≥11.1 | ≥11.1 |

6. **治疗**　糖尿病综合管理的五个要点：糖尿病教育、医学营养治疗、运动治疗、血糖监测和药物治疗。

（1）药物治疗：包括口服降糖药见表14-5、胰岛素和胰岛素类似物。

表14-5 四类口服降糖药物比较

| 特　点 | 磺酰脲类 | 双胍类 | 葡萄糖苷酶抑制药 | 噻唑烷二酮类 |
|---|---|---|---|---|
| 代表药物 | 格列本脲、格列吡嗪 | 二甲双胍 | 阿卡波糖、米格列醇 | 罗格列酮、吡格列酮 |
| 作用机制 | 刺激胰岛β细胞分泌胰岛素，其促胰岛素分泌不依赖血糖浓度 | 抑制肝葡萄糖输出，增加外周组织对葡萄糖的利用，增加胰岛素敏感性 | 抑制小肠黏膜的α-葡萄糖苷酶，延缓碳水化合物吸收，降低餐后血糖 | 增强靶组织对胰岛素的敏感性，减轻胰岛素抵抗，改善血脂谱 |
| 适用范围 | T2DM | T2DM的首选，应用胰岛素后血糖波动大的T1DM | T2DM，尤其是餐后高血糖者 | T2DM，尤其是胰岛素抵抗明显者 |
| 禁忌证 | T1DM及有严重并发症的T2DM，儿童、孕妇、哺乳期妇女，全胰切除术后 | T1DM及有严重并发症的T2DM、孕妇、哺乳期妇女，酗酒，肾小球滤过率＜45ml/min | 胃肠功能紊乱，儿童、孕妇、哺乳期妇女，肝、肾功能不全慎用 | T1DM、儿童、孕妇、哺乳期、心力衰竭、肝病者 |
| 副作用 | 低血糖反应、皮肤过敏、消化道反应、心血管系统副作用 | 消化道反应、皮肤过敏、乳酸酸中毒 | 胃肠反应 | 水肿、体重增加 |

　　（2）胰岛素和胰岛素类似物治疗：适应证如下。①T1DM。②各种严重的糖尿病急性或慢性并发症。③手术、妊娠、分娩。④新发病且与T1DM鉴别困难的消瘦糖尿病患者。⑤新诊断的T2DM伴明显高血糖，或在糖尿病病程中无明显诱因出现体重显著下降者。⑥T2DM胰岛β细胞功能明显减退者。⑦某些特殊类型糖尿病。

（3）采用替代胰岛素治疗方案后，有时早晨空腹血糖仍然较高，可能的原因为：①夜间胰岛素应用不足。②"黎明现象"。即夜间血糖控制良好，也无低血糖发生，仅于黎明短时间内出现高血糖，可能由于清晨皮质醇、生长激素等分泌增多所致。③Somogyi效应。即在夜间曾有低血糖，在睡眠中未被察觉，但导致体内胰岛素拮抗激素分泌增加，继而发生低血糖后的反跳性高血糖。夜间多次（于0时、2时、4时、6时、8时）测定血糖，有助于鉴别早晨高血糖的原因。

**（二）原发性醛固酮增多症（PA）**

**1. 临床表现**　由于醛固酮的生理作用是保钠、保水、排钾，因此，当醛固酮分泌增多时，可导致钠、水潴留，高血压、高血钠、低血钾、高尿钾，从而引起相应的临床症状，以高血压（最早出现）及低血钾症状最明显。

**2. 检查**　首选血、尿电解质检查可见高尿钾、高血钠、碱血症。

**3. 鉴别诊断**　主要与Liddle综合征鉴别，Liddle综合征为常染色体显性遗传疾病，病因为肾小管上皮细胞钠通道基因突变使其处于激活状态，导致钠重吸收过多及体液容量扩张。患者呈高血压、肾素受抑制，但醛固酮低，并常伴低血钾，用螺内酯无效，阻止肾小管上皮细胞重吸收钠并排泄钾的药物，如阿米洛利、氨苯蝶啶可纠正低血钾，降低血压。

**4. 治疗**　药物治疗可用螺内酯。手术治疗切除醛固酮腺瘤。

**（三）嗜铬细胞瘤**

**1. 临床表现**

（1）心血管系统表现：高血压为本病最主要症状。有阵发性和持续性两型。阵发性高血压型为特征性表现，平时血压不高，发作时血压骤升是较多的儿茶酚胺间歇入血所致。高血压发作时所伴头痛、心悸、多汗三联症对于诊断有重要意义。持续性高血压型为血压持续性高于正常，是儿茶酚胺持续入血所致。还可出现低血压、休克，或出现高血压和低血压相交替。大量儿茶酚胺可引起儿茶酚胺性心肌病，伴心律失常，如期前收缩、阵发性心动过速，以致心室颤动。

（2）其他系统：代谢紊乱（消瘦）常见。

### 2. 检查

（1）血、尿儿茶酚胺及其代谢物测定：持续性高血压型患者尿儿茶酚胺及其代谢物香草基扁桃酸（VMA）及甲氧基肾上腺素（MN）和甲氧基去甲肾上腺素（NMN）均升高，其中MN、NMN的敏感性和特异性最高。阵发性高血压型发作后才高升。

（2）影像学检查：应在用α受体阻断药控制高血压后进行。①B超。对直径1cm以上的肾上腺肿瘤阳性率较高。②CT。90%以上的肿瘤可准确定位。

### 3. 治疗
手术根治。需要先降压，后手术。术前准备用α受体阻断药使血压下降，如酚苄明，按需逐渐加量至血压得到控制，一般不得少于2周，用到手术前1日为止。

## 拓展练习及参考答案

### ✎ 拓展练习

**【填空题】**

1. 糖尿病综合治疗的"五驾马车"：（　　）、（　　）、（　　）、（　　）、（　　）。

2. 血、尿儿茶酚胺及代谢产物测定诊断嗜铬细胞瘤的特异性诊断指标为（　　）和（　　）。

【判断题】

1. 糖尿病昏迷或胰岛功能丧失者可用磺酰脲类降糖药。

2. 原发性醛固酮增多症常表现为高血压、高血钾。

【名词解释】

1. 黎明现象

2. 胰岛素抵抗

【选择题】

A型题

1. 反映糖尿病长期控制的指标

A. 空腹血糖      B. 血压      C. 糖化血红蛋白

D. 尿糖      E. 血清胰岛素水平

2. 女性，65岁。诊断2型糖尿病1年，饮食运动控制，检测空腹血糖7.5mmol/L，餐后2小时血糖11.4mmol/L。既往体健，查体：身高160cm，体重70kg，心肺查体未见异常。其降糖药首选

A. 格列本脲      B. 二甲双胍      C. 格列吡嗪

D. 胰岛素      E. 阿卡波糖

3. 糖尿病高渗高血糖综合征常见于

A. 2型糖尿病合并妊娠      B. 饮食控制不佳的2型糖尿病      C. 青少年2型糖尿病

D. 1型糖尿病      E. 老年2型糖尿病

4. 女性，28岁。发现血压升高3年，下肢无力1年。无高血压家族史，查体：BP 160/100mmHg，无向心性肥胖，无满月脸和水牛背，未见紫纹，双下肢无水肿。实验室检查：尿比重1.005，尿pH 7.0，余正常。血钠149mmol/L，血钾3.1mmol/L，肝肾功能正常。患者高血压的特效治疗药物是

A. 血管紧张素Ⅱ受体阻断药（ARB）      B. α受体阻断药

C. β受体阻断药 D. ACEI

E. 螺内酯

5. 男，30岁。发作性头晕、头痛伴面色苍白、心悸、冷汗9个月。每次持续20分钟左右，发作时BP（180～220）/（110～140）mmHg，平素血压正常，查体：BP 120/80mmHg，体型偏瘦，心率90次/分，心律齐，四肢末梢凉。对明确诊断最有帮助的是在发作时检测

A. 血皮质醇 B. 血醛固酮 C. 血儿茶酚胺

D. 血电解质 E. 血浆肾素活性

B型题

（6～8题共用选项）

A. 抗利尿激素 B. 生长激素 C. 肾上腺皮质激素

D. 甲状腺激素 E. 促甲状腺激素（TSH）

6. 由下丘脑产生的激素是

7. 属于类固醇激素的是

8. 促进甲状腺激素分泌的激素是

X型题

9. 糖尿病酮症酸中毒的诱因

A. 严重感染 B. 手术外伤 C. 胰岛素中断 D. 暴饮暴食 E. 妊娠分娩

【问答题】

1. 糖尿病急慢性并发症有哪些?

2. 简述胰岛素及胰岛素类似物治疗糖尿病的适应证。

✎ **参考答案**

【填空题】

1. 糖尿病教育；医学营养治疗；运动治疗；血糖监测；药物治疗

2. 甲氧基肾上腺素（MN）；甲氧基去甲肾上腺素（NMN）

【判断题】

1. ×　应用胰岛素。

2. ×　高血压和低血钾。

【名词解释】

1. 黎明现象　糖尿病患者在夜间血糖控制良好，也无低血糖发生，仅于黎明短时间内出现高血糖，可能由于清晨皮质醇、生长激素等分泌增多所致。

2. 胰岛素抵抗　胰岛素作用的靶器官（主要是肝脏、肌肉和脂肪组织）对胰岛素作用的敏感性降低。

【选择题】

A型题　1. C　2. B　3. E　4. E　5. C

B型题　6. A　7. C　8. E

X型题　9. ABCDE

【问答题】

1. 答案见知识点总结（一）3。

2. 答案见知识点总结（一）6（2）。

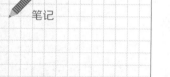

# 第七篇

## 风湿性疾病

笔记

### 第15周 类风湿关节炎、系统性红斑狼疮、脊柱关节炎、抗磷脂综合征、干燥综合征、原发性血管炎

#### 一、考研真题解析

1.（2012年A型题）下列与感染相关的风湿病是

A. 风湿热

B. 类风湿关节炎

C. 多肌炎

D. 莱特尔（Reiter）综合征

【答案与解析】 1. A。风湿热是和感染相关的风湿病。Reiter综合征是以关节炎、尿道炎和结膜炎三联征为临床特征的一种特殊临床类型的反应性关节炎，常表现为突发性急性关节炎并且伴有独特的关节外皮肤黏膜症状。风湿性疾病分类见表15-1。

**表 15-1　风湿性疾病分类**

| 分　类 | 主要疾病 |
|---|---|
| 弥漫性结缔组织病 | 类风湿关节炎、系统性红斑狼疮、系统性硬皮病、多发性肌炎、重叠综合征、系统性血管炎综合征等 |
| 脊柱关节病 | 强直性脊柱炎、反应性关节炎、肠病性关节炎、银屑病关节炎、未分化脊柱关节痛 |
| 退行性变 | （原发性、继发性）骨关节炎 |
| 与代谢和内分泌相关 | 痛风、假性痛风、马方综合征、免疫缺陷病等 |
| 与感染相关的风湿病 | 反应性关节炎、风湿热等 |
| 肿瘤相关的风湿病 | 原发性（滑膜瘤、滑膜肉瘤等）；继发性（多发性骨髓瘤、转移瘤等） |
| 神经血管疾病 | 神经性关节病、压迫性神经病变（周围神经受压、神经根受压等）、肢体动脉痉挛症等 |
| 骨与软骨病变 | 骨质疏松、骨软化、肥大性骨关节病、弥漫性原发性骨肥厚、骨炎等 |
| 非关节性风湿病 | 关节周围病变、椎间盘病变、特发性腰痛等 |
| 其他 | 周期性风湿病、间歇性关节积液、药物相关的风湿综合征、慢性活动性肝炎等 |

2.（2012年A型题）应用改变病情抗风湿药治疗类风湿关节炎时，一般首选的药物是

　　A．羟氯喹　　　　B．来氟米特　　　　C．甲氨蝶呤　　　　D．柳氮磺吡啶

【答案与解析】2. C。类风湿关节炎（RA）一经确诊，都应尽早使用改变病情的抗风湿药。甲氨蝶呤（MTX）是类风湿关节炎的首选，还是联合治疗的基本药物。MTX可抑制细胞内二氢叶酸还原酶，使嘌呤合成受抑制，同时具有抗炎作用。

3. （2013年）下列治疗风湿病的非甾体抗炎药中，胃肠道不良反应最小的是

A. 萘普生　　　　B. 吡罗昔康　　　　C. 塞来昔布　　　　D. 双氯芬酸

【答案与解析】　3. C。非甾体抗炎药（NSAID）具有镇痛、抗炎作用，是改善关节炎症状的常用药，不能控制病情，但可抑制组织细胞产生的环氧化酶（COX）。选择药物需注意胃肠道反应为主的副作用。COX-1主要表达于胃黏膜，抑制COX-1后出现胃肠道不良反应。选择性COX-2抑制剂（塞来昔布）可以减少胃肠道的不良反应。而萘普生、吡罗昔康、双氯芬酸是抑制COX-1和COX-2，所以均有明显的胃肠道不良反应。

4. （2013年A型题）与系统性红斑狼疮的发病无关的因素是

A. 遗传　　　　B. 紫外线照射　　　　C. 化学试剂　　　　D. 雄激素

【答案与解析】　4. D。系统性红斑狼疮（SLE）是一种常见的结缔组织性疾病，其发病可能与某些因素有关，如遗传、环境因素（紫外线照射、化学试剂）、雌激素等，而雄激素与SLE的发病无关。

5. （2014年A型题）下列导致关节痛的疾病中休息后症状加重的是

A. 骨关节炎　　　　　　　　　　　B. 痛风

C. 系统性红斑狼疮　　　　　　　　D. 强直性脊柱炎

【答案与解析】　5. D。RA及强直性脊柱炎（AS）的关节痛都会休息后加重。常见关节炎的特点见表15-2。

表 15-2  常见关节炎的特点

| 鉴别点 | RA | AS | 骨关节炎 | 痛风性关节炎 | SLE |
|---|---|---|---|---|---|
| 起病方式 | 缓 | 缓 | 缓 | 急 | 不定 |
| 常见首发部位 | PIP、MCP、腕 | 膝、髋、踝 | 膝、腰、DIP | 第一 MTP 关节 | 手关节或其他 |
| 疼痛特点 | 持续，休息后加重 | 休息后加重，活动后减轻 | 活动后加重 | 剧烈、夜间重 | 不定 |
| 肿胀特点 | 软组织为主 | 软组织为主 | 骨性肥大 | 红、肿、热 | 软组织为主 |
| 关节变形 | 常见 | 外周关节少见；中轴关节常见 | 可见 | 少见 | 多无 |
| 受累关节分布 | 对称性多关节炎（≥4 个） | 不对称下肢大关节炎 | 少关节炎（≤3 个） | 负重关节明显 | 反复发作 |
| 脊柱或骶髂关节病变 | 偶有 | 必有，功能受限 | 腰椎增生，唇样变 | 无 | 无 |

注：PIP，近端指间关节；MCP，掌指关节；DIP，远端指间关节；MTP，跖趾关节。

6.（2014 年 A 型题）代表系统性红斑狼疮疾病活动性的自身抗体是

A．抗核糖体（rRNP）抗体　　　　B．抗干燥综合征 A〔SSA（Ro）〕抗体

C．抗酸性核蛋白（Sm）抗体　　　D．抗核抗体（ANA）

【答案与解析】6．A。能代表 SLE 疾病活动性的自身抗体包括：抗双链 DNA（dsDNA）抗体、抗 rRNP 抗体等。抗 SSA（Ro）抗体往往对 SLE 合并干燥综合征时有诊断意义，但与病情活动性不相关。抗 Sm 抗体对 SLE 的特异性为 99%，但敏感性仅为

25%，可作为SLE的标记性抗体，但它与病情活动性不相关。ANA几乎见于所有的SLE患者其敏感性高但特异性低，其滴度与SLE活动性无关。

7.（2015年A型题）下列不属于类风湿关节炎诊断标准的是.

A．晨僵　　　　　B．关节肿　　　　　C．关节畸形　　　　　D．类风湿结节

【答案与解析】 7．C。RA诊断标准：①关节或其周围晨僵持续至少1小时，病程至少6周。②有3个或3个以上的关节肿，至少6周。③腕、掌指、近端指间关节肿至少6周。④对称性关节肿至少6周。⑤有类风湿结节。⑥X线片改变。⑦类风湿因子（RF）阳性。有上述7项中4项者即可诊为RA。

8.（2016年A型题）首发累及近端指间关节、掌指关节和腕关节的风湿性疾病是

A．类风湿关节炎　　　　　　　　B．骨关节炎

C．强直性脊柱炎　　　　　　　　D．系统性红斑狼疮

【答案与解析】 8．A。RA首发累及近端指间关节掌指关节和腕关节。AS首发累及膝、髋、踝关节。骨关节炎首发累及膝、腰、远端指间关节。SLE首发累及手关节或其他部位。

9.（2016年A型题）抗可提取性核抗原（ENA）抗体谱中不包括的抗体是

A．抗RNP抗体　　　　　　　　　B．抗SSB（La）抗体

C．抗dsDNA抗体　　　　　　　　D．抗Sm抗体

【答案与解析】 9．C。抗ENA抗体谱包括抗Sm抗体、抗RNP抗体、抗SSA（Ro）抗体、抗干燥综合征B［SSB（La）］抗体和抗rRNP抗体。抗dsDNA抗体不属于抗ENA

抗体谱。

（10、11题共用题干）（2017年A型题）

男性，52岁。近3年来口干、眼干，近1个月来加重伴双膝关节疼痛，哭时无泪。查体：舌干，牙齿多个脱落，双膝关节无肿胀。血液检查：Hb 105g/L，WBC $3.4\times10^9$/L，PLT $110\times10^9$/L，ANA 1：320，红细胞沉降率（ESR）34mm/h，尿常规未见异常。

10．下列检查无助于该患者诊断的是

A．希尔默（Schirmer）试验　　　　　B．腮腺造影

C．放射性核素涎腺显像　　　　　　　D．双膝关节X线检查

11．该病皮肤特征性的表现是

A．紫癜样皮疹　　B．荨麻疹样皮疹　　C．结节性红斑　　D．环形红斑

【答案与解析】 10．D。该患者为中老年男性，近3年来出现口干、眼干、牙齿脱落，膝关节疼痛无肿胀，血液检查轻度贫血，白细胞计数减少，诊断为干燥综合征（SS）。Schirmer试验属于泪腺功能检测，腮腺造影和放射性核素涎腺显像属于涎腺功能检查均有助于SS的诊断，SS不会造成关节破坏，故双膝关节X线检查对本病的诊断无帮助。11．A。约1/4的SS患者有不同皮疹，特征性表现为紫癜样皮疹。荨麻疹样皮疹多见于皮肤过敏反应；结节性红斑见于贝赫切特病（BD）；环形红斑多见于风湿病。

12．（2018年A型题）与类风湿关节炎病情活动性无关的实验室检查结果是

A．血红蛋白浓度降低　　　　　　　　B．血小板计数减少

C．血沉增快　　　　　　　　　　　　D．RF滴度升高

【答案与解析】 12．B。与类风湿关节炎（RA）病情的活动性相关的指标有贫血、血沉增快、RF滴度升高、C反应蛋白升高等，在病情活动的RA患者常见血小板计数增多。

（13、14题共用题干）（2018年A型题）

女性，25岁。1周来无明显诱因发热、双膝关节疼痛伴皮肤出血点，自测体温最高38.8℃，无寒战。既往体健。查体：体温（T）38.1℃，四肢皮肤可见出血点，口腔颊黏膜见两处溃疡，心、肺、腹检查未见明显异常。血液检查Hb 102g/L，WBC $5.2×10^9$/L，PLT $24×10^9$/L，网织红细胞占比0.049。尿液检查：尿蛋白（＋＋）。

13．该患者最可能的诊断是

A．再生障碍性贫血（AA）　　　　　　B．贝赫切特病（BD）

C．系统性红斑狼疮　　　　　　　　　　D．急性肾小球肾炎

14．为明确诊断，查体中还应特别注意检查的是

A．颜面部水肿　　　B．盘状红斑　　　C．结节性红斑　　　D．牙龈渗血

【答案与解析】 13．C。该患者为年轻女性，1周前无明显诱因出现发热，双膝关节疼痛伴皮肤出血点，无寒战，口腔颊黏膜溃疡，蛋白尿（＋＋），既往体健，考虑为SLE。AA以三系减少，无肝、脾、淋巴结肿大，无胸骨后压痛，骨髓多部位增生低下为主要表现。BD最基本和常用诊断标准为每年至少3次的口腔溃疡，结节性红斑等，且少见蛋白尿。急性肾小球肾炎多见于青少年男性，以血尿、蛋白尿、水肿和高血压为主要表现。14．B。颊部蝶形红斑、盘状红斑、甲周红斑等对系统性红斑狼疮具有诊断

意义。颜面水肿主要见于肾小球肾炎；结节性红斑在结缔组织病中主要见于BD；牙龈渗血可见于各种血小板计数减少的疾病。

（15、16题共用题干）（2019年A型题）

女性，31岁。反复口腔溃疡伴间断双膝关节游走性肿痛1年，近1周自觉左眼视物不清，并出现间断下腹痛。

15．该患者最可能的诊断是

A．系统性红斑狼疮 　　　　　　B．风湿热

C．类风湿关节炎 　　　　　　　D．贝赫切特病（BD）

16．该病特异性的皮肤表现是

A．结节性红斑　　 B．环形红斑　　　 C．盘状红斑　　　 D．类风湿结节

【答案与解析】　15．D。BD以口腔溃疡反复发作为特点，见于98%以上的患者，且是本病的首发症状，是诊断本病最基本而必需的症状。最常见的眼部病变是葡萄膜炎及由视网膜血管炎造成的视网膜炎，眼炎的反复发作可致视力障碍甚至失明。关节痛见于30%～50%的患者，表现为单个关节或少数关节的肿痛，甚至活动受限。其中以膝关节受累最多见，大多数仅表现为一过性的关节痛。SLE亦可表现为口腔溃疡和关节痛，但多同时伴有光过敏、肾损害等表现。风湿热主要以关节炎和心脏损害为常见表现，无口腔溃疡。RA多表现为小关节开始的关节痛、晨僵、关节肿，严重患者出现"天鹅颈"样畸形。16．A。BD的皮肤病变可呈结节性红斑、假性毛囊炎、痤疮样毛囊炎、浅表栓塞性静脉炎等不同表现，其中以结节性红斑最常见。环形红斑见于风湿热；盘状红斑

见于SLE；类风湿结节见于RA。

17.（2020年A型题）病理和临床特点为退行性变的风湿性疾病是

　　A．银屑病关节炎　　B．强直性脊柱炎　　　C．骨关节炎　　　　　　D．类风湿关节炎

【答案与解析】　17．C。表现退行性变的是（原发性、继发性）骨关节炎，见表15-1。银屑病关节炎和AS是脊柱关节炎，RA是弥漫性结缔组织病。

（18、19题共用题干）（2020年A型题）

女性，30岁。1个月来无明显原因出现口、眼干燥。半个月来出现四肢关节疼痛。以双侧肘、膝关节明显，一直未诊治。近几天进固体食物时常须用水冲服，无多饮、多尿，大便正常。既往体健。查体：T 36.8℃，血压（BP）120/80mmHg，舌面干，口腔异味大，心肺腹检查未见异常，双侧肘、膝关节稍肿胀，轻压痛，下肢不肿。血常规：Hb 94g/L，RBC $3.1\times10^{12}$/L，WBC $3.5\times10^{9}$/L，PLT $126\times10^{9}$/L。

18．该患者最可能的诊断是

　　A．干燥综合征　　　　　　　　　　　　B．系统性红斑狼疮

　　C．类风湿关节炎　　　　　　　　　　　D．糖尿病

19．最有诊断价值的实验室检查是

　　A．血清抗Sm抗体　　　　　　　　　　B．空腹血糖

　　C．血清RF　　　　　　　　　　　　　D．血清抗SSA、抗SSB抗体

【答案与解析】　18．A。该患者为年轻女性，1个月来口干、眼干、四肢关节疼痛，近几天来进固体食物需要用水冲服，无多饮、多尿，舌面干，口腔异味大，考虑为

SS。SLE好发于青年女性，典型表现为蝶形红斑、盘状红斑、关节痛等，肾脏损害突出。RA主要是累及手、足小关节，表现为多发性、对称性关节炎，常伴有关节外器官受累及血清RF阳性，可以导致关节畸形。糖尿病主要表现为"三多一少"，伴多饮、多尿。

19．D。SS患者血清抗SSA抗体、抗SSB抗体阳性率分别为70%和40%，对该病有诊断意义。

20．（2021年A型题）女性，50岁，口干、乏力1年，加重伴夜尿增多1个月，查体：舌干燥，口腔黏膜多发小溃疡，多发龋齿，辅助检查：ESR 84mm/h，ANA滴度1/600，抗SSA阳性，此病最常见并发症

A．肾小球损伤　　B．肾小管酸中毒　　　C．肠道多发性溃疡　D．病理性骨折

【答案与解析】 20．B。患者为中老年女性。出现口干、口腔溃疡，龋齿，抗SSA抗体阳性，诊断为SS。SLE主要表现为出现面部红斑、关节痛、肾功能减退，其特异性的实验室检查为抗dsDNA抗体、抗Sm抗体。多发性骨髓瘤（MM）以骨痛为主要表现，同时会有本周蛋白尿等特异性表现。BD多为多发性2～3cm溃疡，血清学检查常为阴性，针刺反应阳性是特异性指标。30%～50%的SS患者有肾脏损害，以远端小管损害为主，表现为因肾小管酸中毒引起的低钾性周期性瘫痪，严重者肾钙化、肾结石、肾性尿崩症及肾性骨病，该病80%并发关节炎，但极少出现骨破坏。可伴有慢性腹泻、萎缩性胃炎等无特异性消化道症状。

21．（2021年A型题）贝赫切特病特异性临床表现有

A．颊部蝶形红斑　　B．腮腺肿大　　　　C．针刺反应阳性　　D．腹部血管杂音

【答案与解析】 21．C。针刺反应是BD目前唯一的特异性较强的试验，颊部蝶形红斑见于SLE。腮腺肿大见于SS。腹部血管杂音可见于肾血管性高血压。

22．（2022年A型题）不属于抗磷脂综合征的临床特征的是

A．动脉和/或静脉血栓形成　　　　　B．习惯性流产

C．面颊部红斑　　　　　　　　　　　D．血小板计数减少

【答案与解析】 22．C。抗磷脂综合征可继发于SLE、RA、系统性硬化症和SS等结缔组织疾病。血栓形成、习惯性流产、血小板计数减少等为临床症状。是一种以抗心肌磷脂抗体、狼疮抗凝物等抗磷脂抗体阳性为特征的自身免疫性疾病，多数情况下抗磷脂抗体综合征与SLE并存，少数可出现肾小球病变。

23．（2022年A型题）女性，35岁。1个月来持续发热，体温波动在37.5～38.0℃之间，自觉关节痛，乏力，头痛。查体：双侧面颊部可见红斑，其他无特殊阳性体征。实验室检查：血Hb 86g/L，血白细胞计数$3.1×10^9$/L，尿蛋白（＋＋），肝功能：谷丙转氨酶（GPT）92U/L，谷草转氨酶（GOT）104U/L，胸部X线片（－），该患者最可能的诊断

A．成人斯蒂尔（Still）病　　　　　B．结核病

C．系统性红斑狼疮　　　　　　　　　D．感染性心内膜炎

【答案与解析】 23．C。该患者为中青年女性，持续低热、关节痛、颊部蝶形红斑，血白细胞计数略低，尿蛋白阳性，考虑SLE。SLE好发于青年女性，典型表现为蝶形红斑、关节痛，常见肾脏损害。成人Still病也常见于年轻女性，也可有关节痛，但常为高

热。结核及感染性心内膜炎患者关节痛及肾损害少见。

## 二、知识点总结

本周知识点考点频率统计见表15-3。

表15-3　类风湿关节炎、系统性红斑狼疮、脊柱关节炎、抗磷脂综合征、
干燥综合征、原发性血管炎考点频率统计表（2012—2022年）

| 年　份 | RA | SLE | 脊柱关节炎 | 抗磷脂综合征（APS） | SS | 原发性血管炎 |
|---|---|---|---|---|---|---|
| 2022 |  | √ |  | √ |  |  |
| 2021 |  |  |  |  | √ | √BD |
| 2020 | √ | √ | √ |  | √ |  |
| 2019 |  |  |  |  |  | √BD |
| 2018 | √ | √ |  |  |  |  |
| 2017 |  |  |  |  | √ |  |
| 2016 | √ | √ | √ |  |  |  |
| 2015 | √ |  |  |  |  |  |
| 2014 |  | √ | √ |  |  |  |
| 2013 | √ | √ |  |  |  |  |
| 2012 | √ |  |  |  |  |  |

**（一）类风湿关节炎（RA）**

**1. 临床表现**

（1）关节表现：详见诊断标准。

（2）关节外表现：①皮肤类风湿结节。多位于关节隆突部及受压部位的皮下，质硬、无压痛，对称性分布。②类风湿血管炎。③心脏受累。心包炎最常见。④肺。肺间质病变最常见，可有胸膜炎、结节样改变。尘肺患者合并RA时易出现大量肺结节，称之为卡普兰（Caplan）综合征，也称类风湿尘肺病。⑤眼。最常见的表现为继发干燥综合征所致的干眼症，可能合并口干、淋巴结肿大。⑥神经受压。⑦血液系统。正细胞正色素性贫血最常见费尔蒂（Felty）综合征是指RA患者伴有脾大、中性粒细胞计数减少，甚至有贫血和血小板计数减少。⑧肾。本病的血管炎很少累及肾。

**2. 辅助检查**

（1）RF：可分为IgM、IgG和IgA型，常规工作中主要检测IgM型RF。RF并非RA的特异性抗体，其他慢性炎症及正常人也可有RF阳性，RF阴性亦不能排除RA的诊断。

（2）与类风湿关节炎病情的活动性相关的指标：贫血、血沉增快、RF滴度升高、C反应蛋白升高、血小板计数增多等。

**3. 诊断** 美国风湿病协会（ACR）1987年诊断标准（7项中满足4项）：①关节或周围晨僵持续至少1小时，病程至少6周。②≥3个关节肿，至少6周。③腕、掌指、近端指间关节肿至少6周。④对称性关节肿至少6周。⑤有类风湿结节。⑥X线片改变（骨质侵蚀或受累关节及邻近部位骨质脱钙）。⑦类风湿因子阳性。

**4. 治疗** 见表15-4。

表15-4　RA的治疗方法

| 治疗方案 | 药物或手术方式 | 注意事项 |
|---|---|---|
| 一般治疗 | 休息、关节制动、关节功能锻炼、物理疗法、卧床休息 | 关节制动适用于急性期，关节功能锻炼适用于恢复期，卧床休息只适用于急性期发热以及内脏受累的患者 |
| 非甾体抗炎药 | 有扶他林、吲哚美辛、依托考昔、塞来昔布 | 镇痛抗炎作用，是缓解关节炎症状的常用药；但控制病情方面作用有限，应与DMARD同服，避免2种或2种以上NSAID同时服用 |
| 改善病情的抗风湿药（DMARD） | 甲氨蝶呤（MTX） | 首选用药，也是联合治疗的基本药物。本药抑制细胞内二氢叶酸还原酶，使嘌呤合成受抑制 |
| | 来氟米特（LEF） | 主要抑制合成嘧啶的二氢乳清酸脱氢酶，使活化淋巴细胞的生长受抑制，主要不良反应有胃肠道反应、肝损伤、脱发、骨髓抑制和高血压等。有致畸作用，孕妇禁用 |
| | 羟氯喹和氯喹 | 为抗疟药，羟氯喹应用较多。肝、肾相关副作用较小，无须常规监测。用药前和治疗期间需检查眼底，以监测该药可能导致的视网膜损害 |
| | 柳氮磺吡啶 | 由小剂量开始，会减少不良反应，对磺胺过敏者慎用 |
| | 硫唑嘌呤 | 抑制细胞核酸的合成和功能，服药期间需监测血象及肝、肾功能，需特别注意粒细胞减少症 |
| | 环孢素 | 其突出的不良反应为血肌酐和血压上升，服药期间宜严密监测 |
| 生物DMARD | TNF-α拮抗剂、IL-1拮抗剂、IL-6拮抗剂、CD20单克隆抗体、CTLA-4抗体 | 为增加疗效和减少不良反应，本类生物制剂宜与MTX联合应用。其主要的副作用包括注射部位反应和输液反应，可能增加感染，尤其是结核感染的风险，有些长期使用还可能增加患肿瘤的风险 |

续　表

| 治疗方案 | 药物或手术方式 | 注意事项 |
|---|---|---|
| 糖皮质激素（GC） | 泼尼松、地塞米松 | 本药有强大的抗炎作用，能迅速缓解关节肿痛症状和全身炎症，GC治疗RA的原则是小剂量、短疗程。使用GC必须同时应用DMARD，仅作为DMARD的"桥梁治疗"。低至中等剂量的GC与DMARD药物联合应用在初始治疗阶段对控制病情有益 |
| 植物药制剂 | 雷公藤多苷、白芍总苷、青藤碱 | 雷公藤多苷最为常用，应注意其性腺抑制、骨髓抑制、肝损伤等副作用 |
| 外科治疗 | 人工关节置换、滑膜切除手术 | 人工关节置换适用于较晚期有畸形并失去功能的关节，滑膜切除术可以使病情得到一定的缓解，但当滑膜再次增生时病情又趋复发，所以必须同时应用DMARD |

注：TNF，肿瘤坏死因子；IL，白细胞介素；CTLA，细胞毒T细胞活化抗原。

### （二）系统性红斑狼疮（SLE）

**1. 病因**　遗传、环境（阳光、药物化学试剂、微生物病原体）、雌激素等。

**2. 临床表现**

（1）全身表现：大多数疾病活动期患者出现各种热型的发热，尤以低、中度热为常见。可有疲倦、乏力、食欲缺乏、肌痛、体重下降等。

（2）皮肤与黏膜表现：包括颧部呈蝶形分布的红斑、盘状红斑、指掌部和甲周红斑、指端缺血、面部及躯干皮疹，其中以鼻梁和双颧颊部呈蝶形分布的红斑最具特征性。皮疹多无明显瘙痒。口腔及鼻黏膜无痛性溃疡和脱发（弥漫性或斑秃）较常见，常提示疾病活动。

（3）浆膜炎：半数以上患者在急性发作期出现多发性浆膜炎，包括双侧中小量胸腔积液，中小量心包积液。

（4）肌肉关节表现：关节痛是常见的症状之一，出现在指、腕、膝关节，伴红肿者少见。常出现对称性多关节肿痛。

（5）肾脏表现：肾脏受累主要表现为蛋白尿、血尿、管型尿、水肿、高血压，乃至肾衰竭。有平滑肌受累者可出现输尿管扩张和肾积水。

（6）心血管表现：患者常出现心包炎、疣状心内膜炎、心肌损害，可有冠状动脉受累，表现为心绞痛和心电图的ST-T改变，甚至出现急性心肌梗死、严重者可发生心力衰竭。

（7）肺部表现：引起的肺间质病变主要是急性、亚急性的毛玻璃样改变和慢性期的纤维化，表现为活动后气促、干咳、低氧血症，肺功能检查常显示弥散功能下降；弥漫性肺泡出血（DAH）；肺动脉高压。

（8）神经系统表现：神经精神狼疮（NP-SLE），包括中枢神经系统病变和外周神经系统病变。中枢神经系统病变包括癫痫、狼疮性头痛、脑血管病变、无菌性脑膜炎、脱髓鞘综合征、运动障碍、脊髓病、急性意识错乱、焦虑状态、认知功能减退、情绪障碍及精神病等。外周神经系统受累可表现为吉兰-巴雷综合征、自主神经病、单神经病、重症肌无力、脑神经病变、神经丛病及多发性神经病等。

（9）消化系统表现：可表现为食欲缺乏、腹痛、呕吐、腹泻等，早期出现肝损伤、少数患者可并发急腹症。此外，SLE还可出现失蛋白肠病和肝脏病变。

（10）血液系统表现：活动性SLE中Hb下降、白细胞和/或血小板计数减少常见。

部分患者可有无痛性轻或中度淋巴结肿大。少数患者有脾大。

（11）APS：详见知识点总结（三）。

（12）SS：详见知识点总结（四）。

（13）眼底病变：可累及视神经，影响视力，重者可在数日内致盲。

**3. 辅助检查**

（1）SLE的诊断指标：抗Sm抗体（特异性最高）和抗dsDNA抗体（判断SLE活动性最有价值）。ANA敏感性最高，可用于筛查。

（2）抗可提取核抗原（ENA）抗体谱：①抗Sm抗体。②抗核糖核蛋白（RNP）抗体。阳性率40%，对SLE诊断特异性不高，往往与SLE的雷诺现象和肺动脉高压相关。③抗SSA（Ro）抗体。与SLE中出现光过敏、血管炎、皮损、白细胞计数降低、平滑肌受累、新生儿狼疮等相关。④抗SSB（La）抗体。与抗SSA抗体相关联，与继发SS有关，但阳性率低于抗SSA（Ro）抗体。⑤抗rRNP抗体。往往提示有NP-SLE或其他重要内脏损害。

（3）病情活动度指标：抗dsDNA抗体、抗rRNP抗体、补体、CSF变化、蛋白尿增多和炎症指标升高（炎症指标：血沉增快、血清C反应蛋白升高、血小板计数增加等）。

**4. 治疗**

（1）一般治疗：心理治疗、卧床休息、及早发现和治疗感染、避免强阳光暴晒和紫外线照射等。

（2）对症治疗：对发热及关节痛者可辅以非甾体抗炎药，对有高血压、血脂异常、糖尿病、骨质疏松等者应予相应的治疗。对于SLE神经精神症状可给予相应的降颅内压、抗癫痫、抗抑郁等治疗。

（3）药物治疗见表15-5。

表15-5　SLE的药物治疗药物名称

| 药　物 | 用　法 | 副作用 |
|---|---|---|
| GC | 诱导缓解期，泼尼松剂量为每日0.5～1.0mg/kg，病情稳定后2周或6周后缓慢减量。如果病情允许，以＜10mg/d泼尼松的小剂量长期维持。出现狼疮危象者，进行甲泼尼龙冲击治疗 | 诱发或加重感染，引起物质代谢和水、盐代谢紊乱，心血管系统并发症，消化系统并发症，白内障和青光眼，骨质疏松或脊椎压迫性骨折，神经精神异常 |
| 环磷酰胺（CTX） | 0.4g，每周1次；或0.5～1.0g/$m^2$，每3～4周1次；口服剂量为每日1～2mg/kg | 胃肠道反应、脱发、骨髓抑制、诱发感染、肝功能损害、性腺抑制、致畸、出血性膀胱炎、远期致癌 |
| 吗替麦考酚酯（MMF） | 每日1.5～2.0g | 胃肠道反应、骨髓抑制、感染、致畸 |
| 环孢素 | 每日3～5mg/kg | 胃肠道反应、多毛，肝、肾功能损伤，高血压，高尿酸血症，高血钾 |
| 他克莫司 | 每日2～6mg | 高血压，胃肠道反应，高尿酸血症，肝、肾功能损伤，高血钾 |
| MTX | 10～15mg，每周1次 | 胃肠道反应、口腔黏膜糜烂、肝功能损害、骨髓抑制，偶见肺纤维化 |
| 硫唑嘌呤 | 每日50～100mg | 骨髓抑制、胃肠道反应、肝功能损害 |

续　表

| 药　物 | 用　法 | 副作用 |
|---|---|---|
| LEF | 每日 10～20mg | 腹泻、肝功能损害、皮疹、白细胞计数减少、脱发、致畸 |
| 羟氯喹 | 0.1～0.2g，每日 2 次 | 眼底病变、胃肠道反应，神经系统症状、偶有肝功能损害 |
| 雷公藤多苷 | 20mg，每日 2 次或 3 次 | 性腺抑制，胃肠道反应，骨髓抑制，肝、肾功能损伤，皮损 |

**（三）抗磷脂综合征（APS）**

APS 是一种以反复动、静脉血栓形成，习惯性流产，血小板计数减少，以及抗磷脂抗体持续中高滴度阳性为主要特征的非炎症性自身免疫性疾病，多见于年轻女性。APS 患者血中检出抗磷脂抗体是诊断 APS 的必要条件。临床上最常用的抗磷脂抗体包括抗心磷脂抗体、狼疮抗凝物、抗 $\beta_2$ 糖蛋白 1（$\beta_2$GPI）抗体及梅毒血清假阳性。

**（四）干燥综合征（SS）**

**1. 临床表现**

（1）局部表现：①口腔干燥症。口干，猖獗性龋齿，唾液腺炎，舌痛，舌面干、裂、潮红，舌乳头萎缩，呈"镜面舌"样改变。②干燥性角结膜炎。眼干涩、异物感、磨砂感、少泪等症状，部分患者可因泪腺肿大表现为眼睑肿胀，角膜干燥严重者可致角膜溃疡，但穿孔失明者少见。

（2）系统表现：可出现全身症状，如乏力、低热等，约 2/3 的患者出现其他外分泌腺体和系统损害。①皮肤黏膜。特征性的为高出皮面的紫癜样皮疹。②肌肉骨骼。多表现为关节痛和关节肿，部分有肌炎表现。③肾。主要累及远端肾小管，表现为肾小管中毒引起的低钾性周期性瘫痪。④呼吸系统。上、下呼吸系统均可受累，表现为鼻干、干燥性咽喉炎、干燥性气管/支气管炎，引起干咳，小气道受累者可出现呼吸困难。⑤消化系统。可出现食管黏膜萎缩、萎缩性胃炎、慢性腹泻等非特异症状，还有部分患者出现肝脏损害和胰腺炎。⑥神经系统。以周围神经损害多见。⑦血液系统。可出现白细胞计数减少和/或血小板计数减少。⑧甲状腺功能异常。

**2. 辅助检查**

（1）血、尿常规及其他常规检查：正细胞正色素型贫血、白细胞计数减少、血小板计数减少、血沉增快、C反应蛋白增高。氯化铵负荷试验可发现约50%的患者有亚临床肾小管酸中毒。

（2）自身抗体：大多数患者可出现ANA、抗SSA、抗SSB抗体、抗U1RNP抗体、抗着丝点抗体（ACA）；RF、抗心磷脂抗体（ACL）。某些患者还可检测出抗胞衬蛋白（α-fodrin）抗体和抗毒蕈碱受体3抗体。

（3）高球蛋白血症：以IgG升高为主，为多克隆性，少数患者出现巨球蛋白血症。

（4）干燥性角结膜炎检测：①Schirmer试验。滤纸浸湿长度≤5mm/5min则为阳性。②泪膜破裂时间（BUT试验）。＜10秒为阳性。③眼部染色。即OSS染色评分，采用角膜荧光素染色和结膜丽丝胺绿染色进行综合评分。

（5）口干燥症相关检查：①唾液流率。将中空导管相连的小吸盘以负压吸附于单侧腮腺导管开口处，收集唾液分泌量，未经刺激唾液流量＞0.5ml/min为正常，≤0.1ml/min为阳性。②腮腺造影。腮腺导管不规则、狭窄或扩张，碘液淤积于腺体末端呈葡萄状或雪花状。③放射性核素涎腺显像：观察锝99m（$^{99m}Tc$）化合物的摄取、浓缩和排泄。

（6）唇腺活检：凡淋巴细胞聚集≥50个即为1个灶，每4mm$^2$唾液腺组织中有≥1个灶，则为组织病理学检查阳性。

**3. 治疗**

（1）局部治疗：①口干。停止吸烟、饮酒及避免服用引起口干的药物，保持口腔清洁，减少龋齿和口腔继发感染。②眼干。人工泪液、人工唾液和凝胶等可减轻局部症状。M$_3$受体激动剂毛果芸香碱可用于改善口眼干症状。

（2）系统治疗：运用GC、免疫抑制药等治疗。

（3）对症处理：纠正急性低钾血症以静脉补钾为主，平稳后改口服钾盐片，有的患者需终身服用，以防低血钾再次发生。非甾体抗炎药对肌肉、关节疼痛有一定疗效。

（4）生物制剂：抗CD20单克隆抗体可以抑制B细胞生成，可能成为有效的治疗药物。

**（五）原发性血管炎**

**1. 分类**　显微镜下多血管炎属于抗中性粒细胞胞质抗体（ANCA）相关血管炎主要累及小血管的系统性血管炎；BD属于累及血管大小可变的系统性血管炎。

**2. 贝赫切特病（BD）**　又称白塞综合征，是一种以口腔和外阴溃疡、眼炎为临床特征，并累及多个系统的慢性疾病。

（1）临床表现

1）基本症状：①口腔溃疡。②外阴溃疡。③皮肤病变。呈结节性红斑、假性毛囊炎、痤疮样毛囊炎、浅表栓塞性静脉炎等不同表现。④眼炎。最常见的眼部病变是葡萄膜炎及由视网膜血管炎造成的视网膜炎，眼炎的反复发作可致视力障碍甚至失明。

2）系统性症状：①消化道。最多见的是腹痛（右下腹痛为常见），基本病变是多发性溃疡。②神经系统损害。③大、中血管病变。④关节炎。膝关节受累最多见。⑤附睾炎。

（2）辅助检查：针刺反应是本病目前唯一的特异性较强的试验，局部若有红丘疹或红丘疹伴有白疱疹则视为阳性结果。

（3）诊断：出现下述5项中3项或3以上者可诊为本病。①反复口腔溃疡。②反复外阴溃疡。③眼炎。④皮肤病变。⑤针刺试验呈阳性结果。

（4）治疗：见表15-6。

表15-6　BD的治疗方法

| 治疗方法 | 适应证 |
| --- | --- |
| 非甾体抗炎药 | 对关节炎的炎症有效 |
| 秋水仙碱 | 对有关节病变及结节性红斑者可能有效，有时对口腔溃疡者也有一定疗效 |
| GC局部应用 | ①口腔溃疡者可涂抹软膏，可使早期溃疡停止进展或减轻炎症性疼痛。②眼药水或眼药膏对轻型的前葡萄膜炎有一定的疗效。③内脏血管炎 |
| 沙利度胺 | 对黏膜溃疡、特别是口腔黏膜溃疡有较好的疗效 |
| 肿瘤坏死因子拮抗药 | 对于新发或顽固的后葡萄膜炎（单侧受累，视力＜0.2或双侧受累），神经系统、心血管、胃肠道、皮肤黏膜受累，关节炎，经常规治疗无效 |
| 手术 | 有动脉瘤者应结合临床予以介入治疗或手术切除 |

**3. 显微镜下多血管炎** 一种主要累及小血管（小动脉、微小动脉、微小静脉和毛细血管）的系统性血管炎，常见肾与肺受累，无或很少有免疫复合物沉积于血管壁。84.6%的患者ANCA阳性，大部分为p-ANCA阳性及MPO-ANCA阳性，少部分为c-ANCA阳性。诱导缓解治疗通常为足量GC联合CTX，维持缓解治疗主要为小剂量GC联合免疫抑制药（如硫唑嘌呤、甲氨蝶呤等）。

## 拓展练习及参考答案

### ✎ 拓展练习

【填空题】

1. 类风湿关节炎关节症状最好发部位是（　　），强直性脊柱炎的受累关节主要是（　　），痛风性关节炎的好发部位是（　　），骨性关节炎的受累关节主要有（　　）。

2. 类风湿关节炎治疗的目标是（　　）、（　　）、（　　）。

【判断题】

1. 某关节疼痛患者门诊查血清RF 1∶40阳性可诊断类风湿关节炎。

2. NSAID是非甾体抗炎药的缩写，DMARD是改善病情的抗风湿药的缩写。

3. 两种NSAID可联合用药以增加疗效。

【名词解释】

1. 贝赫切特病

2. Felty综合征

【选择题】

A型题

1. 哪种药物不属于慢作用抗风湿药

A. CTX  B. MTX  C. 柳氮磺吡啶  D. 罗非昔布  E. 来氟米特

2. 抗磷脂抗体与哪个临床表现无关

A. 血小板计数减少  B. 狼疮脑病  C. 血管栓塞
D. 习惯性流产  E. 皮肤红斑

3. 下列哪种疾病活动时C3或C4水平可降低

A. SS  B. SLE
C. AS  D. 多发性肌炎/皮肌炎（PM/DM）
E. 骨关节炎（OA）

4. 哪种关节炎起病急骤

A. RA  B. SLE  C. AS  D. 痛风  E. OA

5. 哪种关节炎休息后加重

A. SS  B. SLE  C. AS  D. 痛风  E. OA

6. 风湿性疾病是指

A. 累及软组织及血液的一大类疾病
B. 累及肌肉、肌腱的一大类疾病
C. 累及关节的一大类疾病
D. 累及关节及周围软组织的一大类疾病
E. 累及关节、肾、皮肤的一大类疾病

7. 下列哪个不是类风湿关节炎关节表现特点

A．关节晨僵　　　　B．不对称关节肿　C．关节痛　　　　D．关节压痛　　　　E．关节畸形

B型题

（8、9题共用选项）

A．大关节疼痛消失不留畸形　　　B．晚期有明显骨质破坏　　　　C．对称性关节增粗

D．小关节疼痛不留畸形　　　E．病理性骨折

8．系统性红斑狼疮的临床症状是

9．类风湿关节炎的临床症状是

X型题

10．系统性红斑狼疮的病因有

A．药物　　　　B．遗传　　　　C．阳光照射　　　　D．病毒感染　　　E．妊娠、分娩

【问答题】

1．系统性红斑狼疮的诊断标准是什么？

2．RA的治疗方法是什么？

✎ 参考答案

【填空题】

1．腕关节、近端指间关节和掌指关节；骶髂关节；第一拇趾关节；远端指间关节、膝关节、髋关节和腰椎

2．改善肿胀疼痛；症控制疾病进展；促进已破坏的关节修复

【判断题】

1．×　　RF并非RA的特异性抗体，其他慢性炎症及正常人也可有RF阳性。

2．√

3．×　应避免2种NSAID联用。

【名词解释】

1．贝赫切特病　也称白塞综合征，是一种以口腔和外阴溃疡、眼炎为临床特征，并累及多个系统的慢性疾病。

2．Felty综合征　RA患者伴有脾大、中性粒细胞计数减少，甚至有贫血和血小板计数减少。

【选择题】

A型题　1．D　2．E　3．B　4．D　5．C　6．D　7．B

B型题　8．D　9．B

X型题　10．ABCDE

【问答题】

1．答案如下：颧部红斑；盘状红斑；光过敏；口腔溃疡；关节炎；浆膜炎；肾脏病变；神经系统病变；血液系统异常；免疫学异常［抗dsDNA抗体阳性/抗Sm抗体阳性/抗磷脂抗体阳性（包括抗心磷脂抗体、狼疮抗凝物、至少持续6个月的梅毒血清试验假阳性3者中具备1项阳性）］；抗核抗体阳性。上述11项中，大于等于4项阳性（包括在病程中任何时候发生的），除外感染、肿瘤及其他结缔组织病后，可诊断为SLE。

2．答案见表15-4。

# 第八篇

# 理化因素所致疾病

 笔记

## 第16周　中　　毒

### 一、考研真题解析

1.（2012年A型题）急性有机磷杀虫药中毒的下列临床表现中，能提示中度中毒的是

　　A. 出汗、流涎　　　B. 呕吐、腹泻　　　　C. 胸、背部肌肉颤动　　D. 瞳孔缩小

【答案与解析】　1. C。急性有机磷杀虫药中毒分级为：轻度中毒。仅有毒蕈碱样症状，又称M样症状，胆碱酯酶（ChE）活力50%～70%。中度中毒。为M样症状加重，出现烟碱样症状，又称N样症状，ChE活力30%～50%。重度中毒。具有M、N样症状，并伴有肺水肿、抽搐、昏迷，呼吸肌麻痹和脑水肿，ChE活力30%以下。开始出现N样症状为中度中毒。M样症状主要表现为：瞳孔缩小，胸闷、气短、呼吸困难，恶心、呕吐、腹痛、腹泻；括约肌松弛；腺体分泌增加（大汗、流泪和流涎）；气道分泌物明显增多等。N样症状主要因横纹肌神经肌肉接头处乙酰胆碱（ACh）蓄积过多，引起肌纤

维颤动，甚至全身肌肉强直性痉挛。

2.（2015年A型题）女性，20岁。误服有机磷农药后半小时家人送来急诊。查体：神志不清，皮肤潮湿多汗，面部肌肉束颤动，瞳孔缩小，双肺布满湿啰音。该患者最可能的中毒程度是

A．轻度　　　　　B．中度　　　　　C．重度　　　　　D．不能确定

【答案与解析】　2．C。急性有机磷中毒分级参见考研真题解析第1题。该患者可见M样症状（皮肤潮湿多汗、瞳孔缩小），N样症状（面部肌肉束颤动），肺水肿（双肺布满湿啰音）以及神志不清，为重度中毒。

3.（2016年A型题）下列药物中毒时，采用血液透析治疗有效的有

A．苯巴比妥　　　B．有机磷杀虫药　　　C．水杨酸类　　　D．茶碱

【答案与解析】　3．ACD。血液透析主要用于清除血液中分子量较小和非脂溶性的毒物（如苯巴比妥、水杨酸类、甲醇、茶碱、乙二醇和锂等）。短效巴比妥类（异戊巴比妥）、格鲁米特（导眠能）和有机磷杀虫药中毒因具有脂溶性，一般不进行血液透析。

（4、5题共用选项）（2017年B型题）

A．依地酸钙钠　　　B．二巯丙醇　　　C．纳洛酮　　　D．亚甲蓝

4．铅中毒时的解毒药物是

5．阿片类麻醉药的解毒药物是

【答案与解析】　4、5．A、C。依地酸钙钠治疗铅中毒。二巯丙醇治疗金属离子砷、汞、锑中毒。纳洛酮是阿片类麻醉药的解毒药。亚甲蓝是亚硝酸盐苯胺或硝基苯等中毒

引起的高铁血红蛋白血症的解毒药。

（6、7题共用选项）（2018年B型题）

A．烂苹果味　　　　B．苦杏仁味　　　　C．蒜臭味　　　　D．腥臭味

6．有机磷杀虫药中毒时，患者的呼吸气味常是

7．氰化物中毒时，患者的呼吸气味常是

【答案与解析】　6、7．C、B。乙醇中毒呼出气有酒味；氰化物中毒有苦杏仁味；有机磷杀虫药中毒、黄磷、铊等中毒有蒜味；苯酚、甲酚皂溶液中毒有苯酚味；腥臭味见于肝衰竭。

8．（2018年X型题）有机磷中毒时的毒蕈碱样症状有

A．腹痛、腹泻　　　B．大汗、流涎　　　C．肌纤维颤动　　　D．瞳孔缩小

【答案与解析】　8．ABD。参见考研真题解析第1题解析。

（9、10题共用选项）（2019年B型题）

A．阿托品中毒　　　　　　　　　B．有机磷杀虫药中毒

C．甲醇中毒　　　　　　　　　　D．乙醇中毒

9．引起瞳孔明显缩小的中毒是

10．引起瞳孔明显扩大的中毒是

【答案与解析】　9．B。有机磷杀虫药中毒的临床表现为毒蕈碱样症状。症状产生的原因主要是副交感神经末梢过度兴奋，类似毒蕈碱样作用，其中平滑肌痉挛表现为瞳孔缩小、腹痛、腹泻。10．A。阿托品中毒表现为瞳孔明显扩大，神志模糊、烦躁不安、

抽搐、昏迷和尿潴留等。

（11、12题共用选项）（2020年B型题）

A．皮肤、黏膜灼伤            B．皮肤、巩膜黄染

C．皮肤、黏膜发绀            D．皮肤、黏膜苍白

11．硝基苯中毒常引起的临床表现是

12．毒蕈中毒常引起的临床表现是

【答案与解析】 11、12．C、B。亚硝酸盐、苯胺或硝基苯等中毒时，血高铁血红蛋白含量增加引起发绀；毒蕈、鱼胆或四氯化碳中毒损害肝脏引起黄疸。

（13、14题共用选项）（2021年B型题）

A．氟马西尼      B．亚硝酸异戊酯      C．二巯丙磺钠      D．亚甲蓝

13．亚硝酸盐中毒引起高血红蛋白血症的有效解毒药是

14．苯二氮䓬类药物中毒的有效解毒药是

【答案与解析】 13．D。小剂量亚甲蓝可使高铁血红蛋白还原为正常血红蛋白，用以治疗亚硝酸盐、苯胺或硝基苯等中毒引起的高铁血红蛋白血症。14．A。氟马西尼是苯二氮䓬类拮抗剂，能通过竞争性抑制苯二氮䓬类受体而阻断其中枢神经系统作用。

（15、16题共用选项）（2022年B型题）

A．出汗，流涎      B．腹痛、腹泻      C．咳嗽、气促      D．肌纤维颤动

15．轻度有机磷中毒不出现的临床表现是

16．中度有机磷中毒出现的烟碱样症状是

笔记

【答案与解析】 15、16．D、D。参见考研真题解析第1题解析。

## 二、知识点总结

本周知识点考点频率统计见表16-1。

表16-1　中毒考点频率统计表（2012—2022年）

| 年　份 | 有机磷杀虫药中毒 | | 阿托品中毒 | 麻醉药中毒 | 镇静催眠药中毒 | 亚硝酸盐中毒 | 氰化物中毒 | 铅中毒 | 血液净化治疗 | 硝基苯中毒 | 毒蕈中毒 |
|---|---|---|---|---|---|---|---|---|---|---|---|
| | 临床表现 | 中毒分级 | | | | | | | | | |
| 2022 | √ | √ | | | | | | | | | |
| 2021 | | | | | √ | √ | | | | | |
| 2020 | | | | | | | | | | √ | √ |
| 2019 | | | √ | | | | | | | | |
| 2018 | | | | | | | √ | | | | |
| 2017 | | | | √ | | | | | √ | | |
| 2016 | | | | | | | | | √ | | |
| 2015 | √ | √ | | | | | | | | | |
| 2014 | | | | | | | | | | | |
| 2013 | | | | | | | | | | | |
| 2012 | √ | √ | | | | | | | | | |

## （一）概述

**1. 临床表现**　不同的化学物质引起急性中毒的临床表现完全不同，中毒严重时甚至可引起惊厥、昏迷、呼吸困难、休克和少尿等共同表现，见表16-2。

表16-2　急性中毒的临床表现

| 累及系统 | 临床表现 | 常见原因 |
|---|---|---|
| 全身 | 发热 | 见于阿托品、棉酚或二硝基酚等中毒 |
| 皮肤及黏膜 | 灼伤 | 强酸、强碱、甲醛、苯酚等易灼伤皮肤及口腔黏膜，其中盐酸痂皮呈棕色，硫酸痂皮呈黑色，硝酸灼伤痂皮呈黄色 |
| | 黄疸 | 毒蕈、鱼胆中毒损害肝脏可引起黄疸 |
| | 口唇发绀 | 亚硝酸盐、硝基苯、苯胺中毒时血中高铁血红蛋白含量增加出现发绀 |
| 眼部 | 瞳孔改变神经炎 | 瞳孔缩小见于有机磷、氨基甲酸酯中毒；瞳孔扩大见于莨菪碱、阿托品中毒视神经炎见于甲醇中毒 |
| 呼吸系统 | 气味 | 氰化物中毒有苦杏仁味，有机磷中毒、铊、黄磷等有蒜味，乙醇中毒有酒精味 |
| | 呼吸减慢 | 吗啡、镇静催眠药中毒抑制呼吸中枢导致呼吸减慢 |
| | 呼吸增快 | 刺激性气体（如二氧化氮，二氧化硫、硫化氢，氟化氢、氯化氢、溴化氢、磷化氢等）；水杨酸类、甲醇等兴奋呼吸中枢后可引起呼吸深快 |
| | 急性肺水肿 | 刺激性气体、有机磷中毒、百枯草中毒可导致急性肺水肿 |

笔记

**续　表**

| 累及系统 | 临床表现 | 常见原因 |
|---|---|---|
| 循环系统 | 心律失常 | 洋地黄、夹竹桃、蟾蜍中毒兴奋迷走神经，拟肾上腺素药、三环类抗抑郁药中毒兴奋交感神经 |
| | 休克 | 三氧化二砷中毒引起剧烈呕吐和腹泻；严重巴比妥中毒抑制血管中枢致外周血管扩张；强酸、强碱严重灼伤引起致血浆渗出，循环血容量不足 |
| | 心脏骤停 | 缺氧（见于化学性窒息性气体毒物如一氧化碳、硫化氢，氰化物或苯胺等）、心肌毒性作用（洋地黄、奎尼丁等）、严重低钾血症（可溶性钡盐、棉酚或排钾型利尿剂） |
| 神经系统 | 谵妄 | 阿托品、抗组胺药、酒精中毒 |
| | 肌纤维颤动 | 有机磷中毒、铅中毒、氨基甲酸酯杀虫剂中毒、异烟肼中毒 |
| | 惊厥 | 窒息性毒物、异烟肼中毒、有机氯或拟除虫菊酯类杀虫药中毒 |
| | 精神失常 | 一氧化碳、二硫化碳、酒精、阿托品、有机溶剂、抗组胺药中毒或药物依赖戒断综合征等 |
| | 瘫痪 | 三氧化二砷，蛇毒、可溶性钡剂、磷酸三邻甲苯酯中毒 |
| | 昏迷 | 镇静催眠或麻醉药物中毒、窒息性毒物（如一氧化碳、氰化物、硫化氢）中毒、有机溶剂中毒、致高铁血红蛋白毒物中毒、农药（如有机磷、杀虫药或溴甲烷）中毒 |
| 泌尿系统 | 肾功能损害 | 肾小管堵塞（砷化氢中毒产生大量红细胞破坏物堵塞肾小管）、肾缺血、肾小管坏死（氨基糖苷类、头孢菌素、毒蕈、蛇毒） |
| 血液系统 | 凝血功能障碍 | 砷化氢、硝基苯、苯胺中毒引起溶血性贫血、黄疸；肝素、水杨酸、双香豆素过量、敌鼠、蛇毒咬伤中毒可引起凝血功能障碍导致出血 |
| | 血细胞减少 | 抗肿瘤药、氯霉素和苯等中毒可引起白细胞计数减少 |

**2. 抢救原则** 立即中止接触毒物、迅速清除进入体内已被或尚未被吸收的毒物、促进已吸收的毒物排出体外、尽可能使用特效解毒药、对症治疗。

（1）立即终止毒物接触：①呼吸道中毒者。立即撤离中毒现场，将中毒者转送到空气新鲜的地方。②眼内毒物。尽快用清水彻底冲洗眼内的毒物，局部一般不需要用解毒药物。③皮肤接触中毒者。迅速脱去污染的衣服，用温水或肥皂水清洗皮肤和毛发上的毒物，不同毒物的清洗剂和清洗方法不同，毒物的清洗见表16-3。

表16-3 **毒物的清洗**

| 毒物的种类 | 清洗剂和清洗要求 |
| --- | --- |
| 酸性毒物（甲醛、有机磷、铊、磷、溴、溴化烷、氯化锌、汽油，硫酸二甲酯、氨基甲酸酯） | 5%碳酸氢钠或肥皂水冲洗后，再用大量清水冲洗 |
| 碱性毒物（氨、氨水、碳酸氢钠、氢氧化钠、水玻璃） | 弱酸溶液（2%醋酸、3%硼酸、1%枸橼酸溶液） |
| 苯类（苯酚、硝基苯、溴苯、苯胺、二硫化碳） | 10%乙醇 |
| 黄磷，磷化锌 | 1%碳酸钠溶液 |
| 三氯化磷、三氯氧磷、芥子气、五氯化二磷 | 切勿直接用水冲洗，需要先用布纸吸去毒物后，再用清水冲洗 |
| 焦油、沥青 | 先用二甲苯清除毒物后，再用肥皂水或清水冲洗皮肤，待皮肤表面水干后，涂上羊毛脂 |
| 固体生石炭 | 先用镊子、软毛刷清除至无颗粒后，再用温水清洗干净 |

（2）清除体内尚未被吸收的毒物：催吐、洗胃、导泻、灌肠。

1）催吐：用于神志清楚且能合作的患者，让患者饮温水200～300ml，压舌根或者用吐根糖浆催吐；如此反复，注意取头侧位催吐，防止误吸；若患者处于惊厥、昏迷状态，或者吞服石油蒸馏物、腐蚀性毒物等情况不应催吐。

2）洗胃：①适应证。用于口服毒物1小时以内者；对服用吸收缓慢的毒物、肠蠕动功能减弱者或消失者，服毒4～6小时内仍应洗胃。可根据毒物的不同选择合适的洗胃液体见表16-4，注意每次注入液体量不宜过多，200～250ml为宜，以免毒物排入肠道；拔除胃管的时候，注意夹住管尾，以免反流引起吸入性肺炎。②禁忌证。惊厥、昏迷患者；吞服强腐蚀性毒物者（如强酸、强碱）；有食管静脉曲张病史者。

表16-4  不同毒物的洗胃溶液

| 毒物种类 | 洗胃液 |
| --- | --- |
| 生物碱、河豚 | 10%活性炭悬浮液 |
| 阿司匹林、草酸 | 0.3%氧化镁 |
| 有机磷杀虫药、铊、汞、苯、铬、硫、硫酸亚铁、磷 | 2%碳酸氢钠 |
| 硫黄 | 液状石蜡 |
| 砷、硝酸银、溴化物及不明原因中毒 | 清水或生理盐水 |
| 催眠剂、镇静剂、阿片类，氰化物烟碱、 | 1∶5000高锰酸钾 |
| 腐蚀性毒物、铬酸盐、硫酸铜 | 鸡蛋清 |
| 碘、碘化物 | 10%面糊 |

3）导泻：洗胃后，继续灌入泻药以清除肠道内毒物。注意油性泻药会促进脂溶性毒物的吸收，一般不宜使用。泻药常用硫酸钠或硫酸镁溶液，口服或经胃管内注入。其中硫酸镁吸收过多对中枢神经系统有抑制作用，故呼吸抑制、昏迷、肾功能不全、磷化锌或有机磷中毒晚期都应避免使用。

4）灌肠：可用1%肥皂水5000ml，连续多次灌肠。适应证：口服中毒超过6小时以上，导泻无效者。禁忌证：吞服强腐蚀性毒物者（如强酸、强碱）不宜使用。

（3）促进已吸收毒物排出体外：见表16-5。

**表16-5　不同毒物的排出方法**

| 方　法 | | 适用范围 |
|---|---|---|
| 改善供氧 | | 一氧化碳中毒（高压氧治疗是治疗一氧化碳中毒的特效方法） |
| 改变尿液的酸碱度 | | 酸化尿液：碱性毒物中毒（苯丙胺、士的宁中毒）应用维生素C使尿液pH < 5.0<br>碱化尿液：弱酸性毒物中毒（苯巴比妥、水杨酸类中毒），应用碳酸氢钠碱化尿液 |
| 强化利尿 | | 主要用于毒物以原形由肾脏排除的毒物中毒，心力、呼吸、肾衰竭者禁用。具体方法为快速大量静脉输注5% ～ 10%葡萄糖溶液或5%糖盐水溶液，每小时500 ～ 1000ml；同时静脉注射呋塞米20 ～ 80mg |
| 血液净化 | 血浆置换 | 生物毒素（蛇毒、毒蕈），溶血毒物（砷化氢） |
| | 血液灌流 | 适用于短、长效巴比妥类，百草枯 |
| | 血液透析 | 应在中毒12小时内进行，用于清除血液中分子量较小和非脂溶性的毒物。氯酸盐、重铬酸盐中毒能引起急性肾衰竭，血液透析是首选；苯巴比妥、甲醇、茶碱、水杨酸、乙二醇、锂等中毒也可使用血液透析；有机磷中毒、短效巴比妥类等具有脂溶性，透析效果不好，不宜使用血液透析 |

（4）特殊解毒药：不同毒物中毒对应的特殊解毒药见表16-6。

表16-6　不同毒物中毒的特殊解毒药

| 毒物种类 | 特殊解毒药 |
|---|---|
| 有机磷 | 阿托品、碘解磷定 |
| 氰化物 | 亚硝酸异戊酯－亚硝酸钠－硫代硫酸钠疗法 |
| 重金属 | 铅中毒：依地酸钙钠。砷、汞中毒：二巯丙醇。砷、汞、铜、锑中毒：二巯丙磺钠。砷、汞、铜、锑、铅中毒：二巯丁二酸 |
| 乙二醇、甲醇 | 甲吡唑 |
| 阿片类麻醉药 | 纳洛酮 |
| 苯二氮䓬类 | 氟马西尼 |
| 磺酰脲类 | 奥曲肽 |
| 高铁血红蛋白血症 | 亚硝酸盐、硝基苯、苯胺中毒可使用小剂量亚甲蓝（美蓝） |
| β受体阻断药、钙通道阻滞药 | 胰高血糖素 |

（5）对症治疗：如抗惊厥剂（苯巴比妥、异戊巴比妥、地西泮等）、脱水剂（甘露醇、山梨醇、地塞米松等）。

**（二）有机磷杀虫药中毒**

有机磷杀虫药可抑制ChE的活动，引起体内ACh蓄积，从而使胆碱能神经受到持续刺激，导致先兴奋后衰竭的一系列毒蕈碱样、烟碱样和中枢神经系统等症状。

### 1. 临床表现

（1）急性中毒：①M样症状（毒蕈碱样症状）。与阿托品的药理作用相反，主要是副交感神经末梢过度兴奋。心率减慢，平滑肌痉挛表现为瞳孔缩小（针尖样）、胃肠蠕动快导致腹痛、腹泻；括约肌松弛表现为大小便失禁；腺体分泌增多表现为大汗、流泪、流涕；气道分泌增多表现为咳嗽、气促、呼吸困难，双肺干性或湿性啰音，严重的甚至发生肺水肿。②N样症状（烟碱样症状）。在横纹肌神经肌肉接头处，ACh蓄积过多，出现肌纤维颤动（面、眼睑、舌、四肢、全身横纹肌），全身肌肉强直性痉挛，也可出现肌力减退或瘫痪，呼吸肌麻痹，甚至引起呼吸衰竭或停止。交感神经节节后纤维末梢释放儿茶酚胺，表现为血压增高和心律失常。③中枢神经系统症状。如头痛、头晕、共济失调、烦躁不安、谵妄、抽搐、昏迷。④局部损害。部分患者接触有机磷杀药后局部可发生过敏性皮炎、剥脱性皮炎、皮肤水泡；毒物污染眼部时，会出现结膜充血、瞳孔缩小等。

（2）迟发性多神经病：中毒症状消失后2～3周出现迟发性神经损害，表现为感觉、运动型多发性神经病变，其临床表现特点如下。①主要累积肢体的末端。②出现下肢瘫痪、四肢肌肉萎缩，其发生机制为有机磷抑制神经靶酯酶，而ChE活力正常。

（3）中间型综合征：多发生在有机磷杀虫药中毒后1～4天及复能药用量不足患者，经治疗胆碱能危象消失、意识清醒或未恢复和迟发性多发神经病变发生前，突然出现肌肉无力，眼睑下垂、眼外展障碍、面瘫和呼吸肌麻痹，引起呼吸困难或衰竭，严重者可导致死亡。其发生机制为ChE受抑制，ChE活力＜30%。

## 2. 诊断

（1）有机磷农药接触史＋临床症状＋血ChE活力降低则可确诊。

（2）中毒分级：①轻度中毒。仅有M样症状，ChE活力50%～70%。②中度中毒。M样症状加重，出现N样症状，ChE活力30%～50%。③重度中毒。具有M、N样症状，并伴有肺水肿、抽搐、昏迷、呼吸肌麻痹和脑水肿，ChE活力30%以下。

## 3. 治疗

治疗包括迅速清除毒物、紧急复苏、使用特殊解毒药、对症治疗、中间综合征的机械通气治疗。对于出现急性肺水肿的患者，尽快使用阿托品，不能用氨茶碱和吗啡，同时给氧，注意保持呼吸道通畅，清除气道分泌物，根据病情必要时机械通气治疗。

特殊解毒药使用原则：早期、足量、联合、重复应用。包括胆碱酯酶复能药（首选。氯解磷定，次选碘解磷定）和胆碱受体阻断药（阿托品和山莨菪碱等）。

区分阿托品化和阿托品中毒：①阿托品化。瞳孔较前扩大、口干、皮肤干燥、心率增快（90～100次/分）、肺湿啰音消失。达阿托品化后应减量或停用。②阿托品中毒。瞳孔明显扩大、尿潴留、神志模糊、烦躁不安、抽搐，甚至昏迷。阿托品中毒后应立即停用阿托品。

## 拓展练习及参考答案

✍ 拓展练习

**【填空题】**

1. 中度有机磷中毒患者胆碱酯酶活力测定为（　　）。

笔记

2. 有机磷中毒首选的解毒药为（　　）。

3. 铅中毒的解毒药为（　　）。

4. 阿片类麻醉药的解毒药为（　　）。

5. 苯二氮䓬类药物的解毒药为（　　）。

【判断题】

1. 皮肤接触硝基苯中毒应立即用清水冲洗。

2. 苯巴比妥中毒可用碳酸氢钠碱化尿液。

【名词解释】

1. 阿托品化

2. 迟发性多神经病

3. 中间型综合征

【选择题】

A型题

1. 有机磷农药中毒患者的临床表现中下列哪一项是不符合的

A. 呼出气有蒜味　　　　　　B. 意识障碍　　　　　　C. 腺体分泌增多

D. 瞳孔扩大　　　　　　　　E. 肌纤维颤动

2. 急性有机磷农药中毒最主要的死亡原因

A. 肺水肿、呼吸肌瘫痪　　　B. 抽搐、全身衰竭　　　C. 心律失常、心搏骤停

D. 阿托品治疗过量　　　　　E. 休克

3. 下列哪项试验指标对有机磷杀虫药中毒患者的诊断和中毒程度的估计最为重要

A. 血气分析　　　　　　　　B. 血电解质　　　　　　C. 血胆碱酯酶活力

D. 血乳酸脱氢酶　　　　　　E. 血碱性磷酸酶

笔记

B 型题

（4、5题共用选项）

A．生物毒类中毒　　　　　B．乙二醇中毒　　　　　C．氯酸盐中毒

D．格鲁米特中毒　　　　　E．短效巴比妥类中毒

4．急性中毒的首选血液透析治疗的是

5．可选用血浆置换治疗的中毒是

X 型题

6．下列关于急性中毒特殊解毒药的应用，正确的有

A．依地酸钙钠治疗铅中毒　　　B．二巯丙醇治疗砷中毒　　　C．去铁胺治疗镁中毒

D．亚甲蓝治疗亚硝酸盐中毒　　E．二巯丁二钠治疗铜中毒

**【问答题】**

1．急性中毒的处理原则。

2．阿托品中毒的临床表现及处理原则。

✎ **参考答案**

**【填空题】**

1．30% ～ 50%

2．阿托品

3．依地酸钙钠

4．纳洛酮

5．氟马西尼

笔记

【判断题】

1. × 用10%乙醇冲洗。

2. √

【名词解释】

1. 阿托品化　表现为瞳孔较前扩大、口干、皮肤干燥、心率增快（90～100次/分）、肺湿啰音消失。达阿托品化后应减量或停用。

2. 迟发性多神经病　指中毒症状消失后2～3周出现迟发性神经损害，表现为感觉、运动型多发性神经病变，其临床表现特点如下。①主要累积肢体的末端。②出现下肢瘫痪、四肢肌肉萎缩，其发生机制为有机磷抑制神经靶酯酶，而胆碱酯酶活力正常。

3. 中间型综合征　多发生在有机磷中毒后1～4天及复能药用量不足患者，经治疗胆碱能危象消失、意识清醒或未恢复和迟发性多发神经病变发生前，突然出现肌肉无力，出现眼睑下垂、眼外展障碍、面瘫和呼吸肌麻痹，引呼吸困难或衰竭，严重者可导致死亡。其发生机制为胆碱酯酶受抑制，胆碱酯酶活力＜30%。

【选择题】

A型题　1. D　2. A　3. C

B型题　4. C　5. A

X型题　6. ABDE

【问答题】

1. 答案见知识点总结（一）2。

2. 答案见知识点总结（二）3。

# 期末综合测试

## 一、填空题（每空1分，共15分）

1. 肾脏的生理功能主要是（　　）及（　　），维持机体内环境稳定。
2. 蛋白尿分为（　　）、（　　）、（　　）、（　　）。
3. 胸腔积液的诊断与鉴别诊断分为3个步骤：（　　）、（　　）、（　　）。
4. 单向波电除颤选择（　　）模式，首次能量选择（　　）。
5. 缺铁性贫血的发生过程分为（　　）、（　　）及（　　）三个阶段。
6. 早晨起床后关节及其周围僵硬感，称为（　　）。

## 二、单选题（每题1分，共30分）

1. 以下哪类心律失常心率正常，心律规则
A. 室上性心动过速　　　　　　　B. 窦性心动过速
C. 心房颤动　　　　　　　　　　D. 短阵室性心动过速
E. 心房扑动伴4∶1房室传导

笔记

2. 女性，26岁。反复口腔溃疡、颜面部皮疹3年，实验室检查：外周血白细胞及血小板计数减少，尿蛋白（＋），抗核抗体（ANA）1∶640，C3降低。目前最恰当的诊断是

A. 系统性红斑狼疮　　　　　　B. 混合结缔组织病

C. 重叠综合征　　　　　　　　D. 复发性口腔溃疡

E. 贝赫切特病

3. 诊断肺结核最主要的方法是

A. 痰抗酸染色　　　　B. 气管镜　　　　C. 症状和体征

D. 胸部影像学　　　　E. 结核菌素试验

4. 慢性肾小球肾炎肾功能进行性恶化与下列哪项无关

A. 感染　　　　　　　B. 高血压　　　　C. 病程长短

D. 病理类型　　　　　E. 肾毒性药物

5. 慢性支气管炎与慢性阻塞性肺疾病鉴别，最有意义的检查是

A. 胸部X片　　　　　B. 肺功能　　　　C. 心电图

D. 呼吸困难　　　　　E. 肺部超声

6. 以下哪种情况不适合于应用电复律

A. 室速伴严重血流动力学障碍　　B. 急性心肌梗死合并室性心动过速

C. 扩张型心肌病合并室性心动过速　D. 洋地黄中毒出现室性心动过速

E. 心脏手术过程中出现室性心动过速

笔记

7. 急性肾小球肾炎肾活组织检查电镜下的典型变化是

A. 上皮下多数电子致密物      B. 上皮下驼峰状电子致密物

C. 系膜区电子致密物      D. 系膜区、内皮下电子致密物

E. 上皮细胞足突广泛融合

8. 最易发生幽门梗阻症状的溃疡是

A. 胃角溃疡      B. 胃窦溃疡      C. 球后溃疡

D. 幽门管溃疡      E. 巨大溃疡

9. 嗜铬细胞瘤主要位于

A. 肾上腺皮质      B. 肾上极      C. 交感神经节

D. 膀胱内      E. 肾上腺髓质

10. 少尿定义为24小时尿量

A. ＜100ml      B. ＜50ml      C. ＜400ml

D. ＜200ml      E. ＜500ml

11. 对急性心肌梗死的诊断最有意义的检查是

A. 心电图的病理性Q波      B. 心电图表现ST段上抬

C. 肌钙蛋白增高（定量测定）      D. 肌酸激酶（CK）增高

E. 肌酸激酶同工酶（CK-MB）增高

12. 男性，吸烟20年，慢性咳嗽、咳痰10年，最近2年出现活动后气促，肺功能

检查：第1秒用力呼气容积占用力肺活量的比值（FEV$_1$/FVC）60%，第1秒用力呼气容积（FEV$_1$）45%预计值，该患者诊断考虑

A．慢性支气管炎      B．肺气肿      C．慢性阻塞性肺疾病

D．支气管哮喘      E．支气管扩张

13．慢性肾衰竭患者血压增高的主要原因是

A．前列腺素分泌减少      B．血浆肾素活性增加

C．水、钠潴留，血容量增加      D．前列腺素分泌增多

E．以上都不是

14．下列关于诊断慢性肺源性心脏病时心电图检查，错误的是

A．额面平均电轴≥＋90°      B．V$_1$ R/S≥1

C．R$_{V1}$＋S$_{V5}$≥1.05mV      D．肺性P波

E．重度逆钟向转位

15．引起中暑的常见原因除外

A．环境温度过高      B．散热障碍      C．产热增加

D．体质过度虚弱      E．汗腺功能障碍

16．对于大咯血的治疗中，最基本也是最重要的是

A．氧疗      B．止血      C．抗生素

D．保持气道通畅      E．化痰

17．下列哪种出血性疾病的发病机制不是由血管壁因素引起

A．过敏性紫癜        B．遗传性出血性毛细血管扩张症

C．家族性单纯性紫癜        D．原发免疫性血小板减少症

E．机械性紫癜

18．正常成人每日每公斤理想体重所需优质蛋白质为

A．1.0g      B．1.5g      C．2.0g      D．2.5g      E．3.0g

19．非典型哮喘诊断的主要依据是

A．胸部X线检查        B．临床表现        C．嗜酸性粒细胞计数增加

D．皮肤敏感试验        E．支气管激发或舒张试验

20．哪项检查是原发免疫性血小板减少症的直接证据

A．PAIgG阳性        B．血小板寿命缩短

C．血小板计数减少        D．骨髓细胞学检查巨核细胞增生

E．出血时间延长

21．老年男性，因外伤致左股骨骨折入院，治疗1周后突发胸痛及呼吸困难，首先应除外

A．心力衰竭    B．自发性气胸    C．肺炎    D．肺栓塞    E．窒息

22．根据目前国际分型要求，急性白血病需要进行哪些检查

A．形态学和组织化学

B．骨髓活组织检查和组化染色

笔记

C．形态学、免疫学、细胞遗传学、分子生物学

D．骨髓细胞培养

E．形态学、免疫学、细胞遗传学

23．男性，35岁。在KTV唱歌时突发胸痛，随后胸闷、气促。入院查体：左肺语音震颤减弱，叩诊为鼓音，左中上肺呼吸音消失。该患者肺部病变应考虑

A．左胸腔积液      B．左肺不张      C．左肺栓塞

D．左肺大疱      E．左侧气胸

24．心绞痛及昏厥常见于

A．二尖瓣狭窄      B．二尖瓣关闭不全      C．主动脉瓣狭窄

D．主动脉瓣关闭不全      E．三尖瓣狭窄

25．肠结核的好发部位为

A．十二指肠      B．空肠      C．回肠

D．升结肠      E．回盲部

26．大细胞性贫血见于

A．缺铁性贫血      B．珠蛋白生成障碍性贫血      C．巨幼细胞贫血

D．再生障碍性贫血      E．铁粒幼细胞贫血

27．对"冠状动脉粥样硬化性心脏病"诊断最有价值的检查是

A．胸部荧光透视      B．心脏X线检查      C．心电图

D. 超声心动图　　　　　　E. 选择性冠状动脉造影

28. 以下不是支气管肺癌的原发肿瘤引起的症状和体征

A. 痰中带血　　　　　B. 喘鸣　　　　　　　C. 胸痛

D. 发热　　　　　　　E. 吞咽困难

29. 缺铁性贫血铁代谢的特征是

A. 血清铁正常，铁蛋白下降，总铁结合力上升

B. 血清铁正常，铁蛋白正常，总铁结合力正常

C. 血清铁下降，铁蛋白升高，总铁结合力下降

D. 血清铁下降，铁蛋白下降，总铁结合力升高

E. 血清铁升高，铁蛋白升高，总铁结合力下降

30. 在骨关节炎与类风湿关节炎的鉴别要点中，以下最具鉴别意义的是

A. 发病年龄不同　　　　　　　　　　B. 性别比例不同

C. 是否有晨僵　　　　　　　　　　　D. 类风湿因子是否阳性

E. 关节X线表现不同

## 三、判断题（每题1分，共10分）

1. 肾小球疾病是指临床表现相似，但病因、发病机制、病理改变及预后不尽相同，病变主要累及双侧肾小球的一组疾病。

2. 平均动脉压＝舒张压＋1/2脉压。

笔记

3. "镜面舌"见于缺铁性贫血。

4. 青年男性，嗜烟，常于冬天发作间歇性跛行，下肢疼痛，有时有血栓性静脉炎，考虑诊断为闭塞性周围动脉粥样硬化。

5. 格雷·特纳（Grey-Tuner）征和卡伦（Cullen）征只见于重症胰腺炎患者。

6. 正常的二尖瓣口面积是 $4 \sim 6cm^2$。

7. 参与外源性凝血途径的凝血因子为Ⅲ、Ⅶ。

8. 急性肾损伤少尿期表现为高钠血症。

9. 治疗变异型心绞痛首选β受体阻断药。

10. 急性肾小球肾炎的病理类型为新月体性肾小球肾炎。

## 四、名词解释题（每题3分，共15分）

1. 肾病综合征

2. 原发复合征

3. 尤尔特（Ewart）征

4. 高血压急症

5. 索莫吉（Somogyi）效应

## 五、简答题（每题5分，共15分）

1. 简述急性肺血栓栓塞症（PTE）的临床分型及治疗原则。

2. 简述心房颤动的治疗。

3．胰岛素应用的适应证有哪些？

## 六、病例分析题（共15分）

男性，62岁。乙型病毒性肝炎病史10年。近日出现呕血、柏油样便，继之神志恍惚来诊。查体：BP 80/50mmHg，巩膜黄染，言语不清，定向力丧失，计算能力下降，幻觉出现，睡眠时间倒错，有扑翼震颤，肌张力增高。脑电图异常。血液检查：Hb 60g/L，血pH 7.48，血清钾 2.8mmol/L，血氨升高。

1．诊断（包括并发症的诊断）。

2．请简述患者首先应采取的治疗。

3．为进一步明确出血原因应首选哪项检查。

4．若血压暂时回升，进一步治疗措施是什么，请阐述治疗原则。

参考答案

✍ 参考答案

一、填空题

1．排泄代谢产物；调节水、电解质酸碱平衡

2．生理性蛋白尿；肾小球性蛋白尿；肾小管性蛋白尿；溢出性蛋白尿

3．确定有无胸腔积液；区分渗出液还是漏出液；寻找胸腔积液原因

4．非同步；360J

5．贮存铁耗尽；红细胞内铁缺乏；缺铁性贫血

6. 晨僵

## 二、单选题

1. E　2. A　3. A　4. C　5. B　6. D　7. B　8. C　9. E　10. C　11. C　12. C　13. C　14. E　15. E　16. D　17. D　18. A　19. E　20. A　21. D　22. C　23. E　24. C　25. E　26. C　27. E　28. E　29. D　30. E

## 三、判断题

1. √　2. ×　3. ×　4. ×　5. ×　6. √　7. √　8. ×　9. ×　10. ×

## 四、名词解释题

1. 肾病综合征　是指各种原因所致的大量蛋白尿（＞3.5g/d），低白蛋白血症（＜30g/L），明显水肿和/或高脂血症的临床综合征，其中前2项为诊断所必须。

2. 原发复合征　原发性肺结核时，胸部X线片显示肺内的原发病灶，引流淋巴管及肺门肿大的淋巴结呈现哑铃形阴影的特点，称为原发复合征。

3. 尤尔特（Ewart）征　大量心包积液时，左肩胛角下出现叩浊音、语音震颤增强、听诊闻及支气管呼吸音。

4. 高血压急症　高血压患者在某些诱因作用下，血压突然明显升高，一般超过180/120mmHg，伴有心、脑、肾等重要靶脏器严重功能障碍。

5. 索莫吉（Somogyi）效应　在夜间曾有低血糖，在睡眠中未被察觉，但导致体内胰岛素拮抗激素分泌增加，继而发生低血糖后的反跳性高血糖。

## 五、简答题

1. 答案见表3-4。

2. 答案见表4-7。

3. 答案见第14周 知识点总结（一）6（2）。

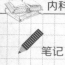

六、病例分析题

1. 答案如下：乙肝肝硬化（2分）、门静脉高压所致的食管胃底静脉曲张破裂出血（1分）、肝性脑病二期（1分）

2. 答案如下：紧急输血（2分）、抗休克（2分）

3. 答案如下：胃镜（2分）

4. 答案如下：降低门静脉压力（1分）、止血抑酸（1分）、护肝（1分）、降血氨（1分）、维持内环境稳定（1分）